Paul Zsolnay Verlag

ARTHUR SCHNITZLER

MEDIZINISCHE SCHRIFTEN

PAUL ZSOLNAY VERLAG
WIEN · DARMSTADT

Zusammengestellt und mit einem Vorwort samt
Anmerkungen versehen von Horst Thomé.

Alle Rechte vorbehalten, insbesondere das der Übersetzung,
des öffentlichen Vortrags, der Übertragung durch Rundfunk und
Fernsehen, auch einzelner Teile.
© Paul Zsolnay Verlag Gesellschaft m. b. H., Wien · Darmstadt 1988
Umschlag und Einband: Buchholz & Hinsch unter Verwendung eines
Fotos von Arthur Schnitzler aus dem Nachlaß
Satz: SRZ Satz Repro Zentrum Ges. m. b. H., Korneuburg
Druck und Bindung: Wiener Verlag
Printed in Austria
ISBN 3-552-04013-7

CIP-Titelaufnahme der Deutschen Bibliothek:
Schnitzler, Arthur:
Medizinische Schriften / Arthur Schnitzler. Mit einem Vorwort von Horst
Thomé. – Wien: Darmstadt: Zsolnay, 1988
  ISBN 3–552–04013–7
NE: Schnitzler, Arthur: [Sammlung]

Inhalt

7

9

Vorwort

Arthur Schnitzlers Anfänge und die Grundlagenkrise der Medizin. Walter Müller-Seidel zum siebzigsten Geburtstag.

Arthur Schnitzler hat vergleichsweise spät zu seinem „Dichterberuf" gefunden. *Anatol* (erschienen 1893), *Sterben* (erschienen 1894) und *Liebelei* (Uraufführung 1895), Texte also, die nicht nur den ersten Ruhm des Autors, sondern auch sein „literarisches Profil" begründet haben, sind Werke eines Dreißigjährigen. Das zweite Lebensjahrzehnt hingegen ist von Unfertigkeit und Orientierungslosigkeit geprägt. Die literarische Produktion, die schon in der Kindheit eingesetzt hatte, ist zwar ergiebig, erbringt aber nur drittklassig Klischeehaftes. Die einschlägigen Arbeiten sind im ungedruckten Nachlaß mumifiziert. Die Schriftstellerei wiederum steht unverbunden neben einem ärztlichen Beruf, für den sich Schnitzler selbst mangelnde Befähigung, Desinteresse und demgemäß auch ungenügende Leistungen bescheinigt hat.[1] Noch die Lebensbilanz des Fünfzigjährigen, die Autobiographie *Jugend in Wien*, belegt, daß Schnitzler die doppelte Erfolglosigkeit als persönliches Versagen empfindet, und benennt das begleitende psychische Syndrom, ohne es zu analysieren. Eine eher dumpfe Verweigerungshaltung bildet sich aus, die sich in der Vergeudung der Zeit niederschlägt. Der Widerstand gegen das bürgerliche Leistungsethos ist mit Schuldgefühlen belastet, so daß sich der Student und junge Arzt nur in der Rolle des lustlosen Müßiggängers wiederfinden kann. Der Versuch, dem Sog der „leeren Zeit" zu entkommen, mündet in zahllose, pathologisch verquälte Liebesverhältnisse. Verzweiflungsausbrüche in den frühen Jahrgängen des *Tagebuchs* bestätigen, was die Autobiographie aus dem Rückblick berichtet.[2]

Die moderne Entwicklungspsychologie sieht in dem skizzierten Phänomen die Verlängerung einer normalerweise eher zügig verlaufenden Adoleszenzkrise, die dann eintritt, wenn der Heranwachsende mit der Aufgabe konfrontiert ist, sich innerhalb seiner Gesellschaft zu etablieren.[3] Die Hemmnisse, die Schnitzlers Entwicklung verzögert haben, dürften durch vielfältige „private" und „soziale" Bedingungsfaktoren eingespielt sein, eben weil sich eine „besondere" Individualität den „allgemeinen" gesellschaftlichen Normen akkomodiert. So hat man bezüglich der Familienkonstellation auf eine *Double-bind*-Situation verwiesen.[4] Einerseits soll der Entwicklungsprozeß die persönlichen Anlagen entfalten und in die Bildung einer eigenständigen „geprägten Form" (Goethe) münden, was den künstlerischen Lebensentwurf begünstigen würde, andererseits soll der Sohn den erfolgreichen Lebensgang des berühmten Vaters wiederholen.

Das soziale Umfeld verschärft zusätzlich diesen Konflikt. Der Zusammenbruch des politischen Liberalismus hat die ihn tragende Klasse, das Großbürgertum, in einem Zustand der Desillusionierung zurückgelassen, in dem alte liberale Werte wie etwa das Leistungsethos oder die akademische Karriere noch keineswegs aufgegeben sind, aber doch nicht mehr mit unangefochtener Selbstverständlichkeit gelten. Die soziale Anomie schlägt wiederum auf die konflikthafte Familienkonstellation zurück, weil der Heranwachsende die Widersprüchlichkeiten nicht im Wege der Außenorientierung auflösen kann.[5]

Es dürfte gegenwärtig kein psychologisches Modell zur Verfügung stehen, das die lückenlose Erklärung einer individuellen Adoleszenzkrise gestattet. Das aber heißt, daß für die Biographie Schnitzlers lediglich mehr oder weniger plausible Bedingungsfaktoren genannt werden können, ohne daß der Anspruch auf Vollständigkeit einzulösen wäre. Man braucht deshalb den bislang skizzierten Erklärungsversuchen nicht zu widersprechen, wenn man zusätzlich Schnitzlers berufliche Situation im engeren Sinne berücksichtigt. Gewiß kommt die Wissenschaft der Medizin einem Bürgertum entgegen, dessen Selbstverständnis auf Leistung in den Eliteberufen beruht und sich damit von der Feiertagskultur des Adels ebenso abgrenzt wie von der primitiven Arbeitswelt der Unterschichten. Sobald diese „Klassenidentität" brüchig wird, kann dies auch die Einstellung zur ärztlichen Tätigkeit berühren. Mit dieser zutreffenden, aber groben Einschätzung sind die spezifischen Sonderbedingungen der Medizin aber noch nicht erfaßt.

Die neue, im Gegensatz zur romantischen Naturphilosophie konsequent naturwissenschaftlich orientierte Medizin hat sich im deutschen Kulturraum erst in der zweiten Hälfte des 19. Jahrhunderts durchgesetzt und in der „Wiener Schule" eine ihrer prominentesten Ausprägungen gefunden. Sie ist dabei, wie an ihrem rasch anwachsendem Sozialprestige abzulesen ist, zu einer führenden Legitimationswissenschaft für das liberale Denken geworden. Spektakuläre Erkenntnisse demonstrieren die Wahrheitsmächtigkeit der Vernunft und bestätigen die Überlegenheit voraussetzungsloser Forschung gegenüber den traditionsgespeisten „Vorurteilen" der alten Autoritäten um „Thron und Altar". Zugleich ist, wie die Eindämmung der großen Seuchen oder die allgemeine Hebung der Volksgesundheit zeigen, die Akkumulation des Wissens von eminenter praktisch-humanitärer Bedeutung. Mit der neuen Medizin setzt der bis in die Gegenwart zu beobachtende Trend zur Erweiterung des medizinischen Diskurses ein. Psychische Anomalien unterhalb der Schwelle des Wahnsinns, Perversionen, Suchtprobleme, Kriminalität, schließlich auch die Kindererziehung, die Ernährung oder das Freizeitverhalten – Bereiche also, die traditionell in die Kompetenz der Justiz, der Seelsorge, der Moralphilosophie oder des schlichten Herkommens fallen –, werden zu Tätigkeitsfeldern der Heilberufe. Die Medizin stützt so in prominenter Weise das liberale Basistheorem, daß die affektkontrollierte Rationalität über die Naturerkenntnis zu einer technizistischen Beherrschung der Naturkräfte führt und damit den Fortschritt zum Wohle aller ermöglicht – dies mit der Konsequenz, daß die ausweisbare Leistung den politischen Gestaltungsanspruch der bürgerlichen Intelligenz legitimiert.

Das Paradigma der naturwissenschaftlichen Medizin gerät gegen Ende des 19. Jahrhunderts aus wissenschaftsimmanenten, von den sozialen Rahmenbedingungen weitgehend unabhängigen Gründen in eine Krise. Aus ihr gehen schließlich alternative Konzepte hervor, deren Spannweite durch so unterschiedliche Figuren wie Sigmund Freud und Sebastian Kneipp zu umschreiben ist. Es wäre zu erwägen, ob Schnitzlers Unbehagen an Studium und Beruf nicht auch in den Krisensymptomen seiner Wissenschaft wurzelt. Trifft die Vermutung zu, so bleibt nach dem Ertrag des scheinbar vergeudeten zweiten Lebensjahrzehnts zu fragen. Schnitzler gehört nicht zu jenen, die als Protagonisten oder Gefolgsleute zukunftsträchtige oder auch nur modische Alternativen zur Universitätsmedizin entwickelt haben. Demgemäß konstatiert er im Rückblick, seine Ansätze zu wissenschaftlicher Kreativität seien ohne Ergebnisse geblieben, weil es ihm an Konsequenz gefehlt habe.[6] Stattdessen haben, so die These, seine aus der Wissenschaftskritik entwickelten medizinischen Intentionen ihre Realisierung in literarischen Grundkonzepten gefunden, die zu Beginn des dritten Lebensjahrzehnts erreicht sind und an denen er dann lebenslänglich festhält. Eine Synthese der ursprünglich unverbundenen Bereiche von Kunst und Wissenschaft stellt sich ein, die nicht nur die Adoleszenzkrise in die (wenn auch nie unangefochtene) Stabilität des Erwachsenen überführt, sondern auch den individuellen Entwicklungsgang an einen geistesgeschichtlichen Prozeß von größter überindividueller Tragweite anschließt. Haben doch wesentliche Züge der literarischen Moderne ihren Ursprung in der Kritik an den Wissenschaften des 19. Jahrhunderts.[7] Einige Bemerkungen zu den medizinischen Schriften mögen dies plausibel machen.

I.

Die medizinischen Schriften sind im großen und ganzen zwischen der Promotion (1885) und dem Tod des Vaters (1893) entstanden und begleiten Schnitzlers Arbeit als Aspirant und Sekundararzt am Allgemeinen Krankenhaus (1885–1888) und als Assistent (stellvertretender Oberarzt) des Vaters an der Poliklinik (1888–1893). Die Entstehungssituation der Texte ist fremdbestimmt. Der Titularextraordinarius Johann Schnitzler entfaltete neben der Vertretung seines Spezialgebietes, der Laryngologie, in Forschung und Praxis eine rege standespolitische Tätigkeit, die vor allem den Status der Nichtordinarien verbessern sollte. So eröffnete ihnen die Gründung der Poliklinik ähnliche Lehr- und Forschungsmöglichkeiten wie den Klinikdirektoren. Der publizistische Freiraum war durch Johann Schnitzlers Zeitschriften, die *Wiener Medizinische Presse*, und ihre Nachfolgerin, die *Internationale klinische Rundschau*, gewährleistet.[8] Beide Organe waren nicht strikt auf den Diskurs der Forschung konzentriert, sondern Wochenzeitungen, die sich an den praktizierenden Arzt wandten. Neben größere wissenschaftliche Arbeiten eher klinischen als theoretischen Zuschnitts treten kleine kasuistische Mitteilungen. Allerlei weitere Informationen kommen hinzu: ein umfangreicher Besprechungsteil, der gerade auch Werke für den Praktiker berücksichtigt (Lehr- und Handbücher), Überblicke über die Artikel der großen Fachzeitschriften, Sitzungs- und Kongreßberichte, Notizen zu Standesfragen, Personalnachrichten usw.

Arthur Schnitzler, der vom Vater als einer der beiden

verantwortlichen Redakteure der *Internationalen klinischen Rundschau* „gewonnen" wurde, konnte in dieser Konstellation nur eine „wissenschaftsjournalistische" Funktion übernehmen. Aufgrund der „vergeudeten Zeit" brachte er es nie zu einer ausgedehnten Praxis, so daß ihm die Kenntnis vielfältigen „Patientenmaterials" fehlt. Damit entfällt auch die Möglichkeit zu größeren klinischen Studien. So dominieren denn die Rezensionen, darunter auch viele oberflächliche Inhaltsangaben und nichtssagende Kurzcharakteristiken, die Leitartikel, Stimmungsbilder, Auslandsberichte und die Notizen zu medizinischen Randbereichen. Offenbar tauchen die vom Vater wegen ihrer Ernsthaftigkeit mit Mißtrauen beobachteten literarischen Neigungen des Sohnes an den feuilletonistischen Rändern der *Rundschau* auf und werden dort als harmlose Schöngeisterei und originelle persönliche Note akzeptiert.

Auch Schwerpunkte des wissenschaftlichen Interesses kristallisieren sich heraus, die freilich auf den ersten Blick kein eigenständiges wissenschaftliches Profil verraten. Die Rezensionen zur Laryngologie und ihren Nachbardisziplinen berücksichtigen die Stellung des Autors als Assistent an der Poliklinik. Dazu tritt die Beschäftigung mit Forschungen zu den Neurosen, vor allem zur Hysterie, zu den Perversionen und zur Hypnose. Das sind die Modewissenschaften der Zeit, wenn sie auch vom Wiener wissenschaftlichen Establishment mit Skepsis betrachtet werden.

Die einzige klinische Arbeit Arthur Schnitzlers, die „Aphonie-Studie" (No. 27) führt mit ihrem Versuch, die funktionelle Stimmlosigkeit mit einer hypnotischen Suggestionstherapie zu behandeln, die beiden Schwerpunkte zusammen. Sie arbeitet aber nur einen Einfall aus, den bereits der Vater hatte.[9] In strenger, aber durchaus gerechter Selbsteinschätzung ist sich Schnitzler des fachwissenschaftlich marginalen Wertes seiner Arbeiten stets bewußt gewesen.[10] Entscheidend sind in diesen Texten auch gar nicht die Lösungen, die Schnitzler anzubieten hätte, sondern die Probleme und Irritationen, die ihn bewegen. Diese werden auf einer eher unterschwelligen Ebene des Diskurses, in beiläufigen Randbemerkungen etwa oder innerhalb banaler Allgemeinheiten, formuliert. Die Rekonstruktion der Auseinandersetzung hat obendrein zu bedenken, daß die Artikulationsmöglichkeiten des Autors beschränkt sind. Nach den Regeln des wissenschaftlichen Diskurses darf die originelle Hypothese nur vorgetragen werden, wenn sie von einer breiten Materialbasis abgesichert ist, will ihr Vertreter nicht in die Rolle des Scharlatans geraten. In besonderer Weise gilt dies für die damalige Medizin, die immer noch stolz darauf war, den romantischen Unfug der Spekulation ohne empirische Daten überwunden zu haben. Aber selbst die solid abgesicherten Thesen werden sich der wissenschaftlichen Schule anbequemen müssen, die ein Publikationsorgan beherrscht. Nicht umsonst hat Freud in den „eigenen" Zeitschriften unverzichtbare Errungenschaften der psychoanalytischen Bewegung gesehen.

II.

Der wissenschaftlich unverbindliche Charakter des „Leitartikels", der die *Silvesterbetrachtungen* von 1889 (No. 26) kennzeichnet, gibt uns die Möglichkeit, die Krise der Wissenschaft in einen allgemeinen Rahmen zu stellen, und liefert so einen Schlüssel, der die Problemkomplexe von Schnitzlers Arbeiten erschließt. Der Text folgt zunächst dem Selbstverständnis der liberalen Wissenschaft und ergeht sich demgemäß in eingefahrenen Denkschablonen. Geschichte ist potentiell als Geschichte des Fortschritts konturiert. Der Medizin kommt dabei besondere Bedeutung zu, weil die „mächtige Eindringlichkeit des Geschauten, Empfundenen und Erfaßten", die Erfahrung

17

der „wirklichen Welt" also, allen fehlbaren abstrakten und dogmatischen Spekulationen überlegen ist. Ihre Erkenntnisse beseitigen „Vorurteile", deren realitätsfremde, gegen den Lauf der Natur gerichtete moralische Verdikte einen unvernünftigen Zwang darstellen. Getreu diesen Postulaten unterstützt Schnitzler auch sonst die emanzipatorischen und humanisierenden Wirkungen der Medizin, wie sie die Zelebritäten des 19. Jahrhunderts beschwören. Er verwirft die Einbindung der Krankheit in das religiös fundierte Schema von Schuld und Sühne (so zu den einschüchternden Bibelsprüchen in den Londoner Krankenhäusern oder zur Tabuisierung der Syphilis als Strafe für das Laster – vgl. No. 23): An die Stelle der unbegründeten sozialen Sanktion hat die Hilfe des Arztes zu treten. Auch können im Zuge eines aufgeklärten Verständnisses abnormen Verhaltens die Grenzen der Strafjustiz enger gezogen werden. In Übereinstimmung mit der gesamten europäischen Anstaltspsychiatrie plädiert Schnitzler für die verstärkte Berücksichtigung ärztlicher Gutachten, die den straffälligen Geisteskranken vor dem Gefängnis bewahren sollen (vgl. No. 69), und tritt im aktuellen Streit um die Reform des Sexualstrafrechts auf die Seite Richard von Krafft-Ebings, der die Krankheitswertigkeit und damit auch Straffreiheit der Homosexualität verficht (vgl. No. 35 und No. 72). Noch in der Plagiatsaffäre Jacobsohn (1904) meldet er sich in Berufung auf seine ärztliche Autorität öffentlich zu Wort, um einen, wie er meint, Kranken vor der gesellschaftlichen Ächtung zu bewahren (No. 74).

Zugleich konstatiert Schnitzler in seinen *Silvesterbetrachtungen* mit einiger Unruhe, daß das medizinische Wissen sein humanisierendes Potential nicht habe realisieren können, weil seine lebenspraktische Umsetzung ausgeblieben ist. Ein Anzeichen dafür sieht er in dem Eindringen irrationaler Verhaltensweisen in die Wissenschaft selbst, die nicht mehr im gängigen liberalen Sinn mit der (zukünftig behebbaren) Unbildung des einfachen Volkes erklärt werden können. Dies gilt für den aus Professoreneitelkeit und politischer Ranküne geborenen Streit um den Kehlkopfkrebs des deutschen Kaisers Friedrich III. wie für die neue antisemitische Welle, die mittlerweile auch die akademischen Institutionen erreicht hatte. Gerade die Erneuerung der Judenfeindschaft mußte das liberale Geschichtsverständnis am nachhaltigsten erschüttern, weil hier gewisse, zumindest in liberaler Sicht längst obsolet gewordene konfessionelle Gegensätze wiederkehren und der Geschichtsprozeß trotz vollzogener Aufklärung auf eine frühere Stufe zurückfällt. Schnitzler verwendet denn auch den biologisch-evolutionstheoretischen Begriff des „Atavismus".

Die *Silvesterbetrachtungen* klingen mit einer pessimistischen Verabschiedung des Fortschrittsglauben aus, ohne daß damit die Überzeugung von der Wahrheitsmächtigkeit der Vernunft und von der lebensfördernden Wirkung der Erkenntnis verabschiedet würde. Dafür spricht schon das ungebrochene, an der Phraseologie der Festrede geschulte liberale Pathos, dessen sich Schnitzlers Sprache bedient. Verabschiedet wird aber doch die Illusion, das Wissen, wie es der Wissenschaftsbetrieb nun einmal produziert, ziehe gleichsam naturwüchsig die Humanisierung der Lebensverhältnisse nach sich. Die intellektuelle Entscheidung, die sich hier in schlichten Darlegungen abzeichnet, ist folgenreich, weil sie Schnitzler nicht mehr revidiert hat. Angesichts des Desasters liberaler Euphorien versagt er sich die „progressiven" oder „reaktionären" Optionen eines „nachbürgerlichen" Zeitalters und strebt nach einer Rekonstruktion liberaler Wertsetzungen, die die Desillusionierung in sich aufgenommen hat.[11]

Auf Schnitzlers Wissenschaftsbegriff übertragen heißt das, daß er den traditionellen Zusammenhang von Rationalität und Humanität gegen die rasch in Mode kommende Rechtfertigung des lebensfördernden Scheins oder die These von der Dominanz des Lebens über die Vernunft verteidigt. In bezug auf die Medizin muß die Kluft zwischen Wissen und Erfolg durch die Reform der Wissenschaft selbst überbrückt werden. Dabei ergeben sich mehrere Problemfelder: die soziale Funktion der medizinischen Institutionen, innerhalb derer Wissen erzeugt und angewendet wird; die wissenschaftliche Theoriebildung, die dem Menschen dienen muß; und schließlich das Berufsethos des einzelnen Arztes, der sein abstraktes Wissen in konkreten, nicht mehr wiederholbaren Situationen einsetzt. Alle drei Linien sind in den medizinischen Schriften zumindest rudimentär präsent, ohne sich allerdings zu einem schlüssigen Reformkonzept zu vereinigen.

III.

Die Erörterung gesamtgesellschaftlicher Rahmenbedingungen fördert am deutlichsten die Blindstellen des liberalen Denkens zutage; sie ist, setzt man einen heute möglichen und im späten 19. Jahrhundert zumindest ansatzweise gegebenen Wissensstand voraus, hochgradig reduktiv. Die antisemitische Welle ist als Widerstand gegen einen sozialen Modernisierungsprozeß zu deuten, den die Durchsetzung des liberal-kapitalistischen Leistungs- und Konkurrenzprinzips des freien Marktes in Gang gesetzt hat. In der Bewegung artikuliert sich der Protest jener kleinbürgerlichen Schichten (etwa der Handwerker und Händler), die die Rechnung für die wirtschaftliche Expansion und Konzentration zu bezahlen haben und die von der Proletarisierung bedroht sind. Irrational ist der moderne Antisemitismus insofern, als er den Modernisierungsprozeß an sich für umkehrbar hält und weil er die erhoffte Restauration vorindustrieller Verhältnisse obendrein mit einer Einschränkung der bürgerlichen Gleichstellung der Juden verbindet.[12] Trotzdem hätte er Anlaß für eine kritische Überprüfung des liberalen Selbstverständnisses sein können, da er gesellschaftliche Verwerfungen aufzeigt, die eine weniger strikte, „sozial verträgliche" Version des Modernisierungsprozesses nahelegen. Dem Liberalismus freilich ging jedes Sensorium für die hier aufgezeigte Problematik ab; für ihn war ja die optimale und gerechte Verteilung der Güter und Lebenschancen einzig durch das freie Spiel der Kräfte gewährleistet. In liberalen Augen mußte also der Antisemitismus ausschließlich die Manifestation einer böswilligen Unvernunft sein, die der an sich guten und mittlerweile auch aufgeklärten Natur des Menschen eigentlich gar nicht zuzutrauen war.

Der Widerspruch läßt sich nur dadurch bewältigen, daß die These von der guten Natur des Menschen relativiert wird, auf der die emanzipatorischen Tendenzen des Liberalismus mit ihrer Forderung nach selbstverantwortetem Handeln beruhen. Ebendieser Argumentationskette bedient sich Schnitzler in den *Silvesterbetrachtungen*. Das Scheitern der Humanisierung der Medizin ist durch die verbreiteten und durch Aufklärung nicht zu bessernden „angeborenen Triebe des Neides, der Scheelsucht, des Hasses" zu erklären. Die Wiederkehr des „atavistischen Vorurteils" ist ein pathologischer Zustand, an dem „das Jahrhundert erkrankt" ist. „Krankheit ist dabei eine Metapher ohne präzise medizinische Bedeutung. Ihre Funktion ist es, den Antisemitismus in die Nähe des Irreseins zu rücken, dessen Wahngebilde nach der Auffassung der damaligen Psychiatrie bloßer Unsinn ist, der auch durch Deutungsversuche nicht auflösbar erscheint.

Der Rückgriff auf den anthropologischen Pessimismus ist geeignet, die liberalen Institutionen gegen Kritik zu immunisieren, da ihre Gebrechen nun unschwer mit der Unvollkommenheit der Menschen erklärt werden können. Die Verteidigung des Allgemeinen Krankenhauses gegen seine Kritiker ist dafür ein Beispiel (vgl. No. 13). Die Effektivität der hier betriebenen Spitzenforschung ist auf Kosten der sozialen Funktionen erkauft.[13] Die Konzentration der vielfältigsten medizinischen Disziplinen in einer großen Institution kommt nicht nur dem Diskurs der Forscher entgegen, sondern versorgt sie auch mit einem unendlichen „Patientenmaterial", das eben nur noch Material für empirische Reihenuntersuchungen ist. Demgemäß werden die Patienten für Demonstrationszwecke rücksichtslos ausgebeutet und obendrein von hochgradig unterbezahlten und deshalb auch unqualifizierten Pflegerinnen miserabel versorgt. Mißstände in der universitären Lehre produzieren zudem billige wissenschaftliche Hilfskräfte. Die Wiener medizinische Fakultät ist so hoffnungslos überlaufen, daß die Ausbildung am Krankenbett weitgehend entfällt oder nur durch „Beziehungen" zu erreichen ist. Der Arzt ist deshalb gezwungen, nach Beendigung des Studiums seine Ausbildung als Aspirant oder Sekundararzt des Allgemeinen Krankenhauses weiterzuführen. Dafür erhält er aber nur eine „symbolische" Bezahlung, die für den Lebensunterhalt nicht ausreicht. Der Erwerb einer ausreichenden ärztlichen Qualifikation als Voraussetzung für die Etablierung in der lukrativen gehobenen Privatpraxis ist daher nur jenen möglich, die über ein Privatvermögen verfügen. Die ärmeren Absolventen der Universität hingegen sind gezwungen, ohne zureichende Ausbildung eine ärztliche Praxis zu eröffnen. Ihre mangelnden Kenntnisse wiederum treiben die Kranken dem Allgemeinen Krankenhaus zu, das so mit dem entsprechenden „Material" versorgt wird.

Schnitzlers Kommentar lügt die Mißstände keineswegs weg. Auch läßt ihn ein späterer Vergleich mit den englischen Verhältnissen manches deutlicher sehen (vgl. No. 23). So betont er den hohen Standard der Pflege, die Rücksicht, die in Forschung und Lehre gegenüber den Kranken eingehalten wird, den kollegialen Ton über alle Stufen der Krankenhaushierarchie hinweg und schließlich die Autonomie der wissenschaftlichen Institutionen gegenüber dem Staat – dies freilich mit einer Skepsis, die zeigt, daß sich der österreichische Liberalismus an das Bündnis mit der habsburgischen Administration gewöhnt hat. Entscheidend ist aber, daß die Wechselbeziehung von Forschung und Ausbeutung, die nur über eine gesamtgesellschaftliche Analyse zu erfassen wäre, nicht erkannt wird. Damit ist auch die Einsicht blockiert, daß entgegen liberaler Auffassung die formale Rechtsgleichheit aller Studenten und aller Patienten noch nicht die Gleichheit der Chancen garantiert. An die Stelle der Funktionsanalyse tritt der Hinweis auf die menschlichen Schwächen, anderes wird bagatellisiert, als handle es sich, wie bei der Bezahlung der Sekundarärzte, bloß um Herkommen oder um eine Frage des Status und der Würde des Ärztestandes. Der Spott über die Appellation des Abgeordneten aus Wiener Neustadt und über das Beschwerdebüchlein für die Patienten greift auf eine vertraute Verteidigungsstrategie zurück. Nach liberaler Auffassung ist das Recht auf Mitsprache an die Bildung gebunden, hier also an die ärztliche Kompetenz, so daß den Nutznießern des Systems auch noch das Privileg der Selbstkontrolle zugesprochen wird.

Die pessimistische Legitimation der Institutionen ist funktional mehrdeutig. Sie immunisiert wohl gegen Kritik, schließt aber auch die Tendenz zu einer Distanzierung ein, die eben diese Institutionen beläßt, wie sie nun einmal sind, ohne sich sonderlich viel von ihnen zu erwarten. Diese Skepsis gegen die sozialen Gebilde hat sich bei Schnitzler nur allmählich entwickelt, wie aus seiner Einstellung gegenüber den großen Kongressen hervorgeht, die nicht nur dem Wissensaustausch dienen, sondern öffentliche Selbstdarstellungen der Wissenschaft sind, die sich in ihrer Gestaltung an die patriotischen Feste der Kaiserzeit anlehnen und wie diese die repräsentative Kultur des Adels imitieren. Der Bericht von der 60. *Versammlung deutscher Naturforscher und Ärzte* (No. 18) ist bezeichnend. Die Würde der wissenschaftlichen Erkenntnis und das Heil der leidenden Menschheit werden da berufen und die Protagonisten der professoralen Prominenz zu Heroen der Humanität stilisiert, deren Abglanz auch noch auf das Fußvolk und das Damenkränzchen fällt.[14] Eine Humanität freilich, die sich aus der Verantwortung für die „soziale Frage" verabschiedet hat, wird die Diskrepanz zwischen Status und Selbstverständnis nur noch durch die pathetische Phrase überbrücken können. Der schablonenhafte Phrasenschatz, über den schon der Abiturient mit bestürzender Geläufigkeit verfügte (vgl. No. 1) prägt denn auch den Bericht und kehrt in den *Silvesterbetrachtungen* und in der Verteidigung des Allgemeinen Krankenhauses wieder.

Schon wenige Jahre später liest man es anders (vgl. den Bericht zur *64. Versammlung der Gesellschaft deutscher Naturforscher und Ärzte,* No. 40). Die Reproduktion der Phrasen ist durch die Analyse ihrer Funktion ersetzt: Die Tagung gibt den Teilnehmern Gelegenheit, ein wenig Weiterbildung mit Urlaub und harmloser Geselligkeit zu verbinden. Fest und Festrede heben den Anlaß zu einer Bedeutung, die er nicht hat, und steigern damit das Selbstwertgefühl letztlich mediokrer Figuren. Der Autor, der so lange die öffentliche Sprache der Gründerzeit gesprochen ist, ist zu dem Sprachskeptiker und Sprachkritiker geworden, als den ihn die Literaturgeschichte kennt. Bezeichnend aber ist, daß der kritische Impetus nicht nach dem gesellschaftlichen Status der ärztlichen Wissenschaft fragt, sondern das Ethos der einzelnen Individuen, die sich da selber feiern, ins Zentrum des Interesses rückt.

Gewiß, die moralistische Sprachkritik hat hier kein großes Thema, doch werden die Linien deutlich, die die Reformulierung der liberalen Werte bestimmen. Das leere Theater, das auf der Bühne der großen Institutionen gespielt und von der Minderwertigkeit der vielen betrieben wird, die sich ohne erkennbares Interesse und ohne rechten Ernst an phrasenhaften Ideologien berauschen, ist kaum zu durchschauen, geschweige denn zu reformieren. Der einzelne hingegen kann allenfalls seine persönliche Lebenswelt durch selbstverantwortetes Handeln aus eigener Moralität bestimmen. Eben dies ist auch später noch die Konstellation von *Professor Bernhardi*. Das liberale Denken, das seinen gesamtgesellschaftlichen Gestaltungsanspruch aufgegeben hat, reduziert sich auf die Schwundstufe der „persönlichen Anständigkeit".[15] Wenn sich individuelle Moralität nicht einfach durch den Vollzug allgemeiner oder standesspezifischer Normen verwirklichen kann, gerät sie zur heroischen Anstrengung. In diesem Sinne fordern die *Silvesterbetrachtungen* vom Wissenschaftler die „Erhebung", mit der er das humane Potential seines Wissens in seinem eigenen Leben verwirklicht. Wo dies mißlingt, sind Defekte des Wissens oder des Arztes als Einzelperson zu vermuten. Damit sind denn auch die beiden Bereiche bezeichnet, in denen sich Schnitzlers Wissenschaftskritik, sofern sie in den frühen Schriften überhaupt zu fassen ist, bewegt.

IV.

Die medizinische Wissenschaft präsentiert sich dem jungen Arzt als ein imposantes Gebilde, dessen lokale Ausprägung, die „Wiener Schule", Weltgeltung erlangt hatte. Die Triumphe der Wiener Medizin sind nicht zuletzt darauf zurückzuführen, daß sie die Wendung von der spekulativen Medizin der Romantik zu den neuen, wissenschaftsmaterialistischen Konzepten besonders nachhaltig und besonders effektiv vollzogen hat.[16] Ihr Paradigma sei grob umrissen: Die Romantik verfocht die These, Krankheit resultiere aus einem wie auch immer zu bestimmenden Mißverhältnis innerhalb der kranken Persönlichkeit oder zwischen Individuum und Umwelt. Dagegen setzt die Wiener Schule die Überzeugung, die pathologischen Symptome seien durch einen strikt lokalisierbaren Defekt in den Organen der belebten Materie zu erklären. Demgemäß hat sich eine effektive Therapie um die Behebung des Schadens zu bemühen. Der Erfolg ist am ehesten von materiellen Einwirkungen (medikamentöse oder chirurgische Eingriffe) zu erwarten (Prinzip der Lokaldiagnostik und der Lokaltherapie). Die Läsionen sind nicht unwiederholbare Ausprägungen einer kranken Persönlichkeit, die dem Arzt nur durch die ganzheitliche Erfassung des individuellen Patienten verständlich werden, sondern Spielarten typischer, stets wiederkehrender Krankheitsbilder, die durch persönliche Lebensumstände lediglich modifiziert werden. An die Stelle der „großen Kuren" der Romantiker, die ihren Krankheitsbegriff aus der erschöpfenden Darstellung des einzelnen Falles zu entwickeln suchten, tritt die Sammlung, der Vergleich und die statistische Auswertung vieler ähnlicher Phänomene (Prinzip der Reihenuntersuchung). Die Abfassung zahlloser penibler Krankengeschichten als Rohmaterial für vergleichende Untersuchungen ist denn auch die Hauptbeschäftigung der Sekundarärzte. Konsequenz dieses Verfahrens ist, daß das ärztliche Interesse für die Lebensgeschichte der Patienten schwindet und sich die Diagnose darauf beschränkt, die individuelle Spielart unter den Typus zu subsumieren.

Die lokale Läsion ist nur dann überzeugend nachgewiesen, wenn sie unmittelbar oder unter Zuhilfenahme geeigneter Mittel beobachtet werden kann (Prinzip der empirischen Fundierung der Medizin). Der Grundsatz begründet die überragende Bedeutung der Pathologischen Anatomie, die in der Aufbauphase der „Wiener Schule" mit Carl von Rokitansky durch einen genialen Gelehrten vertreten war. Erst die Sektion der Leiche kann die materiellen Schädigungen in schönster Vollständigkeit und Deutlichkeit nachweisen (Prinzip der Post-mortem-Diagnose). Daß im Laufe der Entwicklung das morphologische Verfahren Rokitanskys, der seine Präparate mit bloßem Auge untersuchte, durch mikroskopische und chemisch-experimentelle Studien ersetzt und die Pathologische Anatomie aus ihrer Stellung als erste Grundwissenschaft durch die Physiologie (vertreten durch den legendären Ernst Brücke) und Histologie verdrängt wurde, änderte nichts am Prinzip. Insgesamt teilte dieser Ansatz den Arbeiten aus den „theoretischen" Grundlagenfächern höheres wissenschaftliches Prestige zu als den klinisch-kasuistischen Untersuchungen[17] und förderte die Ausgliederung der medizinischen Spezialdisziplinen, da jedes isolierbare Organsystem als eigenständiges Objekt der Forschung aufgefaßt werden kann. Auch hier hat die Wiener Medizin die Rolle eines Vorreiters übernommen. Die Spezialdisziplin Johann Schnitzlers, die Laryngologie, erfüllt die skizzierten Merkmale in beispielhafter Weise. Sie ist im späten 19. Jahrhundert ein neues, rasch expandierendes Fach, das einen großen und innovativen technischen Aufwand betreibt (Entwicklung des Kehlkopfspiegels und anderer Geräte) und das von seinem Gegenstandsbereich her der Lokaldiagnostik und Lokaltherapie entgegenkommt (Pinselungen, chirurgische Eingriffe).

In der Geschichte der Wissenschaften pflegt die Schaffung eines neuen Paradigmas zunächst einen Innovationsschub auszulösen, da die ungeklärten „Rätsel" der „alten" Wissenschaft gelöst werden können, bis der Prozeß schließlich ins Stocken gerät, weil auch innerhalb der neuen Paradigmen nicht alle Fragen befriedigend gelöst werden können.[18] In ebendiese Phase geriet die wissenschaftsmaterialistische Medizin des späten 19. Jahrhunderts. Ihre Krisensymptome wurden vom jungen Schnitzler mit überraschender Hellsichtigkeit notiert.

Zumindest in Frankreich und Deutschland war die neue Medizin mit der Hoffnung angetreten, daß die Vermehrung des Wissens ungeahnte therapeutische Möglichkeiten eröffnen und die Menschheit von der Geißel der großen Krankheiten befreien werde. Die Serie der Erfolge fiel dürftiger aus als erwartet und kam gegen Ende des Jahrhunderts schließlich ins Stocken. Vor den Innovationen des zwanzigsten Jahrhunderts (Antibiotika, Expansion der chirurgischen Techniken) blieben die ärztlichen Möglichkeiten trotz weitreichender Kenntnisse von Ursache und Verlauf der Krankheiten begrenzt. Den wichtigsten Beitrag zur Genesung leistete immer noch die Unterstützung des natürlichen Heilungsprozesses durch die aufopfernde Pflege der Angehörigen. Vor allem die Infektionskrankheiten, darunter besonders die Syphilis und die Tuberkulose (Schnitzlers zahlreiche einschlägige Besprechungen spiegeln die Publikationsflut), waren enttäuschend therapieresistent.

In den fachwissenschaftlichen Verlautbarungen Schnitzlers finden sich zahlreiche Klagen über die Grenzen der ärztlichen Kunst, die mit der pathetischen Formel vom Heil der leidenden Menschheit in den „Stimmungsbildern" und „Leitartikeln" auffällig kontrastieren. So interpretiert er die nutzlose technische Verkomplizierung gängiger medizinischer Geräte als Indiz für den eingetretenen Stillstand (No. 18), verweist am Beispiel der Fieberbehandlung auf die katastrophalen Schäden, die die „energischen Kuren" anrichten, sofern der Effekt um des Effektes willen erreicht werden soll (No. 14), oder stellt ohne Beschönigung das Skandalon der hoffnungslos unheilbaren Krankheiten heraus (No. 12). Die immer noch exzessive Verwendung des Morphiums, das lediglich die Leidenssymptome mildert, dafür aber längerfristig gravierende Schäden anrichtet, macht den Bankrott des „therapeutischen Enthusiasmus" und der Fortschrittsgläubigkeit endgültig offenkundig (No. 20). Die Skepsis ist so originell freilich nicht, sondern entspricht der Lokaltradition. Gemeint ist der „therapeutische Nihilismus" der „Wiener Schule", der gegen den optimistischen Trend der Zeit immer schon der Meinung war, ärztliches Handeln habe sich auf die vorsichtige Unterstützung der natürlichen Heilprozesse zu beschränken und das „nil nocere" zur obersten Maxime zu erheben. Schnitzlers Rückgriff auf die überlieferte Denkfigur hat aber doch wohl seine eigene Bedeutung. Er vollzieht sich zu einem Zeitpunkt, als unter dem Eindruck Billrothscher Erfolge (die erste Magenresektion) der Pessimismus auch in Wien zu schwinden beginnt,[19] und gerät so in Widerspruch zu den herrschenden Auffassungen. Zudem fehlen Schnitzler jene tröstlichen Argumente, die in der Tradition der „Wiener Schule" den „therapeutischen Nihilismus" abgemildert haben. Dies gilt für die traditionelle, mit Versatzstücken des Schopenhauerschen Pessimismus modernisierte Leidenstheologie Rokitanskys, die die Krankheit mit der Passion Christi parallelisiert und damit der brutalen und unausweichlichen Faktizität des Schmerzes eine „höhere Sinngebung" unterschiebt.[20] Der damals noch militant antireligiöse Schnitzler konnte dafür kein Verständnis haben.[21] Die Desillusionierung trifft aber auch die eher „pantheistische" Variante, die die natürlichen Heilungskräfte des organischen Gebildes über die Wirkungsmöglichkeiten des Arztes stellt und damit angesichts des stets fragmentarischen und fehlbaren menschlichen Wissens an die höhere Instanz der göttlichen Natur appelliert. Schnitzler polemisiert dagegen mit aller Entschiedenheit, wenn er die katastrophalen Folgen der pathogenen und destruktiven Naturprozesse betont (No. 60). Die Natur kann die Leiden zwar auch heilen, sie bringt sie aber doch allererst selbst hervor. Gegen ihre zerstörerische Komponente schützen allein die Errungenschaften der menschlichen Kulturarbeit, doch sind diese fatalerweise höchst unvollkommen. Der durchaus auch aus materialistischen Traditionen gespeiste Widerspruch zu einem Naturbegriff im Sinne Rousseaus, nach dem ein Leben in Übereinstimmung mit der Natur bereits das Glück verbürgt, ist von beträchtlicher geistesgeschichtlicher Bedeutung; schließlich gehen gerade in der Zeit der Jahrhundertwende die eher bescheidenen „naturfrommen" Tendenzen des 19. Jahrhunderts in einen exzessiven Kult des Gesunden und Natürlichen über und treiben die Wander-, Nacktbade- oder Vegetarierbewegungen hervor. Dies alles wird von einem wissenschaftsfeindlichen Impuls getragen, der gegen die „zergliedernde Rationalität" der materialistisch-technizistischen Medizin die ganzheitliche Sicht, eine irrational geprägte Wesensschau und in extremen Positionen auch die Erneuerung magischer Praktiken propagiert.[22]

Schnitzler hat sich, ähnlich wie Freud, zeitlebens dergleichen „lebensphilosophischen" Optionen widersetzt. Daß er zugleich auch den technizistischen Traum von der unbegrenzten Manipulierbarkeit der Naturprozesse relativiert, macht seine Position einigermaßen unerfreulich. Es scheint, als verwirkliche sich das ärztliche Ethos gerade auch dadurch, daß sich das therapeutische Handeln nicht unter das Diktat wohltätiger Illusionen stellt. Die technischen Spielereien, die „energischen Kuren", endlich auch die Verabreichung des Morphiums gaukeln eine imaginäre therapeutische Effizienz vor, in deren Zeichen Arzt und Patient ein Bündnis zur Verkennung der realen Misere schließen. Seine Entlastungsfunktion ist offenkundig: Wo der eine scheinbar auf Genesung hoffen kann, wird der andere in seiner Rolle als Helfer und Heiler bestätigt. Der Glaube an die lebensfördernde Wahrheitsmächtigkeit der Vernunft schließt aber auch die Überzeugung von der Schädlichkeit der Illusion ein. Die Morphiumsucht ist dafür eine eindrucksvolle Bestätigung. Insofern hat der therapeutische Pessimismus Schnitzlers auch wieder seine produktiven Seiten, da allein die vollzogene Desillusionierung eine wenn auch minimale Chance zu einem realitätsgerechten und damit auch „kurativen" Handeln eröffnet.

V.

Die skizzierte Verschränkung von Moralismus und Kritik an der wissenschaftlichen Illusion bildet einen allgemeinen Rahmen, innerhalb dessen die Auseinandersetzung mit den psychischen Anomalien und der Hypnose steht. Einerseits prägen sich hier die Krisensymptome des wissenschaftsmaterialistischen Paradigmas am deutlichsten aus, andererseits entwickelt sich der Gegenstandsbereich, wie schon an der schlichten Zahl der einschlägigen Texte abzulesen ist, zum zentralen Interessensgebiet Schnitzlers. Die Spezialisierung, die sich abzeichnet, versteht sich nicht von selbst. Der Assistent an der Poliklinik wendet sich Fragen zu, die Domäne einer Neurologie sind, die sich in der zweiten Hälfte des 19. Jahrhunderts aus der Inneren Medizin ausdifferenziert, aber die Laryngologie nur am Rande tangieren. Hier am ehesten also laufen die Fäden zusammen.

Die Psychiatrie ist aufgrund der Verschlingung somatischer und psychischer Phänomene jene Disziplin, in der sich die nunmehr tabuisierten spekulativen und moralphilosophischen Tendenzen der alten Medizin am nachhaltigsten manifestiert und am längsten gehalten haben. In der zweiten Hälfte des 19. Jahrhunderts aber sucht sie ihre Wissenschaftlichkeit durch den konsequenten Anschluß an das wissenschaftsmaterialistische Paradigma zu demonstrieren und dadurch ihren Platz im Kanon der Spezialfächer zu verteidigen. Demgemäß versteht sie das Gehirn als organisch-materielles Substrat der psychischen Prozesse und erklärt die schweren emotionalen und kognitiven Fehlreaktionen der Psychosen mit potentiell lokalisierbaren Läsionen der Gehirnsubstanz, die an die Stelle der normalen Abläufe den nur noch defizitären Unsinn treten lassen. In Wien war diese Position durch den seinerzeit hochrenommierten Theodor Meynert vertreten.[23] Im Unterschied zu den anderen Disziplinen konnte die Psychiatrie jedoch, von wenigen Ausnahmen abgesehen (beispielsweise der Zusammenhang von Alterssklerose und *Dementia senilis* oder von luetischer Infektion und Progressiver Paralyse), die pathogenen Schädigungen der lebenden Materie nicht nachweisen. Die Einlösung des programmatischen Anspruchs, die Nosologie (systematische Beschreibung der Krankheiten) in einer morphologisch und histologisch abgesicherten Lokaldiagnostik zu fundieren, wird so im Laufe der Zeit immer unwahrscheinlicher. Das Irresein wächst sich zur kardinalen Anomalie der medizinischen Wissenschaft aus, da die vom Paradigma festgelegten Problemlösungsverfahren versagen. Demgemäß setzt mit der psychologischen Erforschung der Schizophrenie durch Eugen Bleuler und C. G. Jung der Paradigmenwechsel in der Psychiatrie vergleichsweise früh ein, erreicht mit der *Allgemeinen Psychopathologie* (1913) von Karl Jaspers einen ersten Höhepunkt und übernimmt die Vorreiterrolle für eine wissenschaftlich abgesicherte „ganzheitliche" Betrachtungsweise in der Medizin.

Schnitzler scheint sich erst mit *Flucht in die Finsternis* an eine „verstehende Psychiatrie" anzuschließen, die die Komplexität der kranken Persönlichkeit erfaßt und deren Umweltrelationen berücksichtigt. Die medizinischen Schriften gehen nur höchst sporadisch und oberflächlich auf die psychiatrische Fachliteratur ein. Die knappen und eher kühlen Anzeigen der Schriften Theodor Meynerts, einer einflußreichen Lokalgröße von internationalem Rang, lassen immerhin die kommentarlose Distanzierung vermuten. Das Behandlungs- und Forschungsmonopol der Anstaltspsychiater, die die Kranken internieren und damit der medizinischen „Öffentlichkeit" entziehen, läßt den Verzicht auf die Beteiligung am Diskurs begreiflich erscheinen. Immerhin hat auch Freud bedauert, daß ihm das psychoanalytisch faszinierende Reich der Psychosen verschlossen sei, weil er als Privatpraktiker keinen Zugang zum Material der psychiatrischen Anstalten habe. Ähnlich wie bei Freud mußte sich Schnitzlers Interesse an den psychischen Krankheiten auf die neurotischen Phänomene beschränken, die im Behandlungszimmer ebenso auftauchen wie in lebensweltlichen Kontakten. Den zeitgenössischen Vorgaben entsprechend, konzentrierte sich die Diskussion auf die Hysterie. Verwandte Erscheinungen wie die funktionellen Störungen (Ausfälle von Organleistungen ohne ausreichende organische Grundlage) oder unspezifische „Erschöpfungszustände" (Neurasthenie) traten hinzu.

Die Symptome der Hysterie, einer Krankheit, die inzwischen ausgestorben zu sein scheint, werden über die Jahrhunderte hinweg in ähnlicher Weise beschrieben: Hyper- oder Anästhesien von Körperpartien, Lähmungen, Einschränkungen des Gesichtsfeldes bis zur Erblindung, epileptoide Krämpfe, Katalepsien bis zum „Scheintod", emotionale Instabilität. Variabel hingegen sind die Erklärungsversuche.[24] Die antike Medizin sah in der Hysterie ein Frauenleiden. Nach ihrer Ansicht ist der Uterus ein selbständiges Tier, das durch den Koitus beruhigt wird, bei mangelnder Befriedigung aber im Körper umherwandert und die bekannten Beschwerden verursacht. Die fortschreitende Erforschung des Nervensystems machte die Hysterie zum Gegenstand und zugleich zum großen Thema der sich konstituierenden Neurologie. Nach deren Auffassung sind die Symptome mit nervlichen Schäden zu erklären, die sich unter lebensgeschichtlichen Belastungen (etwa unter andauerndem Gram) auf der Basis einer ererbten Anlage entwickeln, aber organisch so geringfügig sind, daß sie unter der Beobachtungsschwelle bleiben. Konsequenz dieser Umorientierung war, daß die Krankheit ihren geschlechtsspezifischen Charakter – Frauen erkranken lediglich häufiger, weil sie schwächere Nerven haben – und ihre sexuelle Ätiologie verlor. Gleichwohl ist die Vermutung vom Ursprung der Hysterie aus der grob sexuellen Frustration oder aus der erotischen Liebesenttäuschung auch in den Kreisen der Ärzte unterschwellig präsent geblieben.

Das Erklärungsmodell war zwar mit dem materialistischen Paradigma halbwegs vereinbar, laborierte aber doch an der Schwierigkeit, daß die vom System her geforderte organische Grundlage, ähnlich wie in der Psychiatrie, nur vermutet, aber nicht nachgewiesen werden konnte und daß sich eine irritierende Diskrepanz zwischen den imposanten Erscheinungen und der allenfalls minimalen Ursache einstellte. Der Nachweis Jean Martin Charcots, daß hysterische Symptome durch die Hypnose nicht nur beseitigt, sondern bei geeigneten Personen auch künstlich erzeugt werden können, gestaltete die Forschungslage noch komplizierter. Das Phänomen war nur dadurch zu erklären, daß die hysterischen Leiden durch unbewußte, von der Suggestion manipulierbare, aber dem Wachbewußtsein des Patienten unzugängliche „Vorstellungen" determiniert sind. Auch wenn Vorgänge dieser Art nur bei einem dazu disponierten Nervensystem wirken und, wie alles Seelische, letztlich eine organische Grundlage haben, so entzogen sie sich doch auf jeden Fall dem Zugang der materialistischen Medizin. Demgemäß schwand in der Hysterieforschung des späten 19. Jahrhunderts die neurologische Komponente; sie wurde durch die Fixierung auf die Psychologie des hysterischen Charakters und die unbewußten seelischen Vorgänge, die die pseudoorganischen Erscheinungen begleiten, ersetzt. Dafür war aber weder die Neurologie zuständig noch die Psychiatrie, noch die akademische Psychologie, die sich mit den Bewußtseinsakten des gesunden Erwachsenen beschäftigt. Innerhalb dieser Lücke entwickelten sich Konzepte einer „dynamischen Psychiatrie". Den Verdrängungswettbewerb der vielfältigen Schulen hat bekanntlich allein die Psychoanalyse überlebt.[25]

Das Irritationspotential eines „ungelösten Rätsels" ist

nicht allein von seinem systematischen Stellenwert innerhalb der wissenschaftlichen Theorienbildung abhängig, sondern auch von der öffentlichen Resonanz. Widerspenstige Forschungsprobleme, die außerhalb der Alma Mater nicht interessieren, pflegt die universitäre Forschung dadurch zu entschärfen, daß sie sie in die Randbereiche abschiebt. Im Falle der Neurosen war eine solche „Systemstabilisierung" unmöglich, weil Ärzte und Laien ihre rasante Ausbreitung konstatierten und in den Spielarten der „Nervosität" schließlich das Charakteristikum der modernen Zeit sahen.[26] Eine „Volkskrankheit" läßt sich nicht verdrängen und wird desto lebhafter diskutiert, je unbefriedigender die Erklärungen ausfallen. Demgemäß stiegen die fachwissenschaftlichen und populären Veröffentlichungen zu „Nervosität", Hysterie, Neurasthenie und Hypnose zu einer gigantischen Flut an, bis sich auch noch Privatdozenten der Philosophie in den modischen Diskurs einmischten (vgl. Schnitzlers Abfertigung No. 54).

Die These, die Wiener Schule habe sich mit beispielloser Ignoranz gegen die Hysterieforschung gesperrt und namentlich die männliche Hysterie geleugnet, so daß auch schon der frühe, noch unter dem Einfluß Charcots stehende Freud als Rufer in der Wüste habe agieren müssen, gehört sicher ins Reich der „psychoanalytischen Legenden".[27] Aus der Perspektive des etablierten Paradigmas einer konservativ gewordenen Wiener Reformmedizin dürfte der Problemkomplex um Hysterie und Hypnose aber doch die Aura eines Bereiches gehabt haben, der einer seriösen, Resultate zeitigenden Forschung zwar durchaus zugänglich ist, in dem sich aber doch die Grenzen bedenklich verwischen. Die Theatralik des hysterischen Agierens macht die Unterscheidung zwischen Leiden und Simulantentum unmöglich. Die Hypnose stiftet undurchschaubare sexuelle Beziehungen zwischen Arzt und Patientin.[28] Die ärztliche Tätigkeit berührt sich allzu oft mit der des Scharlatans, der nicht weniger Erfolge vorweisen kann, und gleitet in die Sphäre einer Belletristik hinüber, die die „nervöse Frau" zu ihrer Lieblingsfigur gemacht hat.[29] Auf jeden Fall hatte die theoretisch-experimentelle Arbeit auf solider materialistischer Grundlage das höhere Prestige und die besseren Aussichten auf die akademische Karriere. Bezeichnenderweise begrüßt Schnitzler Veröffentlichungen des Wiener Ordinarius Krafft-Ebing. Auch wenn sie die Kenntnis der hypnotischen Phänomene nicht erweitern, sie heben immerhin das Ansehen des Themas (vgl. No. 64 und No. 65).

Die Rezeption der französischen Neurologie ist Sache einer opponierenden oder doch wenigstens unorthodoxen Generation, zu der der frühe Freud und der junge Schnitzler gehören. Dieser bespricht mit verläßlicher Sachkenntnis eben jene französischen Autoren (Charcot, Bernheim), auf die Freud sich stützt, und hebt dessen stilistische und sachliche Übersetzungs- und Kommentierungsleistung durchwegs ausdrücklich hervor. Gleichwohl wird man die Übereinstimmung zwischen beiden nicht überschätzen dürfen. Die gemeinsamen Überzeugungen sind Gemeingut einer Gruppe, aus der sich Freud schon wenig später mit der sukzessiven Präsentation psychoanalytischer Theorien (zur infantilen Sexualität und ihren Phasen, zum „Ödipus-Komplex" usw.) wieder löste. Eben diese Lostrennung der Psychoanalyse in Theorie und therapeutischer Praxis hat Schnitzler mit Skepsis verfolgt, auch wenn er nicht mehr öffentlich in die Diskussion eingegriffen hat.[30]

VI.

Man wird dem Sonderweg Freuds keinen Sonderweg Schnitzlers entgegenstellen können, der zu einer eigenständigen Schnitzlerschen Tiefenpsychologie geführt hätte. Dafür hätte es denn doch der konsequenten und geduldigen klinischen Arbeit bedurft. Die Glossen des jungen Arztes erlauben aber doch die Rekonstruktion seiner unvorgreiflichen Grundsätze. Besonders seine Erwägungen zu den wissenschaftstheoretischen Implikationen sind erstaunlich hellsichtig. Eine Wissenschaft, man denke an die klassische Physik, die einen ausreichenden Grad von Komplexität und Theoretisierung erreicht hat, wird durch logische Schlußfolgerungen aus ihren Basistheoremen deduzieren können, welche Phänomene oder Gesetzesmäßigkeiten auftreten können. Unter dem Eindruck der imposanten Folgerichtigkeit, die der Physik zukommt und die sie in der europäischen Geistesgeschichte seit Newton zum Kronzeugen für die Effektivität der wissenschaftlichen Vernunft gemacht hat, streben alle Wissenschaften des 19. Jahrhunderts nach einer vergleichbar prestigeträchtigen systematischen Geschlossenheit und erschleichen diese durch die unkontrollierte Verwendung materialistischer Klischees. Nach stillschweigender Übereinkunft ist die Materie die einzige Substanz; alle Phänomene der wirklichen Welt entstehen und vergehen durch ihre naturgesetzlich festgelegten Bewegungen, die solchermaßen bestimmbare objektive Realität wird durch die Sinnesorgane mit einigen Verzerrungen abgebildet und dann durch die kognitiven Operationen der grauen Masse im Schädel wiederholt. Die materialistische Medizin schließt sich an solche Vorstellungen an, wenn sie den Körper als eine Maschine entwirft, den sie sich in der Frühphase eher wie einen mechanischen Apparat und in ihrer Spätphase mehr wie ein chemisches System vorstellt, und auf die Suche nach der defekten Stelle im System geht. Gewiß haben sehr viele Forschungsresultate den heuristischen Wert dieses Modells bestätigt, nur daß sich eben bei den psychischen Anomalien die Grenzen seiner Leistungsfähigkeit abzeichnen.

Der harte Wissenschaftsmaterialismus ist insofern metaphysisch, als seine Grundannahmen ebensowenig empirisch bestätigt werden können wie die Entwürfe der alten idealistischen Systeme. Die Wissenschaft des 19. Jahrhunderts ist sich dieser Grenzüberschreitung hin zu einer dubiosen Philosophie nicht bewußt gewesen, weil sie ihre Vorannahmen für evident gehalten hat. Die Geschichte der neueren Wissenschaftstheorie, die unter anderem mit Ernst Machs konsequenter Eliminierung der metaphysischen Reste in den empirischen Wissenschaften einsetzt, ist durch das Bestreben gekennzeichnet, zu einer nichtmetaphysischen Rekonstruktion der Wissenschaften zu gelangen. Anders als Freud, der die Psychoanalyse mit dem Wissenschaftsmaterialismus durch die Konstruktion von psychischen Apparaten zu versöhnen suchte, die durch somatisch erzeugte Triebreize in Bewegung gehalten werden,[31] ordnet sich bereits der frühe Schnitzler in den säkularen neopositivistischen Trend ein.

Ein Exkurs in der Besprechung zu Cesare Lombrosos *Der geniale Mensch* (No. 34) analysiert die konstruktive Tätigkeit des Wissenschaftlers. Aus dem Unbehagen an einem nur vorläufigen und fragmentarischen Wissen, das nur eine begrenzte Orientierung in der chaotisch mannigfaltigen Welt zuläßt, erwächst die Neigung zum „Systematisieren". Beobachtungsdaten und Einzelhypothesen werden zwar geordnet, doch ist der Ordnungszusammenhang ein intellektuelles Konstrukt, das die Strukturierung des Objekts nicht wiedergibt und deshalb die „Wahrheit" verfälscht. Wissenschaftlicher Fortschritt ist wesentlich so zu verstehen, daß überholte Systematisierungsversuche durch neue Entwürfe ersetzt werden, die freilich ebensowenig der Realität gerecht werden. Auch hier hat Schnitzler schon früh eine endgültige Position bezogen. Seine philosophischen Aphorismen betonen mehrfach, daß alles systematisierende Denken zu einem Dogmatismus führt, der die Menschen vor der Destabilisierung durch eine unberechenbare Umwelt schützt, und fordern die Konfrontation mit einer nur punktuell erfahrbaren, situativ konkreten Realität als moralisches Postulat ein.[32] Konsequenz daraus ist die Neigung zu nur noch aphoristisch fixierbaren Denkbewegungen, die widersprüchliche Erfahrungen unvermittelt nebeneinander gelten lassen, aber auch die Skepsis gegen jede Art von systematischer Philosophie, dogmatischer Religion oder politischer Ideologie „reaktionären" oder „progressiven" Zuschnitts. Auch das Lehrgebäude der entwickelten Psychoanalyse ist Schnitzler als eine solche willkürlich konstruierte neue Metaphysik erschienen, die schon bei den Schülern Freuds endgültig erstarrt ist.

Schnitzlers Position ähnelt insofern dem frühen empiristischen Neopositivismus Machscher Prägung, als sie mit der Kritik an der metaphysischen Konturierung der etablierten Wissenschaften zwar den Bruch mit dem 19. Jahrhundert vollzieht, aber doch auch wieder die Bedeutung der theoretischen Konstruktion in den Wissenschaften unterschätzt. Die von der Relativitätstheorie erzwungene Selbstkorrektur des Neopositivismus ist außerhalb von Schnitzlers Gesichtskreis geblieben. Demgemäß ist sein Rationalitätskriterium auf die Forderung reduzierbar, die dogmatischen Implikationen weitestgehend zu minimieren. So polemisiert er mehrfach gegen vorschnelle Beurteilungen über die Möglichkeiten des Auftretens von Phänomenen; statt dessen postuliert er, daß Beobachtungsdaten nun einmal zu akzeptieren sind (vgl. etwa No. 27). In dieser Fassung freilich kann der Empirismus dem Obskurantismus gefährlich nahekommen. Beobachten läßt sich mancherlei, und wo alle Hypothesen nur unvorgreifliche und kühne Entwürfe sind, sind alle Behauptungen diskutabel. Sogar parapsychologische Forschungen werden mit offenkundiger Aufgeschlossenheit besprochen (No. 37), die spekulative Biologie, die auch Freud sein Leben lang geliebt hat, stößt auf Sympathie (No. 47), selbst für die dubiose nasale Reflexneurose des Freud-Intimus Wilhelm Fliess findet der Rezensent ein freundliches Wort

(No. 59). Die Linie setzt sich in den mitunter verblüffend kühnen metaphysischen Spekulationen des Aphorismenwerks und in den okkulten Elementen der „surrealen" literarischen Werke fort.[33]

Schnitzlers Theoriefeindlichkeit prägt auch die Auffassungen zu Hysterie und Hypnose und schlägt sich in der Skepsis gegen vorschnelle Erklärungen und Generalisierungen nieder. Die „Aphonie-Studie" (No. 27) berichtet von den Fällen und ihrer Behandlung, verzichtet auf Folgerungen und läßt sogar die Frage der diagnostischen Zuordnung (Differentialdiagnose zwischen Hysterie oder verwandten Krankheitsbildern) offen. Mit der zutreffenden Bemerkung, daß „Suggestion" ein leeres Wort sei, das lediglich eine beruhigende Pseudoerklärung stützen kann, wird auch die Erörterung des „kurativen" Elements in der Hypnose unterbunden. Angesichts einer solchen programmatischen Unentschiedenheit können verschiedenartige therapeutische Verfahren als akzeptabel eingestuft werden, auch wenn sie sich in ihren ätiologischen Ansätzen widersprechen.

Die therapeutische Verwendung der Hypnose setzt voraus, daß die Symptome auch psychisch determiniert sind. Die Mastkur Weir Mitchells wiederum setzt voraus, die Hysterie sei ein nervliches Erschöpfungsleiden ohne seelische Hintergründe und deshalb durch ausgeklügelte diätische Maßnahmen heilbar. Auch dem widerspricht Schnitzler nicht (No. 11).

Randbemerkungen erwecken aber doch den Eindruck, Schnitzler neige einer extrem psychologischen Sichtweise zu, in der das somatische Moment keine Rolle spielt. Die Bemerkung, die Hysterie sei eine Krankheit, die nicht die Arznei heilt, sondern der Arzt (No. 38), legt dies ebenso nahe wie die stillschweigende Parteinahme im Streit der Schulen von Paris (Charcot) und Nancy (Bernheim). Charcot hatte angenommen, allein die Hysteriker seien hypnotisierbar, weil bereits die Empfänglichkeit nur als

Symptom nervlicher Läsionen erklärbar ist, und zudem vermutet, die hypnotischen Manipulationen (Lichteffekte, Berührungen usw.) hätten neben der Suggestion der Vorstellung auch noch eine unmittelbare organische Wirkung. Für Bernheim hingegen ist die Hypnose ein rein psychischer Effekt, der bei allen Gesunden eintreten kann, sofern sie nicht zum Eigensinn neigen. Die Technik kann sich deshalb auf die suggerierende Rede beschränken.[34] Schnitzler folgt dieser Vorgabe nicht nur technisch, sondern auch darin, daß die hypnotische Empfänglichkeit seiner Patientinnen noch nicht die Diagnose auf Hysterie zuläßt (No. 27). Zu den Widersprüchlichkeiten seines Denkens gehört freilich auch, daß er nicht nur die Neigung des 19. Jahrhunderts teilt, alles und jedes und namentlich die psychischen Fehlreaktionen mit der Vererbung zu erklären, sondern auch noch einem extremen Hereditätstheoretiker an der Grenze der zeitgenössischen Vorstellung von Seriosität wie Lombroso größte Zustimmung entgegenbringt (vgl. No. 34, No. 46, No. 49). An dieser somatischen Einstellung hat der Psychologe Schnitzler noch in den zwanziger Jahren festgehalten, als der wissenschaftliche Kredit der „Erblichkeit" längst gesunken war.[35]

VII.

Die psychologische Sichtweise in der Neurosentheorie tendiert in ihren Konsequenzen dazu, die materialistische Medizin tiefgreifend zu verändern. Bereits bei Charcot ist die symptomdeterminierende „Vorstellung" ein essentielles Element der Theorie, doch interessieren ihre Gehalte noch wenig. Der Grund ist unter anderem in der Organisation des Klinikbetriebes zu suchen. Der leitende Arzt bekommt den Patienten lediglich bei der „Chefvisite" zu sehen, sein Interesse zielt nicht auf das „Verständnis" einer individuellen Hysterie, sondern auf die Subsumierung der Spielart unter den Typus. Bei den engeren Schülern Charcots, vor allem bei Pierre Janet, rückt der Inhalt der Vorstellung nebst seiner psychischen Funktionalität ins Zentrum. Damit verändert sich die Perspektive des Arztes, der nicht mehr nur einfach von außen Beobachtungsdaten fixieren kann, sondern von innen her „emphatisch" die fremde Psyche erfassen muß. Da „Vorstellungen" Niederschlag einer langen Entwicklung sind, ist das Ziel nur über die lebensgeschichtliche Rekonstruktion eines individuellen seelischen Schicksals zu erreichen, so daß die Lebensgeschichte des Subjekts wichtiger wird als die nosologische Systematik. Damit erhöht sich der therapeutische Zeitaufwand beträchtlich und zieht für die Interaktion von Arzt und Patient ein „persönliches" Vertrauensverhältnis nach sich, das nicht allein durch den blinden Glauben an die wissenschaftliche Kompetenz konstituiert wird. Der Arzt wiederum muß akzeptieren, daß er in das psychische Geschehen involviert ist, und kann sich nicht mehr auf die Position des indifferenten Beobachters prinzipiell von ihm unabhängiger Naturtatsachen zurückziehen. Die psychoanalytische Kur verwirklicht diese Tendenzen am eindeutigsten, da sie den therapeutischen Aufwand und das elaborierte, „Aufrichtigkeit" garantierende „Setting" mit der lebensgeschichtlichen Rekonstruktion und der Herstellung und Bearbeitung der „Übertragungsliebe" verbindet.

Der Wandel ist an der Umstrukturierung der Krankengeschichte abzulesen. An die Stelle des Berichts von den Ergebnissen einer Reihenuntersuchung, die den Einzelfall nur skizzenhaft und in Hinblick auf seine Typizität berücksichtigt, tritt die ausführliche Seelengeschichte der kranken Persönlichkeit. Dergleichen gilt nicht nur für die Schriften Freuds und seiner Schüler, sondern auch schon für die Arbeiten Janets. Der allgemeine Trend, der aus der „Logik der Sache" resultiert, ist gewichtiger als tiefgreifende theoretische Divergenzen. Nun ist das Erzählen

einer individualgeschichtlich sich ausbildenden Innerlich-
keit traditionelle Aufgabe der Literatur und besonders mit
dem neuzeitlichen Roman seit der Aufklärung verbunden.
Im späten 19. Jahrhundert schließlich hat die Erzählkunst,
teils auf eigenem Wege, teils in produktiver Auseinandersetzung mit der Medizin und der akademischen Psychologie, gelernt, psychische Prozesse an der Schwelle des Bewußtseins darzustellen und auch das Unbewußte der Figuren zu erfassen. Die neue Krankengeschichte gerät so
notwendigerweise in die Nähe literarischer Themenkom-
plexe und Darstellungsverfahren. Bereits der Freud der
Studien über Hysterie bemerkt verwundert, daß sich seine
„Krankengeschichten [...] wie Novellen lesen", obwohl
er selbst „bei Lokaldiagnosen und Elektroprognostik er-
zogen worden [sei] wie andere Neuropathologen". Die
Übereinstimmung erklärt sich aus der Natur der Sache,
denn „Lokaldiagnostik und elektrische Reaktionen kommen bei dem Studium der Hysterie eben nicht zur Geltung", wohl aber die „eingehende Darstellung der seelischen Vorgänge, wie man sie vom Dichter zu erhalten
gewohnt ist".[36] Die Fallgeschichte der Dora endlich
(Bruchstück einer Hysterieanalyse) ist ein narratives Kabi-
nettstück von überraschender struktureller Komplexität.
Der Ich-Erzähler berichtet von der Geschichte einer Behandlung und damit von der Interaktion zwischen sich
und der Patientin. Die Dynamik der aktuellen Konstellation ist von Doras „Geschichte" bestimmt. Übertragung
und Erinnerung deuten und erschließen sich gegenseitig,
so daß Vergangenheit und Gegenwart kunstvoll ineinander verzahnt sind. Die Vergangenheit selbst ist in Kindheit und pubertäres Familiendrama geschichtet, wobei der
Erzählvorgang beide Ebenen mit unauffälliger Präzision
synthetisiert. Dergleichen steht, liest man den Text als
„Experimentalroman", der reifen Erzählkunst Schnitzlers
in nichts nach.

Schnitzler scheint für den epochalen Trend zur „Literarisierung" der Neurosenforschung prädestiniert. Nach eigenem Bekunden haben ihn seine literarischen Neigungen zum Studium der Nervenkrankheiten geführt.[37] Auch ein literaturgeschichtlich einflußreiches Modell für die Exploration un- und halbbewußter Zustände, der *Niels Lyhne* Jens Peter Jacobsens, wurde früh und mit Zustimmung rezipiert.[38] Die „Aphonie-Studie" hingegen verweigert sich konsequent jeder Grenzüberschreitung und preßt das immerhin unkonventionelle ärztliche Vorgehen in die Lösungsstrategien und Darstellungsschemata der etablierten Medizin. Lediglich der übliche materielle Eingriff ist durch die hypnotische Suggestion ersetzt. Der Arzt erscheint als neutrale Beobachtungsinstanz, die den Bereich wahrnehmbarer Faktizität nicht verläßt. Er erhebt dabei die konventionellen Daten und bringt sie in die konventionelle Ordnung, um einen standardisierten, für die Auswertung in großen Reihen geeigneten Text zu erzielen. Stationen des Vorgehens sind die Charakterisierung des allgemeinen Gesundheitszustandes, Anamnese zur Vorgeschichte der Krankheit, Ergebnis der Lokaluntersuchung, Beschreibung des therapeutischen Eingriffs, Epikrise. Lebensgeschichte und Charakter der Patientin geraten höchstens dort ins Blickfeld, wo sie für den körperlichen Zustand oder für die Willigkeit bei der Behandlung von Relevanz sind. Insbesondere fehlt jede Befragung zum Sexualverhalten, obwohl Schnitzler die übliche Vermutung über den Zusammenhang von Frustration und psychischer Störung teilt. Eine vereinzelte Nebenbemerkung über die möglichen kurativen Wirkungen der Ehe deutet dies an.[39]

Offensichtlich kann Schnitzler an diesem Punkt seiner Entwicklung Literatur und Medizin noch nicht zur Deckung bringen. Sie bleiben trotz eines fördernden wissenschaftlichen Umschwungs alternative lebensgeschichtliche Optionen. In der privaten Adoleszenzkrise des jungen Arthur Schnitzler geht es um die Entscheidung zwischen zwei Berufen – ein persönlicher Konflikt, der repräsentativ ist für die Epoche. Das Verhältnis von Kunst und Wissenschaft, das sich in der Familie Schnitzler einspielt und von dem die Autobiographie berichtet, kennzeichnet das Großbürgertum der Gründerzeit. „Bildung" meint nicht mehr im Sinne der Goethezeit die Formung einer Persönlichkeit, die sich in all ihren Aktivitäten gleichermaßen vollständig artikuliert. Die fortgeschrittene Ausgliederung aller Funktionen stellt den Beruf unter das Diktat einer Zweckrationalität, die ihn von anderen lebensweltlichen Bereichen isoliert. Der Umgang mit den schönen Künsten in der Form von Theaterbesuchen, Gelegenheitsdichtungen, häuslichen Musikdarbietungen oder Besichtigungsreisen entspricht wohl noch einer Tradition, in der das Bürgertum sein Selbstverständnis von Bildung und Beruf ableitet, ist aber inzwischen zur unverbindlichen Freizeitbeschäftigung oder zum Nachweis des sozialen Status abgesunken. Demgemäß fördert der Vater die künstlerischen Neigungen des Sohnes nur soweit, wie sie ornamentale Funktionen für die Ausübung eines hochtechnisierten Eliteberufes übernehmen. Die strikte Isolierung der Bereiche unterbindet aber nicht nur die Selbstkorrektur einer krisenhaft gewordenen Wissenschaft, der die tastenden Vorstöße des jungen Arztes gelten, sondern treibt auch die literarische Produktion in die Unverbindlichkeit eines dekorativ „schönen Scheins", der den kritischen Impetus des alten bürgerlichen Realismus aufgegeben hat, ohne die provokative Opposition des neuen Ästhetizismus zu erreichen. Resultat des Prozesses ist eine gründerzeitliche Kunst, die nicht einmal mehr in dem Sinne illusionär ist, daß sie irreale Wunschprojektionen als erfüllbar darstellt. Sie beschränkt sich vielmehr auf die Artikulation „idealer Empfindungen", mit denen das Bürgertum aus dem prosaischen Alltag herauszutreten glaubt. Nicht nur die unpublizierten Juvenilia Schnitzlers gehören teilweise in diesen Umkreis, sondern auch die pathetischen „Stimmungs-

45

bilder" der *Rundschau*. Daß solchermaßen die Entscheidung für einen der beiden Berufe nur die Entscheidung für ein defizitäres Tätigkeitsfeld sein kann, dehnt wiederum die Adoleszenzkrise aus.

Es ist müßig, darüber zu spekulieren, warum die unterschwellig immer schon angestrebte Synthese bei Schnitzler zur „psychologischen" Literatur, bei Freud zur „literarisierten" Psychologie gerät. Unterschiede der Begabung werden, was immer das auch heißen mag, eine Rolle spielen. Dem „Sohn des Berühmten" mag die produktive wissenschaftliche Opposition schwerer gefallen sein als Freud, der sich nur gegen die Professoren und nicht auch noch gegen die Sachautorität des Vaters zu stellen hatte. Von Bedeutung sind hingegen Unterschiede in den Bedingungen des ärztlichen und des wissenschaftlichen Diskurses, die bei aller Annäherung bestehen bleiben. Da der literarische Text weder für seine Behauptungen dem Begründungszwang unterliegt, noch dem Leser präzise Handlungsanweisungen zur Verfügung stellt, sind seine Produktion und Rezeption wohl immer so etwas wie „Probehandeln unter vermindertem Risiko". Der Spielraum, der sich so eröffnet, verhindert einerseits, daß Schnitzlers literarische Fiktionen trotz ihrer Berücksichtigung eines professionellen psychologischen Standards auf die Illustration eines Systems wissenschaftlicher Hypothesen zu reduzieren sind, ermöglicht andererseits aber auch eine Fortsetzung der wissenschaftskritischen Reflexion jenseits berufsständischer Tabuisierungen. Dies gilt namentlich für die Probleme des ärztlichen Ethos und der ärztlichen Subjektivität, die schon den Schnitzler der medizinischen Schriften bewegen.

Das Thema ist bereits durch Schnitzlers Wissenschaftsbegriff vorgegeben; dem verschärften Empirismus ist die Tendenz zum Subjektivismus ja inhärent. Durch das zur dogmatischen Ordnung erstarrte System der gesicherten Erkenntnisse – so sieht Schnitzler die Medizin der Väter –

werden die „Wahrheit" und das wahrheitsuchende Subjekt voneinander getrennt, da ein jeder zumindest im Ansatz zu den gleichen Ergebnissen gelangen muß. Individuelle Verschiedenheiten sind allein der Unwissenheit und dem Irrtum zuzuschreiben.

Angesichts eines fragmentarischen Wissens, das auch nur vorläufig und zwangsläufig willkürlich strukturiert ist, muß man konzedieren, daß jedermann andere Erfahrungen sammeln, andere unvorgreiflich tastende Hypothesen entwerfen wird. Die wissenschaftliche Meinung wird zum Spiegel der Persönlichkeit. Schnitzler begrüßt es denn auch in seinen Rezensionen, wenn die Darstellung des Stoffes die „scharf ausgeprägte Individualität" verrät (No. 31), verwirft stilistisch den „trockenen Ton" einer prätentiösen, pseudoobjektiv schablonierten Wissenschaftssprache und beruft statt dessen „Farbe, Leben, Individualität" (No. 21). Seine Rezensionen und Glossen tragen dem Postulat mit einem lockeren Sprachgestus Rechnung, der sich mit den Formeln und Floskeln des wissenschaftlichen Diskurses und der „Festrede" zu einem widersprüchlichen Gebilde amalgamiert und zugleich die Bedenklichkeiten einer solchen Subjektivierung demonstriert. Die oberflächliche und deshalb auch phrasenhafte „Literarisierung" und „originelle" Auflockerung einer letztlich unpersönlichen „Nachricht" macht gerade das Prinzip der journalistischen Rede aus. Karl Kraus hat dies später analysiert, und die Journalismuskritik des Schriftstellers Schnitzler ist von diesen Analysen so weit nicht entfernt.

Die „subjektive" Sprachgestaltung der Rezensionen ist in dem Sinne verantwortungslos, daß sie für den Verfasser ohne persönliche, praktisch verpflichtende Konsequenzen bleibt. Die Ethik des späteren Schnitzler wird gerade daran die „leere Subjektivität" des Journalisten und Literaten festmachen und Individualität unter der Annahme in der „Verantwortlichkeit" fundieren, daß folgenreiches

Handeln in konkreten Situationen prinzipiell nicht regel-
geleitet und damit sozial normiert sein kann, sondern nur
als je eigene, in den Wurzeln der Persönlichkeit begründete Reaktion auf die situativen Gegebenheiten vertretbar
ist.[40]

In den medizinischen Schriften nähern sich die Reflexionen zum „therapeutischen Skeptizismus" diesem
Punkt. Wenn der Arzt die bequemen, vom gesellschaftlich
institutionalisierten Wissenschaftsbetrieb erzeugten Begü-
tigungen über die Grenzen seiner Kunst aufgegeben hat,
so wird er eben in eine Situation geraten sein, in der nur
noch individuelle Lebenshaltung und konkreter Fall miteinander konfrontiert sind. Damit taucht aber auch die
Frage nach der psychischen Involviertheit des Arztes in
seine Behandlung auf. Dies gilt für die unheilbaren
Krankheiten, von denen Schnitzler spricht, fast mehr aber
noch für therapeutische Manipulationen fremdseelischer
Prozesse. Die materialistische Medizin konnte sich dem
Problem entziehen, weil sie den Arzt als indifferenten Beobachter von Naturtatsachen festgelegt hat. Wie sehr aber
das Thema im medizinischen Diskurs tabuisiert ist, zeigt
sich daran, daß die immer schon bekannte „Gegenüber-
tragung" des Analytikers nicht gerade zu den Lieblingsge-
bieten der psychoanalytischen Fachliteratur gehört. Auch
der Arzt der „Aphonie-Studie" gibt sich als „reines Subjekt der Erkenntnis", das von der Ausübung der Hypnose
nicht tangiert wird. Das mögliche Konfliktpotential ist
nur an kryptischen Spuren abzulesen. Anläßlich der Frage
nach der sexuellen Abstinenz außerhalb der Ehe konstatiert Schnitzler durchaus „unemanzipatorisch" den unausweichlichen Widerspruch zwischen den berechtigten kul-
turellen Forderungen und den natürlichen Triebbedürf-
nissen. Weil der Gegensatz unauflöslich ist, kann er auch
nicht sozialreformatorisch zur allgemeinen Zufriedenheit
beseitigt werden. Ein jeder wird in Hinsicht auf seine Anlagen und seine Lebensverhältnisse einen eigenen leidlich

stabilen Ausgleich finden müssen (No. 33). Damit ist die individualistische Ethik des späteren Schnitzler vorgegeben. Angesichts des Befundes, daß zumindest der frühe Schnitzler der Vermutung von der sexuellen Ätiologie der Neurosen beipflichtet, wird man die pathogene Wirkung eines mißlungenen Ausgleichs von Natur und Kultur folgern dürfen. Man wird sich weiter zu fragen haben, was in solchen Fällen der intime psychische Rapport für einen Arzt zu bedeuten hat, dessen „eigener Ausgleich" auch nur labil und unter Krisen erkauft ist, doch schweigen hier die Texte.

VIII.

Erst der Übergang zum literarischen Diskurs ermöglicht die Thematisierung des prekären ärztlichen Status, die vornehmlich über das Arrangement zweier gegensätzlicher, in ihrem Versagen aber vergleichbarer Arztfiguren geleistet wird.[41] Im späten Fragment des autobiographisch getönten „Theaterromans", der Berufserfahrungen des jungen Schnitzler rekapituliert, dient der junge Arzt Forlan unter dem Chef einer psychiatrischen Klinik, der distanziert die Fälle registriert und auswertet. Der moralkritische Impetus deckt die bequeme Schutzfunktion dieses Verhaltens auf, das dem renommierten Gelehrten die irritierende Interaktion mit den Kranken erspart. Forlans Vater hingegen ist ein erfolgreicher Praktiker, der wohl freundschaftliche Beziehungen zu seinen vermögenden Patienten unterhält, dabei aber unter begütigenden Illusionen über alles Peinliche hinweggeht. Die Tochter leidet unter einer Gemütskrankheit, die von einer Liebesenttäuschung herrührt und über deren Tragweite sich der Vater trotz seiner ärztlichen Kompetenz hinweglügt. Damit ist angedeutet, daß das Peinliche nicht nur das unheilbare physische Leid, sondern auch das Sexuelle ist. Auch hier ist die Verweigerung der schmerzlich verantwortlichen Kommunikation das Zeichen ärztlichen Versagens. Die Konstellation taucht aber auch schon in der frühen Erzählung *Sterben* auf. Die brutale Offenheit, mit der der Spezialist die fatale Prognose stellt, verhindert die Interaktion mit dem Sterbenden nicht weniger als die barmherzigen Lügen und der Zweckoptimismus des ärztlichen Freundes. Die Szene entbehrt nicht des realen historischen Hintergrundes: In den gegensätzlichen Ärztefiguren begegnen wir dem nur noch diagnostizierenden Kliniker des Allgemeinen Krankenhauses und dem höheren Privatpraktiker, dessen Rapport auf den geselligen Umgang mit seinen sozial gleichgestellten Patienten beschränkt ist und der deshalb alles ausklammern muß, was nach den Regeln der geselligen Dezenz nicht ausgesprochen werden kann.[42]

Neben der Kritik an der Passivität steht die Einsicht, daß der therapeutische Eingriff fast schon unwillkürlich mißbraucht werden kann, wenn er unter den Einfluß unreflektiert halbbewußter Bedürfnisse gerät. Hatte der Assistent an der Poliklinik die Hypnose noch gegen den Vorwurf verteidigt, sie liefere den Patienten an den Arzt aus, untergrabe die Fähigkeit zur Selbstbestimmung und verführe zur egoistischen Manipulation, so greifen schon frühe Texte dieses Moment auf, auch wenn sie es eher am Beispiel des Scharlatans als des Arztes demonstrieren. In *Die Frage an das Schicksal* in *Anatol* intendiert die Befragung der Geliebten unter Hypnose die Stabilisierung eines männlichen Herrschaftsanspruchs, der durch die Möglichkeiten der Frau zur sexuellen Selbstbestimmung bedroht ist. Die Titelfigur des *Paracelsus* schließlich inszeniert, um der sozialen Ächtung die Demonstration der eigenen Überlegenheit entgegenzustellen, mit den Mitteln der hypnotischen Suggestion eine Welt des Scheins und der Täuschungen, bis ihr das Spiel entgleitet. Der sexuelle Wunsch und die Phantasie von der eigenen Omnipotenz sind, so wird man folgern dürfen, stets präsente Störfaktoren eines ärztlichen Handelns, das sich auf die psychotherapeutische Kur eingelassen hat.[43]

Auch ohne die Tabuisierungen, denen der ärztliche Diskurs unterliegt, muß die Wissenschaftskritik der medizinischen Schriften fragmentarisch bleiben, weil sie die Psychologisierung der Neurosenforschung nur anstreben, aber nicht vollziehen. Erst auf dem Hintergrund einer wenigstens ansatzweise entwickelten Theorie wären die Grenzen des materialistischen Paradigmas und die Probleme der ärztlichen Subjektivität diskutierbar gewesen. Den dafür erforderlichen Perspektivenwechsel unternimmt das erzählerische Werk, indem es die psychischen Prozesse von innen her darstellt. Auf der inhaltlichen Ebene ist damit die Entfernung von den Gegenstandsbereichen der Medizin verbunden. Sieht man von *Flucht in die Finsternis* ab, das der Autor wegen der Nähe zum rein Pathologischen weniger geschätzt hat als seine modernen Interpreten, so fehlt die minutiöse Seelengeschichte eines klinisch manifesten Krankheitsbildes. Nach Schnitzlers ästhetischen Grundsätzen geht es der Kunst um die moralkritische Diskussion der individuellen Verantwortlichkeiten, also gerade um die Erklärung jener „persönlichen Anständigkeit", die die Schwundstufe des liberalen Wertesystems ist. Unter diesem Aspekt kann die Krankheit kein Thema sein, weil pathologische Prozesse der individuellen Selbstbestimmung entzogen sind. Die Stellungnahme in der Plagiatsaffäre Jacobsohn soll den Delinquenten ja gerade vor der Erörterung seiner Moralität als Schriftsteller schützen, indem sie seinem Fehlgriff die Krankheitswertigkeit zuerkennt (No. 74). Andererseits betont schon die Rezension zu Lombrosos *Der geniale Mensch* entgegen der zeitgenössischen Diagnosefreudigkeit, die Etikettierung „krank" komme nicht ohne Willkür und Konvention aus, während in Wirklichkeit die Grenzen zwischen Gesundheit und Krankheit verschwimmen (No. 34). Demgemäß wird die Analyse der unauffälligen, medizinisch nicht fixierbaren Pathologien alltäglicher Menschen, die Schnitzlers Thema ist, auf eine „literarisierte Psychopathologie" zurückgreifen können, an die sich Schnitzlers medizinische Schriften lediglich herantasten. Entwicklungstrends der dynamischen Psychiatrie konvergieren mit einer solchen Ausweitung. Auch die klinische Neurosenlehre hat sich, wie Freuds Psychoanalyse zeigt, zu einer allgemeinen Theorie des psychischen Geschehens weitergebildet.

Es kann hier nicht darum gehen, die psychodynamischen Hypothesen vorzustellen, die die Darstellung seelischer Prozesse und figuraler Relationen in Schnitzlers literarischen Werken begründen, und die Ausformung dieser Annahmen aus dem medizinischen Fundus nachzuzeichnen.[44] Ein pauschaler Hinweis, der zumindest die allgemeinen Tendenzen andeutet, mag genügen. Erwartungsgemäß entwickelt sich Schnitzlers „psychologische Literatur" aus der Neurosenforschung des späten 19. Jahrhunderts, deren Rezeption in Theorie und Praxis die medizinischen Schriften belegen. Dem Übergang zur Innenperspektive entsprechend verschwinden die pseudoorganischen Symptome, auf die sich etwa die „Aphonie-Studie" konzentriert, zugunsten des Interesses an dem hysterischen Charakter, wie ihn auch schon die Hysterieforschung beschrieben hatte. Gemeint ist das sprunghaft diskontinuierliche Auftauchen logisch einander ausschließender Emotionen, Wünsche, Phantasien und Pläne und der rasche Wechsel dieser psychischen Gebilde. Für Schnitzler wird die klinisch manifeste Hysterie nur eine extreme und literarisch weitgehend uninteressante Ausprägung des dissoziierten Bewußtseins sein. Latent ist es bei all jenen gegeben, die die Ausbildung der autonomen und selbstverantwortlichen Individualität, die das liberale Wertesystem als Zeichen der psychischen Gesundheit postuliert, nicht erreicht haben. Sie bilden die große Mehrheit. Der Zerfall der Persönlichkeit tritt in alltäglichen Lebenssituationen nicht hervor, da sich die „kernlosen" Subjekte durch den Vollzug sozial normierter Rollen stabilisieren und dadurch wenigstens ein Surrogat der personalen Kontinuität und Kohärenz erlangen. Seit *Sterben* variiert Schnitzlers Erzählkunst unermüdlich die Situation, daß die scheinbar gesicherten Lebensverhältnisse der Figuren durch ein schockhaftes Ereignis, das nicht in rollenkonformer Weise bewältigt werden kann, zerbrochen werden. Man denke etwa an den sexuellen Triebschub, dem die kleinbürgerlich sittsame Mutter und Witwe in *Frau Berta Garlan* ausgesetzt ist, oder an die plötzliche Notwendigkeit, in kurzer Zeit einen hohen Geldbetrag aufzubringen, der mit sozial akzeptierten Mitteln nicht zu beschaffen ist (*Spiel im Morgengrauen* oder *Fräulein Else*). Der Verlust sozial eingespielter psychischer Stabilisierungen provoziert die Dissoziation bis an die Grenze manifest pathologischer Zustände, die schmerzhafte Lebenskrise eröffnet aber auch die Chance zur Reifung der Persönlichkeit. Sie ist genutzt, wenn mit den tröstlichen Illusionen auch die Verkennung der lebensweltlichen Realität, besonders des wahren Zustandes der intimen Beziehungen (Elses Familiensituation!), überwunden ist, so daß der Situation entsprechende Reaktionen möglich werden. Grundpositionen des ärztlichen Ethos, die in den medizinischen Schriften anhand des „therapeutischen Skeptizismus" artikuliert werden, sind hier in verallgemeinerungsfähige moralische Normen transformiert. Die standesspezifischen Anforderungen werden zu einem Paradigma, innerhalb dessen die Konstitution des Selbst für alle Menschen verhandelt werden kann. Tendenziell gestaltet Schnitzler das Scheitern der Figuren, in seiner erzählten Welt gibt es aber auch den erfolgreichen Ausgang der Lebenskrise (etwa in *Der blinde Geronimo und sein Bruder*).

Unter wissenschaftlicher Perspektive ist Schnitzlers erzählte Psychologie keineswegs freudianisch, schon weil sie den Rückgang auf die infantilen Sexualphantasien nicht kennt und statt dessen die „pathologischen" Zustände aus aktualkonflikthaften Konstellationen entwickelt und dabei das Schwergewicht auf die defekten Interaktionen der Figur mit den Personen ihrer Umgebung legt. Sie erweist sich, wie Freuds Psychoanalyse auch, als originelle und eigenständige Weiterbildung der französischen Neurosenforschung, dürfte aber auch, wollte man sie zu einer Theorie des psychischen Geschehens systematisieren, eminente wissenschaftliche Schwierigkeiten aufwerfen. Eine solche Erörterung wäre freilich sinnlos, weil die „suggestive" Plausibilität des Kunstwerks nicht durch die Plausibilität der Theorie, sondern durch ästhetische Verfahrensweisen erzeugt wird. Schnitzler ist sich dabei der Differenz der beiden Diskurssysteme durchaus bewußt gewesen. Die Synthese von Literatur und Medizin ist nicht dadurch zu erreichen, daß korrekte Krankengeschichten konstruiert werden, die obendrein auch noch den Erkenntnissen eines neueren Forschungsstandes zu entsprechen haben. Immerhin aber ermöglicht das „literarische Probehandeln" eine Reflexion genuin wissenschaftlicher Intentionen, die sich jenseits begründeter und unbegründeter Zwänge des Forschungsdiskurses bewegt, ohne deshalb schon ins Willkürliche abzugleiten. Unter ästhetischen Aspekten unterbindet der Rekurs auf einen professionellen „medizinischen" Wissensstandard das unverbindlich illusionsgesättigte „Phantasieren", an dem Schnitzlers früheste Produktionen durchaus laborieren. Die Desillusion des literarischen Klischees durch die wissenschaftliche Einsicht in die wahre Natur des Menschen wird denn auch in den Texten selbst thematisch. Unter dem Druck von Lebensgier und Todesangst zerfällt die schöne Phantasie vom Liebestod, den die Kunst geträumt hat *(Sterben)*. Bertas Versuche, ihre Biographie auf die Vorgaben trivialer Romane von der großen Liebe zu stilisieren, kaschieren nur ihre kreatürliche sexuelle Bedürftigkeit *(Frau Berta Garlan)*. Schnitzlers endlich erreichte

Synthese von Literatur und Wissenschaft manifestiert sich auch darin, daß die Wissenschaftskritik immer auch die Kritik an einer nur noch unverbindlichen Literatur einschließt.[45]

Horst Thomé

Anmerkungen:

[1] „Als Hauptgrund meiner Verstimmung aber mußte ich außer einer frühen Blasiertheit, die ich mir übrigens nur einbildete, meinen Beruf ansehen, vielmehr die Überzeugung, daß zu der Ausübung dieses Berufes mir ebenso der redliche Wille als das wirkliche Talent fehlten" (Arthur Schnitzler, Jugend in Wien. Eine Autobiographie, hg. v. Therese Nickel/ Heinrich Schnitzler, Wien 1968, S. 294). Die Belegstellen lassen sich beliebig vermehren. Die Selbsteinschätzung ist streng, da Schnitzler das Studium fristgerecht und erfolgreich abgeschlossen hat, als Sekundararzt und Assistent tätig und daneben mit der Redaktion der *Rundschau* belastet war. Andererseits hat der Dreißigjährige weder wissenschaftliche Arbeiten vorzuweisen, die ihm den Einstieg in eine akademische Karriere eröffnet hätten, noch zeichnen sich Aussichten für eine florierende Privatpraxis ab. Im Vergleich mit Vater (Johann Schnitzler), Bruder (Julius Schnitzler) und Schwager (Markus Hajek) ist das ein dürftiges Ergebnis.

[2] „Und heute! – Ein Mediziner ohne Praxis! – Ein Poet mit mittelmäßigen Erfolgen! Ein junger Mann mit Liebelei ohne Liebe! – Und alles verläuft so in den Sand!" (Arthur Schnitzler, Tagebuch 1879–1892, hg. v. der Kommission für literarische Gebrauchsformen der Österreichischen Akademie der Wissenschaften, Wien 1987, Notat vom 2. 6. 1889).

[3] Vgl. Ralph Michael Werner, Impressionismus als literarhistorischer Begriff. Untersuchungen am Beispiel Arthur Schnitzlers, Frankfurt a. M./Bern 1981, bes. S. 62–197.

[4] Vgl. Heide Tarnowski-Seidel, Arthur Schnitzler: Flucht in die Finsternis. Eine produktionsästhetische Untersuchung, München 1983.

[5] Zu den sozialen Hintergründen vgl. die etwas pauschalen Ausführungen bei Hartmut Scheible, Arthur Schnitzler. Mit Selbstzeugnissen und Bilddokumenten (rowohlts monographien 235), Reinbek b. Hamburg 1985, bes. S. 7–33. Zum Niedergang des österreichischen Liberalismus und den möglichen „mentalitätsgeschichtlichen" Folgen vgl. allgemein auch Carl E. Schorske, Wien. Geist und Gesellschaft im Fin de siècle, deutsch v. Horst Günther, Frankfurt a. M. 1982.

[6] So im Hinblick auf die Hypnoseexperimente, Schnitzler, Jugend in Wien, a. a. O., S. 318–319.

[7] Dies die These bei Walter Müller-Seidel, Zwischen Darwinismus und Jens Peter Jacobsen. Zu den Anfängen Gottfried Benns, in: Fin de siècle. Zu Naturwissenschaft und Literatur der Jahrhundertwende im deutsch-skandinavischen Kontext (Kopenhagener Kolloquien zur deutschen Literatur 11), hg. v. Klaus Bohnen u. a., München 1984, S. 147–171.

⁸ Zur Geschichte der beiden Zeitschriften und zu Arthur Schnitzlers Stellung als Redakteur, die einer Verlegerranküne begegnen sollte, vgl. Schnitzler, Jugend in Wien, a. a. O., S. 267–269. Schnitzler hat die Aufgabe nur ungern übernommen: „Vom 1. Jänner an bin ich Redacteur – eine fade, dumme Geschichte, Ich Journalist! Hab keine Freude daran – Möchte so hinleben können. –" (Schnitzler, Tagebuch 1879–1892, a. a. O., Notat vom 24. 11. 1886).

⁹ Vgl. Michael Worbs, Nervenkunst. Literatur und Psychoanalyse im Wien der Jahrhundertwende, S. 355–356, wo der einschlägige Aufsatz Johann Schnitzlers nachgewiesen ist.

¹⁰ Vgl. Schnitzler, Jugend in Wien, a. a. O., S. 267–269.

¹¹ So bei Schorske, Wien, a. a. O., S. 3–21. Zu den Konsequenzen, die diese Rekonstruktionsversuche für Schnitzlers Stellung zwischen Literatur und Medizin haben, vgl. auch das einschlägig wichtige Kapitel bei Worbs, Nervenkunst, S. 179–258.

¹² Vgl. etwa: Reinhard Rürup, Emanzipation und Antisemitismus. Studien zur „Judenfrage" in der bürgerlichen Gesellschaft (Kritische Studien zur Geschichtswissenschaft 15), Göttingen 1975. Zu den spezifisch österreichischen Verhältnissen vgl. auch Schorske, Wien, a. a. O.

¹³ Vgl. Erna Lesky, Die Wiener medizinische Schule im 19. Jahrhundert, Graz/Köln 1965. Die Fakten sind dort genannt, werden aber durch die lokalpatriotische Tendenz des monumentalen Werkes etwas verdeckt. Illustrativ auch William W. Johnston, Österreichische Kultur- und Geistesgeschichte. Gesellschaft und Ideen im Donauraum 1848 bis 1938 (Forschungen zur Geschichte des Donauraumes 1), Wien u. a. 1974, S. 230–236.

¹⁴ Die Heroisierung des Arztes ist, man denke nur an Emile Zolas Le Docteur Pascal, zeittypisch. Vgl. auch Walter Müller-Seidel, Moderne Literatur und Medizin. Zum literarischen Werk Arthur Schnitzlers, in: Akten des Internationalen Symposiums „Arthur Schnitzler und seine Zeit" (Jahrbuch für Internationale Germanistik A/13), hg. v. Giuseppe Farese, Bern u. a. 1985, S. 60–92.

¹⁵ So der Tenor des Schnitzler-Bildes bei Hartmut Scheible, Arthur Schnitzler und die Aufklärung, München 1977.

¹⁶ Zur Medizin der Romantik vgl. Werner Leibbrand, Die spekulative Medizin der Romantik, Hamburg 1956. Zum wissenschaftlichen Paradigma der Wiener Medizin vgl. die detaillierten Darstellungen bei Lesky, Die Wiener medizinische Schule im 19. Jahrhundert, a. a. O.

¹⁷ Vgl. Forlans „histologische Arbeit" in Arthur Schnitzler, Roman-Fragment, hg. v. Reinhard Urbach, in: Literatur und Kritik 13, 1967, S. 135–183. Es handelt sich um den sogenannten Wurstel oder Theaterroman.

¹⁸ Vgl. Thomas S. Kuhn, Die Struktur wissenschaftlicher Revolutionen (stw 25), Frankfurt a. M. 1973.

¹⁹ Vgl. Lesky, Die Wiener medizinische Schule im 19. Jahrhundert, a. a. O., S. 310.

²⁰ Vgl. ebd., S. 138–139, und Johnston, Österreichische Kultur- und Geistesgeschichte, a. a. O., S. 232.

[21] Vgl. etwa Schnitzler, Tagebuch 1879–1892, a. a. O., Notat vom 19. 3. 1880.

[22] Vgl. allgemein Richard Hamann/Jost Hermand, Stilkunst um 1900 (Epochen deutscher Kultur von 1870 bis zur Gegenwart 4), München 1973.

[23] Zur Psychiatrie des 19. Jahrhunderts vgl. Werner Leibbrand/Annemarie Wettley, Der Wahnsinn. Geschichte der abendländischen Psychopathologie (Orbis Academicus II/12), Freiburg/München 1961, S. 509 ff., und Klaus Dörner, Bürger und Irre. Zur Sozialgeschichte und Wissenschaftssoziologie der Psychiatrie (FTB 6282), Frankfurt a. M. 1975.

[24] Die verschlungene Geschichte der Hysterie kann hier nicht dokumentiert werden. Zur Einführung vgl. Ilza Veith, Hysteria. The History of a Disease, Chicago/London 1965.

[25] Als allgemeinen Überblick vgl. Henry F. Ellenberger, Die Entdeckung des Unbewußten, deutsch v. G. Theusner-Stampa, 2 Bde., Bern u. a. 1973. Weitaus präziser, aber beschränkt auf die unmittelbaren Anreger Freuds: Frank J. Sulloway, Freud. Biologe der Seele. Jenseits der psychoanalytischen Legende, Köln-Lövenich 1982.

[26] Repräsentativ ist etwa R(ichard) v. Krafft-Ebing, Über gesunde und kranke Nerven, Tübingen (1985).

[27] Vgl. Sulloway, Freud, a. a. O., S. 52–114.

[28] So die Vermutung Theodor Meynerts, die ihrerseits eine lange Tradition hat (vgl. Sulloway, ebd., S. 79–81). Pikanterweise formuliert der Großordinarius und Verfechter der strikt somatischen Psychiatrie hier eine Interpretation des hypnotischen Zustands, die Freud schon wenig später bestätigen wird. Der rasche Verfall der modischen Hypnose (Pierre Janet hat sie als einziger prominenter Neurologe sein Leben lang angewendet) mag mit der Entstehung solcher fataler Abhängigkeitsverhältnisse zu tun haben.

[29] Zur Annäherung zwischen Medizin und Belletristik vgl. Worbs, Nervenkunst a. a. O.

[30] Vgl. die aus dem Nachlaß publizierten Notizen: Arthur Schnitzler, Über Psychoanalyse, in: Protokolle H. 2., 1976, S. 277–284. Zum Verhältnis Schnitzler-Freud vgl. auch die instruktive Darstellung bei Worbs, Nervenkunst, a. a. O.

[31] Zur Abhängigkeit Freuds vom Biologismus, auch in seiner harten materialistischen Fassung, und zur Widerlegung des Vorurteils von der „rein psychologischen" Theoriebildung in der Psychoanalyse vgl. Sulloway, Freud, a. a. O. Die unreflektiert metaphysische, von den Autoren aber als wissenschaftlich empfundene spekulative Ausweitung wissenschaftlicher Ergebnisse produziert gegen Ende des 19. Jahrhunderts eine ausgebreitete Weltanschauungsliteratur auf naturwissenschaftlicher Grundlage (typisch etwa Ernst Haeckel), an die Freud in manchen Zügen erinnert, der Schnitzler aber mit Vorbehalten begegnet. Dergleichen ist erst durch die neopositivistische Verschärfung der Rationalitätskriterien um den wissenschaftlichen Kredit gebracht worden.

[32] „Von der verwirrenden Vielfältigkeit der Einzelerscheinungen retten wir uns zu der trügerischen Gesetzmäßigkeit naturwissenschaftlicher Systeme; von der dämmerigen Unfaßbarkeit menschlicher Schicksale zur

57

schillernden Helle philosophischer Betrachtungen; von den erschüttern-
den Rätseln der Unendlichkeit zu den ragenden Symbolen der Gottheit,
in deren tiefen Schatten die Qual des Zweifels zur Demut des Glaubens
sich beruhigt: – und so sind wir stets auf der Flucht aus der chaotischen
Wahrheit, die wir weder zu fassen noch zu ertragen imstande gewesen
wären, in den trügerischen Trost einer willkürlich geordneten Welt" (Arthur Schnitzler, Aphorismen und Betrachtungen, hg. v. Robert O. Weiss,
Frankfurt a. M. 1967, S. 26).

[33] Vgl. Michael Imboden, Die surreale Komponente im erzählerischen
Werk Arthur Schnitzlers (Europäische Hochschulschriften 1/47), Frankfurt a. M. 1971.

[34] Zum Streit der Schulen von Paris und Nancy vgl. Ellenberger, Die Entdeckung des Unbewußten, a. a. O. Bd. 1, S. 137–161.

[35] Zu den einschlägigen Selbstdiagnosen auch noch in den späten Jahrgängen des *Tagebuchs* vgl. Tarnowski-Seidel, Arthur Schnitzler: Flucht in die
Finsternis. Nach *Der Geist im Wort und der Geist in der Tat* (Schnitzler,
Aphorismen und Betrachtungen, S. 135–166) ist der Charakter weitgehend angeboren.

[36] Sigm. Freud, Gesammelte Werke, London 1952 ff., Bd. I., S. 227.

[37] Vgl. Schnitzler, Jugend in Wien, a. a. O., S. 190.

[38] Vgl. Schnitzler, Tagebuch 1879–1892, a. a. O., Notat vom 8./9. 9. 1889.
Schnitzlers Versuche mit der Hypnose sind übrigens „experimenteller"
verlaufen, als die betont „seriöse" „Aphonie-Studie" vermuten läßt. Vor-
nehmlich hat er fiktive Situationen suggeriert, auf die die Medien durch
Agieren einer passenden Rolle reagiert haben (vgl. die Erinnerungen bei
Felix Salten, Über Schnitzlers hypnotische Versuche, in: Arthur Schnitzler. Aspekte und Akzente. Materialien zu Leben und Werk [Europäische
Hochschulschriften 1/754], hg. v. Hans Ulrich Lindken, Bern u. a. 1984,
S. 55). Dahinter steht wohl die Fasziniertheit von der Instabilität des Charakters, der Verwandlungsfähigkeit des Menschen und dem komödianti-
schen Rollenspiel an der Schwelle des Bewußtseins – Momente also, die
sich auch im späten literarischen Werk niederschlagen.

[39] Der literarische Diskurs unterliegt hier offenbar einer schwächeren Tabuisierung. In der Erzählung *Der Empfindsame* wird eine Sängerin dadurch von ihrer Aphonie geheilt, daß ihr der „vierundzwanzigste" Arzt
ganz offen einen Liebhaber verschreibt, den die Vorgänger nur diskret
angeraten haben.

[40] Zu den ethischen Grundsätzen Schnitzlers vgl. Rainer Noltenius, Hof-
mannsthal – Schröder – Schnitzler. Möglichkeiten und Grenzen des modernen Aphorismus (Germanistische Abhandlungen 50), Stuttgart 1969.

[41] Zum gegensätzlichen Ärztepaar vgl. auch Müller-Seidel. Moderne Literatur und Medizin. Zum literarischen Werk Arthur Schnitzler, a. a. O.

[42] Bezeichnend ist die Chrobak-Anekdote, die Freud erzählt. Der Gynäkologe führt „sinnlose Angstanfälle" seiner Patientin darauf zurück, daß sie
nach achtzehnjähriger Ehe immer noch „virgo intacta" ist, deckt dieses
„häusliche Mißgeschick" aber diskret schweigend mit seiner ärztlichen
Autorität ab (vgl. Freud, Gesammelte Werke Bd. X., S. 52).

[43] Vgl. Michaela L. Perlmann, Der Traum in der literarischen Moderne.

Untersuchungen zum Werk Arthur Schnitzlers (Münchner Germanistische Beiträge 37), München 1987, S. 76–88. *Die Frage an das Schicksal* ist immerhin schon 1889 geschrieben (vgl. Schnitzler, Tagebuch 1879–1892, a. a. O., Notat vom 8./9. 9. 1889).

[44] Näheres bei Horst Thomé, Kernlosigkeit und Pose. Zur Rekonstruktion von Schnitzlers Psychologie, in: Fin de siècle. Zu Naturwissenschaft und Literatur der Jahrhundertwende im deutsch-skandinavischen Kontext (Kopenhagener Kolloquien zur deutschen Literatur 11), hg. v. Klaus Bohnen u. a., München 1984, S. 62–87.

[45] So auch Müller-Seidel, Moderne Literatur und Medizin. Zum literarischen Werk Arthur Schnitzlers, a. a. O.

Medizinische Schriften

I

Wiener Medizinische Presse 20. 1879

[Sp. 1219–1221]

Von Amsterdam nach Ymuiden

(Von einem zweiten Berichterstatter.)*

Zu Ehren des internationalen medizinischen Kongresses war für den 10. Sept. ein Ausflug nach Ymuiden projektiert. Das Wetter schien dem Unternehmen anfangs nicht günstig zu sein. Am Morgen verdüsterten dichte graue Wolken den Horizont; ab und zu stürzten mächtige Regenschauer zur Erde herab. So kam es, daß um 9 Uhr, zur Zeit, als die beiden Schiffe zum ersten Male den Landungsplatz verließen, noch ein großer Teil der Festgäste vermißt wurde und die Dammarbeiten, welche die Amsterdamer Kommune den Mitgliedern des Kongresses zur Besichtigung bot, nur von wenigen in Augenschein genommen wurden. Und doch verdienen diese Dammarbeiten im Verein mit dem großartigen Kanalisierungssystem nicht weniger die Beachtung des Arztes, als die des Ingenieurs. Bekanntlich ist Amsterdam von zahlreichen Kanälen durchzogen und durchschnitten, welche die Stadt in 90 Inseln teilen, die durch etwa 300 Brücken miteinander in Verbindung stehen. Um den schädlichen Ausdünstun-

---

* (Anm. d. Hg.) Der Beitrag ist Schnitzlers erste Publikation überhaupt. Sein Vater nahm ihn nach bestandener Matura zu einem medizinischen Kongreß nach Amsterdam mit, um ihn auf die ärztliche Karriere einzustimmen und regte ihn an, für die „Wiener Medizinische Presse" ein Stimmungsbild über die Reise zu liefern. Der Autor des Artikels konnte nicht genannt werden, da die Mitarbeit eines Gymnasiasten in einer Fachzeitschrift wenig schicklich gewesen wäre. Vgl. auch: Arthur Schnitzler, Jugend in Wien. Eine Autobiographie, hg. v. Therese Nickel/Heinrich Schnitzler, Wien, u. a. 1968, S. 94.

gen des stehenden Kanalwassers in der Stadt selbst möglichst zu begegnen, wird mittelst Dampfkraft beständig frisches Wasser aus der Zuidersee ausgepumpt und durch einen Kanal in die städtischen Kanäle geleitet. Nachdem die großartigen Maschinerien, die dies besorgen, besichtigt waren, kehrten die Schiffe wieder an den Landungsplatz zurück, um die Zurückgebliebenen aufzunehmen und die Fahrt in die Nordsee mitzumachen.

Heftiger war indes der Wind geworden, die Wolken dichter, die Regenschauer häufiger. Ab und zu glänzte ein kleines Stückchen blauer Himmel hinter dem trüben Gewölk hervor, um gleich wieder zu verschwinden. Feuchte Nebel lagen über den bewegten Wellen, in der Ferne verschwamm alles zu undurchsichtigem Grau.

Man ging in die Kajüte hinab und freute sich unten der wohltätigen Wärme sowie des vortrefflichen Frühstücks, für welches das Festkomitee in liebenswürdiger Weise Sorge getragen hatte. Die hervorragenden Mitglieder des Kongresses waren hier in einem engen Raum beisammen, und man konnte sie so recht nach Herzenslust beobachten und studieren, namentlich wenn man, wie ich, einen Führer zur Seite hatte, der einem die anwesenden „Größen" nicht nur zeigen, sondern immer auch einige Daten über deren Stellung und Bedeutung in der Wissenschaft geben konnte. Ich will nun versuchen, einige derselben auch den Lesern der „Mediz. Presse" vorzuführen, in ähnlicher Weise wie sie mir von meinem Führer vorgestellt wurden.

Der erste Platz gebührt selbstverständlich dem geistvollen und liebenswürdigen Präsidenten des 6. internationalen mediz. Kongresses, dem berühmten Physiologen Prof. *Donders.* Eine hohe männliche Gestalt; das Haupt von langen braunen Haaren bedeckt und das Gesicht von einem schönen grauen Vollbarte umrahmt; die Augen dunkel und ausdrucksvoll. Neben ihm der vielgefeierte englische Chirurg *Lister.* Ich konnte den Blick kaum wegwenden von dem interessanten Antlitze mit dem eigentümlichen Lächeln, das stets auf den Lippen schwebt und das dem Gesichte einen edlen, schwärmerischen Ausdruck verleiht. Der dritte im Bunde der Größen des Kongresses ist *Virchow*. Ein grauer Vollbart umrahmt das noch immer jugendliche Gesicht, und lebhafte blaue Augen gukken durch die Brillen in die Welt hinaus. *Virchow* unterscheidet sich, wie mein Führer bemerkte, von vielen deutschen Gelehrten dadurch vorteilhaft, daß er bei allem Interesse für seine Spezialwissenschaft das Interesse für die allgemeinen Fragen nicht verloren hat.

Nicht weit von diesem internationalen Triumvirat der medizinischen Wissenschaft standen die Vollblutfranzosen *Bouchut* und *Verneuil,* neben ihnen sah man die stämmige Gestalt des Amerikaners *Sayre* und den kleinen, aber geistig hochstehenden Ernst *Hart,* den Präsidenten der Medical Association.

Wer sind die Männer, die dort in einer Gruppe beisammenstehen und lebhaft diskutieren? Die etwas gedrungene Gestalt mit dem schwarzen Vollbart ist der berühmte Chirurg *Hueter,* der zarte Blondin neben ihm ist der bekannte Nervenpathologe *Eulenburg,* beide die Zierden der Universität Greifswald. Mit ihnen spricht eben *Becker,* Professor der Augenheilkunde in Heidelberg, ein Jünger der Wiener Schule. Nun gesellen sich zu ihnen noch der bekannte Laryngoskopiker *Voltolini* aus Breslau und sein früherer Landsmann *Ebstein,* jetzt Professor der medizinischen Klinik in Göttingen. – Dort der immer jugendliche und lebhafte *Warlomont;* da sein älterer Kollege *Crocq* aus Brüssel; da *Semmola* durch seine literarische, dort *Palasciano* durch seine politische Tätigkeit bekannt. – Doch wer nennt die berühmten Namen alle, von den weniger berühmten nicht zu sprechen, welche sich auf dem so kleinen engen Raume einer Schiffskajüte zusammenfanden.

Auf meine Frage, wo denn unsere Wiener medizinischen Zelebritäten wären, bemerkte mein Führer, daß

Billroth wohl seine Hieherkunft in Aussicht gestellt, ja sogar einen Vortrag angekündigt hätte; zum allgemeinen Bedauern aber durch anderweitige Berufspflichten verhindert wurde, sein Versprechen zu halten. Die anderen Wiener Professoren aber haben mit wenigen Ausnahmen für derartige Wanderversammlungen nur ein geringes Interesse und halten sich daher von diesen prinzipiell fern. Doch mit Unrecht; wenn auch durch „Kongresse" die Wissenschaft selbst nicht wesentlich gefördert wird, so findet man doch immer durch den persönlichen Kontakt mit so vielen bedeutenden Männern neue geistige Anregung.

Indes waren wir in Ymuiden, einer kleinen blühenden Ortschaft, angelangt, die, dank dem holländischen Fleiße, innerhalb des Zeitraums von drei Jahren aus dem Erdboden förmlich emporgewachsen.

Es regnete nicht mehr; ein kühler Seewind wehte vom Meere zu den Dünen herüber, und mild glänzte die Sonne zur Erde herab.

Die Passagiere beider Kanalschiffe vereinigten sich nun auf einem größeren Seeschiffe, das uns ins Meer hinausführen sollte. Stärker und stärker gingen die Wellen, sobald wir den Kanal verlassen hatten; in der Ferne stürzten die Wogen hoch über die Dämme herüber, und man vernahm ihr Schäumen und Brausen.

Wir sahen das Meer.

Weit, unabsehbar dehnten sich die Fluten hin; auf und nieder über Wellenberge und Wellentäler schwankte das Schiff. Unruhig zog der Wind übers Meer; kräftig und kühl umwehte uns die Seeluft. Die letzten Wolken waren verschwunden; blau glänzte der Himmel über die See, und in die schimmernden Wogen strahlte der helle Sonnenschein. Es war ein herrlicher Anblick; die ganze wundersame Poesie des Meeres ruhte über dem prächtigen Bilde.

Bald kehrten wir zurück. Während der Fahrt durch

den Kanal bot sich unseren Blicken eine echt holländische Landschaft dar. An den Ufern schießt Schilf empor, größere und kleinere Kanäle durchziehen das Land weit und breit, das sich hindehnt in ewigem Einerlei mit seinen unzähligen Windmühlen. Erst in der Nähe des Hafens gewinnt die Fahrt neues Interesse. Da durchschneiden Boote raschen Laufes die Flut; dort ragen stolz die Masten ruhender Schiffe in die Lüfte. Es bietet sich ein Anblick voll Leben und Bewegung. Und nun liegt Amsterdam vor uns, die auf Pfählen erbaute Stadt, in altertümlich seltsamem Gewande. Die unzähligen Kanäle, die Amsterdam allerorten durchkreuzen und zu neunzig Inseln zerreißen, die engen Gebäude, deren Grundsteine die vorbeifließende Welle bespült, all das, was uns so düster erschien in der dämmerig trüben Beleuchtung des Morgens, nun nimmt es sich heiter und freundlich aus. Keinem, der an dem Ausflug zur Nordsee teilgenommen hat, wird derselbe je aus der Erinnerung schwinden; er hat uns gezeigt, daß auch der Holländer über eine Natur von eigenartiger Schönheit gebietet – und im wahrsten Sinne des Wortes *gebietet;* denn rings durchs Land ergießen sich künstlich geleitete Wasserstraßen, und aus dem Meere erheben sich seine Städte.

II

Wiener Medizinische Presse 27. 1886

Handbuch der speziellen Pathologie und Therapie für prakti-sche Ärzte und Studierende von Dr. *Hermann Eichhorst,* Zürich. Zweite umgearbeitete und vermehrte Auflage. (Verlag Urban & Schwarzenberg, Wien und Leipzig 1885.) [Sp. 153–154].

Ein Wagnis nannten wir die Herausgabe eines neuen Handbuches der speziellen Pathologie und Therapie, als wir eines Tages den ersten Band der ersten Auflage des *Eichhorst*schen Werkes auf unserem Schreibtische fanden. Daß das Wagnis ein gelungenes war, mußte man freilich schon nach dem Durchlesen jenes ersten Bandes, in welchem insbesondere die Herzkrankheiten geradezu klassisch behandelt waren, zugeben; aber auf den außerordentlichen Erfolg, den das neue Handbuch tatsächlich errang – auf einen solchen Erfolg konnte man kaum rechnen.

Die außerordentliche Beliebtheit eines *„Niemeyer"* (– *Kunze,* trefflich als kurzgefaßtes Lehrbuch, kann man kaum mehr mit *Eichhorst* vergleichen –) mußte immerhin Bedenken an einer so bedeutenden Akklamation aufkommen lassen, wie sie nunmehr dem *„Eichhorst"* in vollem Maße und nach vollem Verdienste zuteil geworden ist.

Der *„Eichhorst"* – wie so viele populär gewordene Werke, hört man auch dieses einfach mit dem Namen seines Autors nennen – fehlt heute kaum mehr in einer medizinischen Bibliothek, die halbwegs auf Vollständigkeit Anspruch macht; und daß bald die Mehrzahl der Ärzte überhaupt das Handbuch von *Eichhorst* sein Eigen nennen wird, zeigt sich an der enormen Nachfrage, mathematisch ausgedrückt, an der Raschheit, mit der sich die Auflagen folgen.

Wohl äußern sich manche, namentlich Kandidaten der

Medizin, daß sie *Niemeyer* lieber studieren, weil er „leichter" ist; aber, so hört man von anderer Seite häufig hinzusetzen, „im *Eichhorst* steht mehr", und deshalb müsse man doch neben *Niemeyer* auch den *Eichhorst* studieren. Wir unsererseits finden, daß die Schreibweise in dem *Eichhorst*schen Werke kaum hinter der glänzenden Form zurücksteht, in welcher uns das Handbuch von *Niemeyer-Seitz* unsere Wissenschaft so klar und faßlich darlegt; dann aber empfiehlt sich das Buch von *Eichhorst (insbesondere zum Studium)* deshalb besser, weil es mehr System in die Sache bringt und sich nirgends in lange theoretische Auseinandersetzungen und weitschweifige Hypothesen einläßt. Noch wäre als besonderer Vorzug des *Eichhorst*schen Werkes die genaue Literaturangabe bei allen wichtigeren Kapiteln anzuführen, so daß es dem Leser, den irgendeine Frage zu eingehender Beschäftigung anregt, leicht wird, überall die Quellen für weiteres Forschen zu finden.

Wir haben bereits mehr als einmal auf das Werk hingewiesen, dessen zweite Auflage nun in vier Bände eingeteilt (die erste Auflage brachte zwei etwas zu voluminöse) uns vorliegt und können uns daher heute ersparen, einzelne Kapitel speziell hervorzuheben. Man lese selbst – keiner wird es ohne Nutzen tun – und urteile danach. Uns will es bedünken, daß der Autor die Abschnitte über Herzkrankheiten und in erster Linie die über Erkrankung der Nieren und des Nervensystems mit der größten Liebe behandelt hat. Doch sind auch die andern Kapitel ebenso gründlich behandelt. Überall sind die Ergebnisse der neuesten Forschungen auf dem betreffenden Gebiete, insbesondere in ihren Beziehungen auf das Interesse des praktischen Arztes, verwertet.

Als besonders gelungen möchten wir schließlich den *therapeutischen Teil* bezeichnen, in welchem die *Erfordernisse des praktischen Arztes reichste Befriedigung finden.*

Die Holzschnitte sind tadellos, die Ausstattung ist musterhaft.

Grundriß der medizinischen Elektrizitätslehre für Ärzte und Studierende von Dr. *Konrad Rieger,* Privatdozent an der Universität Würzburg. Mit 24 Figuren in Chromolithographie. (Verlag Gustav Koch, Jena 1886.) [Sp. 652].

Die Anforderungen, welche billigerweise an ein Elementarbuch zu stellen der Leser berechtigt ist, sind in dem vorliegenden Buche aufs beste erfüllt; um so mehr als sich der Verfasser mit größter Strenge in seinem eng abgesteckten Rahmen hält. In dem Vorwort weist er bereits darauf hin, daß alles speziell Pathologische sowie alles für den praktischen Arzt nicht unbedingt notwendig Physikalische ausgeschieden sei. Begreiflich, daß auf diese Art eine Begrenzung des Themas eintritt, über welche der Studierende oft gerne hinausmöchte; insbesondere da die Ansichten darüber, was für den Arzt an Physikalischem unbedingt notwendig ist und was nicht, immerhin geteilt sein mögen. In dieser selben Begrenzung des Stoffes liegt es auch begründet, daß das Kapital über Elektrotherapie im ganzen den Raum einer einzigen Seite einnimmt und sich mit einigen allgemeinen Bemerkungen begnügt. Häufig genug also wird der Wissensdurstige das Bedürfnis empfinden, sich über einzelnes nur Angedeutete in Spezialwerken zu orientieren; sich aber zu gleicher Zeit eingestehen müssen, daß er in dem vorliegenden 62 Seiten umfassenden Büchlein alles gefunden hat, was ein *Grundriß der medizinischen Elektrizitätslehre* zu bringen verpflichtet ist, und dies in einer sehr verständlichen, dabei konzisen Form. 24 Figuren in Chromolithographie kommen der Klarheit des Textes in gelungenster Weise zustatten. Als Repetitorium wird das kleine Werk sicher gute Dienste leisten.

Taschenbuch der medizinisch und klinischen Diagnostik von Dr. *Otto Seifert,* Privatdozent in Würzburg, und Dr. *Fr. Müller,* Assistent der II. medizinischen Klinik in Berlin. Zweite Auflage. Mit 41 Abbildungen. (Verlag Bergmann, Wiesbaden 1886.) [Sp. 1020–1021].

Ein kleines Büchlein, das man gemütlich in die Rocktasche stecken kann und das die Quintessenz der medizinisch-klinischen Diagnostik enthält! Fürwahr – ein solches Opus ist entschieden dazu angetan, das Ideal eines zum Rigorosum rekapitulierenden Studenten zu werden. Freilich, eines rekapitulierenden; denn wenn einer vielleicht mit der Absicht an die Lektüre des vorliegenden Taschenbuches geht, daraus etwas Neues zu lernen, so wird er dasselbe enttäuscht aus der Hand legen; um so erfreulicher aber wird auf den bereits klinisch Gebildeten die Klarheit, die Übersichtlichkeit des Stoffes wirken, und die Kürze, die Präzision des Werkleins wird ihm, der eben nur Erinnerungen, Andeutungen braucht, höchstens willkommen und lobenswert dünken. Mit diesen Worten haben wir bereits der Überzeugung Ausdruck gegeben, daß das *Seifert-Müller*sche Taschenbuch seiner Intention als solches vollkommen entspricht, ja wir glauben es vorhersagen zu können und wünschen es zugleich, daß der zweiten Auflage, die bald nach Erscheinen der ersten herauskam, in Kürze eine weitere Reihe von Ausgaben folgen.

Das Wesen des kleinen Werkes näher zu kennzeichnen, sei hier eine kleine Bemerkung aus dem Vorwort zitiert, deren Sinn von dem Inhalt des Buches nicht Lügen gestraft wird. Das Buch, so heißt es an besagter Stelle, „soll dem Bedürfnis entsprechen, eine kurzgedrängte Darstellung der Untersuchungsmethoden sowie eine Sammlung derjenigen Daten und Zahlen zur Hand zu haben, deren Kenntnis dem Untersuchenden am Krankenbette stets gegenwärtig sein soll".

Wenn es uns, sosehr wir uns auch in die engen Grenzen eines „Taschenbuches" zu finden bestrebt waren, dennoch verstattet ist, auf einen Punkt aufmerksam zu machen, in welchem uns selbst in jenen engen Grenzen eine etwas größere Breite rätlich erscheinen möchte, so ist das der Abschnitt über Herz, vielleicht auch der über Perkussion und Auskultation.

Wir wollen schließlich nicht unterlassen, die zwölf Abschnitte des Büchleins mit ihren Titeln hieher zu setzen: 1. Blut, 2. Körpertemperatur, 3. Respirationsorgane, 4. Sputum, 5. Laryngoskopie, 6. Zirkulationsapparat, 7. Puls, 8. Verdauung und Unterleibsorgane, 9. Harn, 10. Punktionsflüssigkeiten, 11. Parasiten und Mikroorganismen, 12. Nervensystem.

Die 41 Abbildungen, mit denen das Büchlein ausgestattet ist, kommen insbesondere der graphischen Darstellung von Temperatur- und Pulskurven sowie der bildlichen Darstellung der Parasiten zugute.

Als Anhang finden wir noch eine Analyse der pathologischen Konkremente, die Maximaldosen der Arzneimittel und eine Körpergewichtstabelle.

Wenn das Buch die Verbreitung erhält, die es seinem, sozusagen pädagogischen Werte nach verdient, so wird gewiß auch die äußerst ansprechende Ausstattung viel dazu beitragen. – Auch daß Professor *Gerhardt* die Abfassung des kleinen Werkes inspiriert hat, ist gewiß keine schlechte Empfehlung für das niedliche Taschenbuch.

Dr. A.

Anatomische, pathologische und klinische Studien über Hyperplasie der Rachentonsille sowie chirurgische Behandlung der Hyperplasie zur Verhütung von Erkrankungen des Gehörorgans von Dr. *F. Trautmann,* Oberstabsarzt erster Klasse, Dozent der Ohrenheilkunde an der Universität Berlin. (Verlag August Hirschwald, Berlin 1886.) [Sp. 1341].

Der Inhalt des vorliegenden Werkes behandelt, wie der Titel besagt, die Hyperplasie der Rachentonsille, insbesondere in ihrer Beziehung zu den pathologischen Veränderungen des Gehörorgans, zu welchen jene häufig Veranlassung gibt.

Diese Beziehungen durch eine auf 150 Fälle gestützte Kasuistik, weiters durch eine Anzahl von Sektionsbefunden klarzustellen, gelingt dem Verfasser aufs beste, und wir wissen es ihm Dank, daß eine sehr eingehende Anatomie und Histologie der normalen Rachentonsille und des Nasenrachenraumes dem Verständnis des Lesers wesentlich zu Hilfe kommt. Ebenso ist die *Therapie* auf das eingehendste behandelt; wir finden die verschiedenen gebräuchlichen Instrumente angegeben, beschrieben, abgebildet, wobei der scharfe Löffel, besonders der von *Trautmann* gebrauchte scharfe Löffel, in gewiß begreiflicher Vaterliebe sich einer besonders minutiösen Würdigung erfreut. Die Operationsmethode wird klar und anschaulich, mit Berücksichtigung aller Zufälle und der Nachbehandlung, dargestellt. Auch die statistische Übersichtstabelle verdient alle Anerkennung. Ausgezeichnet sind die dem Werke beigegebenen Lithographien, und sowohl die anatomischen wie die histologischen Bilder sind in Rücksicht auf die vollendete Anschaulichkeit und die bis ins Detail korrekte, ja künstlerisch befriedigende Ausführung des höchsten Lobes wert. Auch Photographien führt das Buch mit sich, die einer eventuellen stereoskopischen Verwendung angepaßt sind.

Der Verleger hat mit der Herstellung des *Trautmann*-schen Buches eine Meisterleistung geliefert, denn der vorliegende stattliche Band stellt eines jener seltenen medizinischen Prachtwerke dar, welche dem Verleger ebenso zur Ehre gereichen wie dem Autor; denn bei dem Preise, welchen die großartige Ausstattung des Buches notwendig erfordert, ist es klar, daß die Masse der Ärzte als Käufer hier nicht in Betracht kommt, und wir haben somit eine jener Erscheinungen auf dem deutschen Büchermarkte vor uns, welche weniger ein Geschäft als eine wissenschaftliche Tat bedeuten. Wir wollen durch diese Bemerkungen den Wert des *Trautmann*schen Werkes weder zu hoch noch zu niedrig stellen und gleich bemerken, daß das Thema an sich vorzugsweise geeignet ist, sich an das Interesse der Spezialisten zu wenden, wenngleich wir überzeugt sind, daß auch mancher praktische Arzt sich gern in eine Bibliothek bemühen wird, um sich dort das Buch geben zu lassen und sich aus dem trefflichen Text, aus den geradezu glänzenden Illustrationen über ein Gebiet zu unterrichten, das ja so vielfach mit seinen Grenzen diejenigen der täglichen Praxis tangiert.

K. k. Gesellschaft der Ärzte in Wien*

(Sitzung vom 15. Oktober 1886)
Vorsitzender: Hofr. v. *Bamberger.* Schriftführer: Doz. Dr. *Bergmeister*

(Orig.-Bericht der „Wiener Mediz. Presse".)

[Sp. 1407–1410]

Der Vorsitzende begrüßt die Mitglieder bei der Wiederaufnahme der gemeinsamen Tätigkeit. Leider – fügt er hinzu – mischt sich in das freudige Gefühl des Wiedersehens ein bitterer Wermutstropfen durch das schwere Leiden, von dem unser Ehrenpräsident, Herr Hofrat v. *Arlt,* seit einiger Zeit heimgesucht ist und das er mit wahrer philosophischer Ruhe und Ergebung trägt. Wiewohl Hofrat v. *Arlt* von unser aller warmen Liebe und Verehrung überzeugt ist, so bitte ich Sie doch, mir zu gestatten, ihm im Namen der Gesellschaft die Teilnahme an seinem Leiden und den lebhaften Wunsch um baldige Besserung auszudrücken. (Beifall).

* Anm. d. Hg.: Nach Michael Worbs. Literatur und Psychoanalyse im Wien der Jahrhundertwende, Frankfurt a. M. 1983, S. 352, ist für diesen Bericht die Autorschaft Schnitzlers nicht gesichert.

Der Vorsitzende berichtet ferner über das Ableben eines der verdientesten Mitglieder, Dr. *Theodor Jurié*.

Nachdem er in kurzen Worten die Verdienste des Verstorbenen um die sozialen Verhältnisse der Ärzte schildert, fordert er die Versammlung auf, das Andenken *Juriés* durch Erheben von den Sitzen zu ehren. (Geschieht).

Dr. Grossmann: Über Lupus des Kehlkopfes, des harten und weichen Gaumens

Dr. *Grossmann* stellt einen 11jährigen, mit Lupus des Kehlkopfes, des harten und weichen Gaumens behafteten Knaben vor. Die Krankheit besteht seit sieben Jahren. Zu jener Zeit bekam der junge Patient, der in einer feuchten Wohnung wohnte, Drüsenanschwellung in der linken Submaxillargegend, die Drüsen gingen nach Anwendung von Pflaster und Kataplasma von selbst auf, und nach wenigen Wochen entwickelte sich der lupöse Prozeß, nach sechs Monaten wurde Pat. heiser und bekam einen bellenden Husten. Seither verfolgt Dr. *Grossmann* die Entwicklung des lupösen Prozesses. Man sieht heute noch lebhafte Granulationen, ungeachtetdessen ist die Atmung des Pat. nicht erschwert. In den Narben entstehen, wie *Chiari* und *Riehl* angegeben haben, immer neue Eruptionen, und die Schleimhaut bietet das Aussehen einer trachomatösen Conjunctiva.

Dozent Dr. Freud: Über männliche Hysterie

In dem heutigen Vortrage beabsichtigt der Vortragende einen geringen Teil der Ansichten *Charcots* über Hysterie mitzuteilen, die er während seines Aufenthaltes auf dessen Klinik zu hören Gelegenheit hatte.

Im allgemeinen verbinden die Ärzte mit dem Namen Hysterie keinen festen, wissenschaftlich determinierten Begriff, das Wort Hysterie wird ganz farblos, gleichbedeutend mit „nervös" gebraucht. Man gründet die Diagnose Hysterie zumeist auf Alter, Geschlecht, auf den Verlauf der Krankheit, die Wandelbarkeit der Symptome, vor allem aber auf ein negatives Verhältnis, auf die Unmöglichkeit, das Symptomenbild in ein anderes Krankheitsindividuum zu subsumieren. Es existiert ferner allgemein die Meinung, daß die Hysterie bloß eine Erkrankung des weiblichen Geschlechtes sei.

Das große Verdienst *Charcots* besteht nun zunächst darin, daß er einen Typus der Erkrankung aufgestellt hat, die „grande hystérie", die durch eine Reihe positiver Merkmale gekennzeichnet ist, von denen manche geradezu pathognomonisch sind. Diese Symptome sind:

1. Das Vorhandensein von eigentümlichen Anfällen, die durch eine Aura eingeleitet werden und deren erste Phase sich durch epileptoide Zuckungen manifestiert, auf diese folgen die sogenannten „grands mouvements", der Kranke macht große Bewegungen, die sich immer wiederholen, z. B. Bewegungen in der sagittalen Ebene des Körpers, Grußbewegungen. Darauf folgt die Periode der leidenschaftlichen Gebärdung und schließlich die des Deliriums.

Als zweite Eigentümlichkeit der grande hystérie bezeichnet *Charcot* Sensibilitätsstörungen, die zumeist den Typus der cerebralen Hemianästhesie einhalten, die aber auch einen anderen Typus aufweisen können.

3. Eigentümliche Störungen an den Augen, z. B. Amblyopien mit konzentrischer Einschränkung des Gesichtsfeldes, Störungen des Farbensinnes.

4. Motorische Störungen, Lähmungen, Kontrakturen.

5. Das Vorhandensein von besonders ausgezeichneten Punkten, der sogenannten hysterogenen Plaques, sehr schmerzhafter Stellen, deren Druck einen Anfall hervorzurufen oder auch, wenn derselbe bereits eingeleitet ist, ihn zu coupieren vermag.

Man kann nicht erwarten, alle diese Merkmale in jedem Falle vorzufinden, sondern man muß sich begnügen, durch Annäherung an diesen Typus in einigen Punkten die Diagnose stellen zu können.

Der Vortragende bemerkt hierauf, daß der Ausdruck Hystero-Epilepsie aus einer Zeit stammt, wo *Charcot* das Schema des hysterischen Anfalles noch nicht gefunden hatte. Es kommen nämlich in der Salpêtrière Frauen vor, die einmal einen epileptischen Anfall, ein anderes Mal einen hysterischen Anfall haben. Diese Fälle wurden später als hysterische erkannt.

Ein zweites Verdienst *Charcots* besteht darin, gezeigt zu haben, daß es auch hier eine Ordnung gäbe, und daß nicht alle Hysterischen als Simulanten zu betrachten sind.

Ferner hat *Charcot* das Verdienst, den Zusammenhang der Neurose mit den Eigentümlichkeiten des Geschlechtes widerlegt zu haben, was ihm durch das Studium der männlichen Hysterie, zumal der in Folge von traumatischen Veranlassungen entstandenen, gelang. Die männliche Hysterie wurde immer als Ausnahme, als Kuriosum, betrachtet. Nach *Charcot* ist die männliche Hysterie durchaus keine Seltenheit, maßgebend sind hier nur Alter und Heredität insoferne, als die Krankheit im jugendlichen Alter häufiger ist und als die Anlage von der Mutter auf den Sohn übertragen werden kann.

Symptomatisch unterscheidet sich die männliche Hysterie von der weiblichen überhaupt nicht, ja man findet gerade bei Männern den ausgesprochenen Typus der „grande hystérie".

Selbst die dem Ovarium entsprechenden Stellen finden sich beim Manne als hysterogene Plaques.

Es hat sich bei den Untersuchungen *Charcots* herausgestellt, daß bei Männern, ob sie veranlagt sind oder nicht, durch unbedeutende Traumen, wahrscheinlich infolge des psychischen Schocks Hysterie hervorgerufen wird. So betraf der erste von *Charcot* beobachtete Fall einen 17jährigen beanlagten Mann, der zehn Monate vor seiner Aufnahme in die Klinik einen Sturz erlitten hatte, nach dem er etwas bewußtlos wurde. Die Verletzung bestand bloß in einer Kontusion des linken Armes, drei Tage später trat leichte Parese und Unempfindlichkeit des Armes ein, nach 22 Tagen war der Arm vollständig gelähmt und anästhetisch. Die Diagnose war um so schwieriger, als der Kranke einen Herzfehler hatte. *Charcot* schloß den Zusammenhang der Lähmung mit der vorhandenen Herzerkrankung aus und nahm Hysterie an. Es zeigte sich nun tatsächlich bei einer näheren Untersuchung, daß eine Hemianästhesie und Analgesie der linken Seite, Einschränkung des Gesichtsfeldes, Störung des Farbensinnes und hysterogene Plaques vorhanden waren. Nach dem dritten Anfalle gewann der Arm die Beweglichkeit, die Anästhesie widerstand dagegen jeder Behandlung.

Schließlich macht der Vortragende darauf aufmerksam, daß die Ansicht *Charcots* über die Hysterie der Männer auch nach der praktischen Seite hin von Bedeutung ist. Die nach Eisenbahnunfällen auftretenden Erscheinungen, die unter dem Namen railway spine und railway brain beschrieben wurden, betrachtet *Charcot* als Hysterie. Diese Ansicht wird aber von den deutschen Autoren bestritten.

Prof. *Rosenthal:* Es ist bekannt, daß die Hysterie beim Manne vorkommt, und zwar ungefähr 20mal seltener als beim Weibe. *Rosenthal* traf bereits in den sechziger Jahren zwei Fälle von Hysterie bei einem Knaben, der von seinem Hofmeister gezüchtigt wurde, und bei einem 18–19jährigen beanlagten Manne. Ähnliche Befunde findet man in der Literatur, und es ist seit lange bekannt, daß der psychische Schock, der bei einem noch so geringen Trauma entstehen kann, zu Hysterie Veranlassung geben kann. In einem großen Teil dieser Fälle geht die Erregung von den kortikalen Zentren aus.

Hofrat *Meynert* hat seit zehn Jahren psychische Veränderungen im Gefolge von Trauma beobachtet. Was die von Dr. *Freud* besprochenen Symptome der Hysterie anlangt, so möchte Prof. *Meynert* ihm das Material seiner Klinik zur Verfügung stellen, damit er ihm alle diese Dinge demonstriere. Die Meinung *Rosenthals*, daß die Erregung von den kortikalen Zentren ausgehe, kann er nicht bestätigen.

Hofrat v. *Bamberger:* Trotz der großen Verehrung für *Charcot* und des hohen Interesses für den Gegenstand konnte ich dennoch in dem Vortrage des Dr. *Freud* nichts Neues finden, denn all das Gesagte ist bereits längst bekannt. Was die Einteilung in große und kleine Hysterie anbetrifft, glaube ich, daß diese Einteilung nicht ganz stichhältig ist; es gibt sehr schwere Fälle von Hysterie, bei denen gar kein Anfall vorkommt. Wie will man z. B. den Fall eines Mädchens betrachten, das zwei Jahre an Lähmungen der unteren Extremitäten leidet, hochgradige Kontrakturen, Blasenlähmungen etc. zeigt ohne jeden hysterischen Typus. Es wird niemand zweifeln, daß dies ein schwerer Fall von Hysterie ist.

Daß männliche Hysterie vorkommt, ist schon bekannt; was neu ist, das ist die Entstehung infolge von Trauma, aber das scheint mir nicht ganz stichhältig; der Fall, den Dr. *Freud* zitiert hat, weist ja doch eine erbliche Anlage auf.

Prof. *Leidesdorf* hat oft Fälle von Erkrankungen infolge von Eisenbahnunfällen gesehen, die mit schweren Rückenmarkserkrankungen und Formen der progressiven Paralyse einhergingen, die aber nicht als Hysterie aufgefaßt werden können. Das will nicht sagen, daß es nicht Fälle gibt, wo der psychische Schock zu Hysterie führen kann, aber das Trauma überhaupt als Ursache hinzustellen, ist sehr bedenklich, weil man den Umfang einer Verletzung nicht ermessen kann. Selbst junge Leute, die ein Schädeltrauma ohne äußere Verletzung erleiden, bieten hinterher eine Reihe von Erscheinungen, wie: Überempfindlichkeit, große Reizbarkeit, langdauernde Schlaflosigkeit etc., die als Folge der Erschütterung des Nervensystems zu betrachten sind, mit der Hysterie nichts zu tun haben und wieder vollkommen verschwinden.

Prof. Latschenberger: Über das Vorkommen des Gallenfarbstoffes in Geweben und Flüssigkeiten bei schweren Tierkrankheiten und seine Entstehungsweise

Zum Nachweis des Gallenfarbstoffes bediente sich der Vortragende der *Gmellin*schen Gallenprobe und der *Brücke*schen und *Fleischl*schen Modifikationen. Er hat die Gewebe, die in seriösen Höhlen ergossenen Exsudate, Harn und Blut von Pferden bei verschiedenen Krankheiten auf Gallenfarbstoff untersucht und Folgendes gefunden:

In den gelb-sulzigen Infiltraten und Transsudaten von an Milzbrand zugrunde gegangenen Pferden fand sich Gallenfarbstoff in reichlicher Menge, begleitet von Blutfarbstoff. Im Blute solcher Tiere fanden sich nur ganz geringe Mengen von Gallenfarbstoff, ebenso im Harn eines solchen Tieres. In den aus den geschwollenen unteren Extremitäten eines an sogenanntem Pferdetyphus leidenden Pferdes entnommenen gelb-sulzigen Infiltraten fand sich Gallen- und Blutfarbstoff in reichlicher Menge. Bei der Sektion des Tieres fanden sich in den Infiltraten große Mengen Gallenfarbstoff, trotzdem kein Ikterus vorhanden war. Auch bei der sogenannten Influenza des Pferdes fand der Vortragende in den gelb-sulzigen Infiltraten reichliche Mengen von Gallenfarbstoff.

Im Harne und im pleuritischen Exsudate von einem Tiere, das keinen Ikterus hatte, war der Gallenfarbstoff nachzuweisen. Von einem Pferde erhielt er fünfmal pleuritische Exsudate zur Untersuchung. Im ersten war Gallenfarbstoff, aber kein Blutfarbstoff, in den vier anderen war Gallen- und Blutfarbstoff. Aus den pleuritischen Exsudaten konnte der Gallenfarbstoff in Kristallform gewonnen werden.

Was die Entstehung des Gallenfarbstoffes betrifft, ist der Vortragende der Meinung, daß derselbe an Ort und Stelle entstanden ist.

Hofrat v. *Bamberger* meint, daß Prof. *Latschenberger* die Gegenwart von Gallenharzsäuren nachweisen müßte, um behaupten zu können, daß der Gallenfarbstoff an Ort und Stelle entstanden sei, es kann ja eine Resorption der Galle aus der Leber ins Blut und dann in die Transsudate stattgefunden haben.

Prof. *Latschenberger:* Der Umstand, daß in den Transsudaten die 400fache Menge von Gallenfarbstoff vorhanden war als im Blute, spricht gegen die Annahme *Bambergers*.

Hofrat v. *Bamberger* erkennt diesen Schluß nicht an, denn es ist bekannt, daß das Blut sich von den ihm fremden Substanzen zu befreien sucht; so enthält das Blut eines Ikterischen sehr wenig Gallenfarbstoff, während die Gewebe damit imbibiert sind.

S.

Niemeyers Lehrbuch der speziellen Pathologie und Therapie mit besonderer Rücksicht auf Physiologie und pathologische Anatomie. Neu bearbeitet von Dr. *Eugen Seitz*, Großherzogl. hessischer Geheimer Rat. Elfte veränderte und vermehrte Auflage. (Verlag August Hirschwald, Berlin 1885.) [Sp. 1410].

Niemeyer-Seitz – elfte Auflage! – Wahrlich, ein außergewöhnlicher Erfolg, mit dem sich nur noch die Werke von *Billroth* und *Hyrtl* messen können. Wer übrigens das Lehrbuch *Niemeyers* kennt, wird diesen in der medizinischen Literatur so seltenen Erfolg begreifen; er findet seine Erklärung in erster Linie in dem – Vortrag ... wir sagen absichtlich Vortrag, weil die Lebendigkeit, mit welcher der spröde Stoff hier behandelt wird, uns gewissermaßen wie das gesprochene Wort anzuregen versteht, man begreift auch den Erfolg, wenn man den Bearbeiter auf dem schwierigen Wege verfolgt, wie er den Fortschritten der Wissenschaft in allen Stücken ihr Recht werden läßt, ohne eigentlich an dem Kern des Ganzen zu rütteln. Wenn man bedenkt, daß in neuester Zeit ganz ausgezeichnete Lehr- und Handbücher der speziellen Pathologie und Therapie erschienen sind, so wird man erst recht zu würdigen wissen, wie sehr die Beliebtheit des *Niemeyer*schen Werkes in der ärztlichen Welt begründet ist. Und wahrlich, man mag irgendeines jener neuen Bücher mit dem größten Eifer durchstudiert und die außerordentlichste Befriedigung über die stilistische und wissenschaftliche Behandlung der einzelnen Themen empfunden haben, immer wieder kehrt man gern zum alten *Niemeyer* oder zum neuen *Niemeyer-Seitz* zurück, um dies oder jenes Kapitel wieder nachzulesen.

Die Ausstattung des Werkes ist eine mustergiltige.

Neue Vorlesungen über die Krankheiten des Nervensystems, insbesonders über Hysterie von *J. M. Charcot.* Autorisierte deutsche Ausgabe von Dr. *Sigm. Freud,* Dozent für Nervenkrankheiten an der k. k. Universität Wien. (Verlag Toeplitz und Deuticke, Wien und Leipzig 1888). [Sp. 1665].

Eine neue Arbeit von *Charcot* nimmt im vorhinein das lebhafte Interesse der Ärzte in Anspruch. Die „neuen Vorlesungen über die Krankheiten des Nervensystems", die uns in einer ausgezeichneten Übersetzung von Dr. *Freud* vorliegen, schließen sich allen früheren Arbeiten des bewährten Neuropathologen an und kann das Studium dieser neuesten Vorlesungen allen Ärzten empfohlen werden. Die Ausstattung des Buches ist eine recht hübsche.

Das chlorsaure Kali, seine physiologischen, toxischen und therapeutischen Wirkungen von Dr. *J. von Mering*, Dozent an der Universität Straßburg. (Verlag August Hirschwald, Berlin 1885.) [Sp. 1666–1669].

Man wird in der vorliegenden Broschüre eine sehr eingehende Abhandlung über eines unserer wichtigsten Heilmittel finden, eine Abhandlung, welche genug des Wissenswerten bietet, um auch von denjenigen, die auf dem Gebiete der Pharmakologie nicht Spezialisten sind, mit Interesse gelesen zu werden.

Das Büchlein bringt zuerst eine historische Übersicht, dann eine genaue Beschreibung über die eigenen Untersuchungen des Verfassers. Die letzte Abteilung faßt den Inhalt der ganzen Schrift in Schlußbemerkungen zusammen, welche insbesondere die für den praktischen Arzt wichtigen Lehren enthält und von denen wir einzelne zitieren wollen. Wir sind überzeugt, daß mancher unserer Leser sich durch die Durchsicht der folgenden Zeilen veranlaßt fühlen wird, das ganze Buch seiner Aufmerksamkeit zu würdigen, um so auch die Wege kennenzulernen, auf welchen der Autor zu den Resultaten gelangt ist, die hier in der Hauptsache folgen.

Auf Grund der in der Literatur verzeichneten Fälle läßt sich ein charakteristisches Bild der Kaliumchlorat-Vergiftung entwerfen.

Man muß eine perakute und eine minder rasch verlaufende Vergiftung unterscheiden.

Bei den sehr rasch verlaufenden Fällen erfolgt der Tod in wenigen Stunden direkt durch die Blutzersetzung. Symptomatisch beobachten wir hartnäckiges Erbrechen, profuse Diarrhoe, hochgradige Dyspnoe, tiefe Zyanose und Herzschwäche. Der Leichenbefund ergibt schokoladebraune Verfärbung des Blutes, während im übrigen die Organe, namentlich die Nieren, verhältnismäßig wenig verändert sind. Die meisten Fälle dieser Art betreffen Vergiftun-

gen, welche durch einmalige Einverleibung einer sehr großen Dosis (meist nüchtern aus Irrtum statt Bittersalz genommen) hervorgerufen wurden. Hiebei kommt es zu
einer Anhäufung des Salzes im Blute und damit zu einer so
intensiven Blutveränderung, daß die Erhaltung des Lebens
unmöglich wird. – Einen geringen Gehalt des Blutes an
Methämoglobin erträgt der Körper ohne Nachteil.

Tritt der Tod erst längere Zeit nach der Vergiftung
durch chlorsaures Kali ein, so erfolgt er nicht direkt durch
die Alteration des Blutes, sondern es häufen sich die Zer-
fallsprodukte des Blutes in verschiedenen Organen, namentlich den Nieren, an und führen eine Verstopfung der
Harnkanälchen herbei, infolgedessen es zu Behinderung
der Urinsekretion und Urämie kommt. In diesen minder
rasch verlaufenden Fällen beobachten wir folgende Ver-
giftungserscheinungen:

I. Störungen in der Beschaffenheit der Haut und des
Blutes: grauviolette Flecken der Haut und ikterische Verfärbung, Auftreten von Methämoglobin im Blute und
eigentümliche Veränderungen der roten Blutkörperchen,
hochgradige Atemnot und Herzschwäche.

II. Gastrointestinalstörungen: heftige Diarrhoe, hartnäckiges, meist schwarzgrünliches Erbrechen, Schwellung
der Leber und Milz.

III. Funktionsstörungen der Nieren: langwierige Oligurie und Anurie. Der sparsam gelassene trübe Harn zeigt
eine rotbraune bis schwarze Farbe, enthält spektrosko-
pisch Methämoglobin und Hämatin sowie reichliche
Mengen von Eiweiß; mikroskopisch weist er zahlreiche
Detritusmassen von roten Blutkörperchen in Form von
breiten braunen Zylindern oder gelbbraunen amorphen
Schollen auf.

IV. Störungen des Nervensystems: urämische Erscheinungen, wie Delirien, Benommenheit, Koma, hartnäckiges Erbrechen, tonische und klonische Krämpfe sowie
Starre der Extremitäten.

Die subjektiven Klagen der Kranken beziehen sich auf Kopfweh, Appetitlosigkeit, Empfindlichkeit des Magens, besonders auf Druck, Schmerzhaftigkeit der Leber und Lumbalgegend, intensive Brustbeklemmung und großes Schwächegefühl.

Die Sektion ergibt häufig die charakteristische schokoladebraune Verfärbung des Blutes und das Vorhandensein von Methämoglobin. Die Blutveränderung fehlt zuweilen, besonders dann, wenn der Tod erst längere Zeit nach der Vergiftung erfolgt oder die Autopsie einige Tage post mortem ausgeführt wird. Die Unterleibsorgane, Milz, Leber und Nieren erscheinen beträchtlich vergrößert und sind mit bräunlichen Zerfallsprodukten von roten Blutkörperchen angefüllt. Die wichtigste Organveränderung ist die der Nieren; man findet sowohl in den gewundenen als in den geraden Harnkanälchen reichliche Mengen bräunlicher, teils zylinderförmig, teils unregelmäßig gestalteter Massen, welche den größten Teil des abführenden Kanalsystems verstopfen. Das Knochenmark erscheint braun verfärbt und enthält zahlreiche zerfallene Blutkörperchen. Die Schleimhaut des Magens ist geschwellt und weist leichte Ecchymosen auf.

Während in den meisten Fällen von Kali-chloricum-Vergiftung, in denen gelbbräunliche Verfärbung der Haut, Entleerung spärlichen rotbraunen Urins etc. beobachtet wurde, der Tod erfolgte, weist die Literatur einige Fälle auf, in denen trotz dieser gefahrdrohenden Symptome völlige Heilung eintrat.

Eine chronische Vergiftung erscheint undenkbar, da ein geringer Gehalt des Blutes an chlorsaurem Kali, selbst wenn er monatelang andauert, keinen Nachteil verursacht. Werden dem Organismus längere Zeit hindurch kleine Gaben zugeführt, so geht – abgesehen davon, daß minimale Mengen von Kaliumchlorat reduziert werden – dem Übergang des Salzes ins Blut die Ausscheidung durch die Nieren parallel, so daß der Gehalt des Blutes an chlorsaurem Kali nie die Höhe erreicht, welche zu einer Umwandlung des Hämoglobin in Methämoglobin erforderlich ist.

Beim Gebrauch des chlorsauren Kali ist die Art und Weise der Anwendung von sehr großer Bedeutung. Wird das Salz dem Körper bei leerem Magen in größerer Gabe oder in rascher Aufeinanderfolge zugeführt, so wird es vom Blut rapide resorbiert, und der Gehalt des Blutes an chlorsaurem Kali kann so groß werden, daß es zu einer Zersetzung des Blutfarbstoffes kommt. Hiedurch erhalten manche Todesfälle, die bisher einer plausiblen Erklärung entbehrten, die richtige Deutung, namentlich sind es die Fälle, in welchen das Salz aus Versehen in großer Gabe morgens nüchtern statt Bittersalz genommen wurde.

Außer dem Füllungszustande des Magens und den Zeiträumen, welche zwischen den einzelnen Dosen liegen, spielt bei der Vergiftung die wechselnde Alkaleszenz des Blutes eine große Rolle.

Ganz besonders gefährlich muß die Anwendung des chlorsauren Kali bei fieberhaften Affektionen und bei Störungen der Atmung (Lungenemphysem, Pneumonie, Pleuritis, Diphtheritis, Croup, Larynxstenose und inkompensierte Herzfehler) erscheinen, denn wir wissen, daß bei Fieber die Alkaleszenz des Blutes vermindert und bei dyspnoöitischen Zuständen die Kohlensäurespannung des Blutes vermehrt und die Alkaleszenz herabgesetzt ist. Eine Anhäufung von freier Kohlensäure im Blute und eine Abnahme der Blutalkaleszenz begünstigen aber in hohem Grade die deletären Wirkungen des chlorsauren Kali. In manchen Vergiftungsfällen dürfte demnach die durch Fieber oder Atemnot bedingte Alkaleszenzabnahme des Blutes die Giftigkeit des chlorsauren Kali in hohem Maße gesteigert haben.

Indem eine große Reihe von bisher rätselhaften Intoxikationen auf diese Weise eine Klarlegung erfährt, ergeben sich von selbst die Maßnahmen für die Verhütung und

Therapie der Kali-chloricum-Vergiftung. Größere Gaben dürfen niemals bei leerem Magen genommen werden. Am zweckmäßigsten erfolgt die Einnahme des chlorsauren Kali in kleinen Gaben mehrmals des Tages bei vollem Magen. Besondere Vorsicht verlangt die Anwendung des Mittels bei Affektionen, welche mit Fiebererscheinungen oder Störungen der Respiration einhergehen. Auch bei Herzfehlern im Stadium der mangelhaften Kompensation und bei Nierenkrankheiten, in denen es infolge verminderter Harnabsonderung leicht zu einer Retention und Anhäufung des Salzes im Blute kommen kann, ist Achtsamkeit geboten.

Beobachtet man diese Kautelen, so lassen sich Vergiftungen durch chlorsaures Kali mit Bestimmtheit vermeiden. Treten bei Hintansetzung dieser Vorsichtsmaßregeln Vergiftungen ein, so ist, wenn eine große Gabe eben erst genommen war, natürlich ein Brechmittel oder die Magenpumpe indiziert. Hat das Salz aber bereits den Magen verlassen und ist der Übergang ins Blut erfolgt, so gebe man größere Gaben von kohlensaurem Natron per os, eventuell auch subkutan und per clysma, um die Alkaleszenz des Blutes zu vermehren, und führe dem Organismus Wasser und Milch in reichlichen Mengen zu, um die Ausscheidung des Salzes durch die Nieren zu beschleunigen. Sind gefahrdrohende Erscheinungen wie starke Zyanose, Kollaps etc. vorhanden, so gebe man Exzitantien und Roborantien, wie Wein, Kaffee, Kampfer etc., eventuell würde es sich empfehlen, einen Teil des veränderten Blutes durch Venaesektion zu entfernen und durch eine Transfusion von normalem Blute zu ersetzen.

Bestehen aber schon Störungen in der Harnsekretion, wie Oligurie oder Anurie, sowie urämische Erscheinungen, welche auf eine Verstopfung der Harnkanälchen hinweisen, so ist selbstverständlich an den Erfolg einer Transfusion nicht mehr zu denken. In diesem Stadium muß die ganze Behandlung darauf gerichtet sein, die

Funktionsstörungen der Nieren zu mindern, hier dürften die verschiedensten diaphoretischen Mittel (heiße Bäder mit nachfolgenden Einwicklungen, Pilokarpin etc.), Ableitungen auf den Darm und Diuretica (große Gaben von Alkalisalzen und Coffein) am Platze sein. Die Verwendung des Champagners, den man oft im ganzen Verlauf der Intoxikation gegeben hat, ist im Stadium der Vergiftung, in welchem noch eine direkte Einwirkung des Salzes auf Blut zu befürchten ist, durchaus unzulässig, denn dann muß alles, was den Kohlensäuregehalt des Blutes zu steigern imstande ist, gemieden werden. Die Ordination von Säuren (Salzsäure, Schwefelsäure, Phosphorsäure etc.) ist unbedingt verwerflich, da dadurch ebenfalls die Alkaleszenz des Blutes herabgesetzt wird.

Die hauptsächlichste therapeutische Anwendung findet das Kali chloricum gegen Affektionen der Mundhöhle. Bei Stomatitis mercurialis ist es das zuverlässigste aller Mittel; im Verlaufe der Quecksilberkuren gegeben, verhindert es bei einiger Vorsicht im Gebrauch des Metalles den Ausbruch merkurieller Munderscheinungen. Ferner leistet es vorzügliche Dienste bei Stomatitis ulcerosa, während seine Anwendung bei Stomatitis aphtosa, Angina tonsillaris und Soor von zweifelhaftem Nutzen erscheint.

Bei chronischem Blasenkatarrh ist der Wert des Mittels trotz mannigfacher Empfehlung ein fraglicher. In hohem Grade erweist es sich dagegen nützlich bei Ozaena, hier übertrifft es alle übrigen örtlichen Mittel an Wirkung. Bei Krebsgeschwüren verursacht das chlorsaure Kali, in Pulverform aufgestreut, Besserung; es mildert die Schmerzen, vermindert den üblen Geruch und verbessert die Absonderung. Auch bei Beingeschwüren erweist sich die örtliche Applikation des Mittels als nützlich. Ganz zweckmäßig ist das Kaliumchlorat bei Zahnschmerzen, die durch kariöse Zähne, in denen die Pulpa freiliegt, bedingt sind. Man drückt entweder ein Stückchen Salz in die kranke Zahnhöhle hinein oder gebraucht eine konzentrierte Lösung desselben als Mundwasser.

Daß bei der Diphtheritis das chlorsaure Kali innerlich in geringen Dosen wirkungslos ist, wird allgemein zugegeben, aber auch in großen Dosen erweist es sich als unzuverlässig, ja sogar als höchst gefährlich, da bei der Diphtheritis alle Bedingungen, welche die toxischen Wirkungen des chlorsauren Kali begünstigen, wie Dyspnoe, hohes Fieber, Anorexie und Nephritis, gleichzeitig vorhanden sein können. Im Hinblick hierauf ist es nicht allein ratsam, sondern geradezu notwendig, bei der Diphtheritis die innerliche Darreichung zu beschränken; dagegen empfiehlt sich hier die örtliche Anwendung des Mittels als Gargarisma.

Was die Dosierung des chlorsauren Kali bei der internen Anwendung betrifft, so soll die Einzelgabe für den Erwachsenen nicht größer als 2 Grm. sein und die Tagesdosis 8 Grm. nicht überschreiten. Bei Kindern von 10–14 Jahren soll man pro die nicht mehr wie 4 Grm., bei Kindern von 1–10 Jahren nicht mehr wie 2–3 Grm. und bei Säuglingen nicht mehr wie 1 Grm. verabreichen. Bei Mund- und Rachenaffektionen sowie bei Ozaena reicht die häufige lokale Anwendung einer 5prozentigen Lösung aus und kann man in diesen Fällen von der internen Applikation des Mittels absehen.

Dr. A. SCH.

III

Internationale Klinische Rundschau 1.
1887

Neue Vorlesungen über die Krankheiten des Nervensystems, insbesondere über Hysterie von *J. M. Charcot.* Autorisierte deutsche Ausgabe von Dr. *Sigm. Freud,* Dozent für Nervenkrankheiten an der k. k. Universität in Wien. (Verlag Toeplitz & Deuticke, Leipzig und Wien 1886.) [Sp. 19–20].

Im Laufe der letzten Jahre hat sich das hervorragende Interesse der Nervenpathologen dem Krankheitsgebiete der Neurosen zugewandt, dessen Grenzen kaum noch als streng umschrieben gelten können, ja, in dessen Wesen es eigentlich liegt, daß man seine Grenzen immer enger ziehen möchte. Unsere, durch die gewaltigen Fortschritte der vergangenen Jahrzehnte etwas verwöhnte Wißbegier kann sich dort kaum recht befriedigt fühlen, wo das Seziermesser des Anatomen vergebens den Veränderungen nachzugehen bestrebt ist, die der Kliniker nachzuweisen imstande war, und wo selbst das scharfe Auge des Histologen es nicht vermag, einen sichtbaren Grund für die mannigfachen Erscheinungen aufzudecken, aus welchen der Diagnostiker am Bette des Leidenden sich längst ein abgeschlossenes Krankheitsbild geformt. Freilich findet gerade hier, wo vielleicht tatsächlich jedes anatomische Substrat der vorhandenen Störungen fehlt (wenn wir von supponierten chemischen oder molekularen Veränderungen absehen, für deren Erforschung uns bisher alle Hilfsmittel zu fehlen scheinen), die Phantasie des geistreichen Arztes ein ergiebiges Feld für seine Deduktionen und Ansichten, deren Bedeutung an und für sich kaum eine Minderung dadurch erfährt, daß die Probe am Leichentische fehlt.

Charcot hat sich neuerdings besonders mit dem Studium der Neurosen beschäftigt, und in seinen neuen Vorlesungen lenkt er die Aufmerksamkeit der Leser hauptsächlich auf das angeführte Gebiet. Man wird die 28 Kapitel des Werkes mit ebensoviel Vergnügen als Nutzen lesen, und das Interesse des Gegenstandes, gehoben durch die meisterliche Durchsichtigkeit der Schilderung, deren glänzende Seiten uns häufig an die „Klinik" von *Trousseau* gemahnten, wird dem Werke so viele Freunde schaffen, als die Nervenpathologie selbst solcher zählt.

Wir möchten hier nur auf einige besonders beachtenswerte Vorlesungen hinweisen, unter welchen uns jene mit der größten Vorliebe vorgetragen scheinen, wo die Hysterie selbst oder ein ihr mindestens verwandter Fall abgehandelt wird, und Partien wie die folgenden: Hysterie im Knabenalter, zwei Fälle von hysterischer Contractur traumatischen Ursprungs, sechs Fälle von männlicher Hysterie, Spiritismus und Hysterie, zwei Fälle von hysterischer Hemiplegie des Armes aus traumatischer Ursache bei Männern u. a. m. nehmen vom ersten bis zum letzten Worte unser außerordentlichstes Interesse gefangen.

Insbesondere über männliche Hysterie führt *Charcot* eine Fülle von anregenden Beobachtungen ins Feld, auf die Aktualität des Gegenstandes hinweisend, über welchen vom Jahre 1875–1880 fünf Inauguraldissertationen der Pariser medizinischen Fakultät überreicht wurden. Die männliche Hysterie, sagt *Charcot,* ist ein häufiges Vorkommnis in der gewöhnlichen Krankenpraxis. Er weist auf den ätiologischen Wert eines eventuellen Traumas hin und sieht auch in dem einfachen psychischen Schock ein bedeutsames Moment für die Entstehung der nervösen Störung. Er tritt dem so verbreiteten Vorurteil entgegen, daß es die Unbeständigkeit, der unvermittelte, unerklärliche Wechsel der Symptome sei, welche die Charakteristik der Hysterie ausmachen und hebt die Beständigkeit der Erscheinungen hervor, welche insbesondere

Fälle von männlicher Hysterie auszeichne. Die sechs Fälle, welche uns hierauf vorgeführt werden, sind wohl Muster von klassischen Krankengeschichten, und jede einzelne bietet dem Autor Gelegenheit, das hochinteressante Thema von einem anderen Gesichtspunkte zu beleuchten. Hier werden die typischen Anfälle geschildert, dort Bemerkungen über die hysterogenen Zonen eingeschaltet: anderswo wird die Geschichte einer hysterischen Lähmung erzählt, die nach ihrem Verschwinden durch Suggestion neu erzeugt werden konnte.

Man wird vielleicht nicht überall geneigt sein, die Ansichten *Charcots* in ihrem ganzen Umfange gelten zu lassen – und es hat sich auch faktisch, als Dr. *Freud* kürzlich in der k. k. Gesellschaft der Ärzte zu Wien das Thema zur Sprache brachte, eine lebhafte Diskussion entwickelt –, stets aber wird man den Geist der Auffassung, die Klassizität der Darstellung bewundern müssen, welche den großen Pariser Nervenpathologen wie in seinen früheren, so auch in seinem neuesten Werke charakterisieren, und es wird wohl geraten sein, der Sache jenen parteilosen Ernst entgegenzubringen, welcher vielleicht gerade in diesem so jungen Kapitel der Medizin sehr am Platze erscheinen möchte. Bei uns wurde der männlichen Hysterie aus dem Grunde bisher keine so lebhafte Aufmerksamkeit geschenkt, weil sie hier nicht so oft vorzukommen scheint wie z. B. in Frankreich, was *Charcot* selbst an irgendeiner Stelle erwähnt. Freilich, die erste Folge jener gedankenreichen Anregungen wird sicher auch diesmal darin bestehen, daß man uns in der nächsten Zeit so manchen Fall von männlicher Hysterie vorstellen wird, der keiner ist: immerhin, bringen doch die Übereifrigen der Wissenschaft oft mehr Gewinn als die Geister, die stets verneinen.

Kaum weniger vollendet, nur etwas aphoristischer gehalten, gleichsam durch den Zufall, wie ihn der Krankenwechsel auf der Klinik mit sich bringt, eingestreut, geben sich andere Vorlesungen, wie z. B. die über Aphasie, hereditäre Ataxie, alkoholische Lähmungen, *Basedow*sche Krankheit, unter welchen insbesondere das letzte Kapitel durch die therapeutischen Schlußbemerkungen (Verfahren des Dr. *Vigouroux*) die Aufmerksamkeit der Praktiker in Anspruch nehmen dürfte.

Dr. *Freud* hat das Buch in so ausgezeichneter Weise übertragen, daß man kaum irgendwo daran erinnert wird, eine Übersetzung vor sich zu haben: er hat ein Werk in die deutsche Literatur eingeführt, welches eine wirkliche Bereicherung für dieselbe bedeutet, und hat sich solchermaßen ein Verdienst erworben, für das ihm der Dank der deutschen Ärzte und die Anerkennung der Kritik in gleichem Maße gebührt.

Dr. Arthur Schnitzler.

Die Behandlung gewisser Formen von Neurasthenie und Hysterie von Dr. *Weir Mitchell,* Professor am College of Physicians in Philadelphia etc. Mit Genehmigung des Verfassers nach der IV. Auflage des Originales ins Deutsche übertragen von Dr. *S. Klemperer.* Mit einem Vorworte von Prof. E. Leyden. (Verlag Hirschwald, Berlin 1887.) Sp. 185–188].

Das kleine Büchlein – im Original „Fat and blood" betitelt – hat auf das entgegenkommende Interesse der praktischen Ärzte ein unbestreitbares Recht. Eine neue therapeutische Methode, von deren Erfolgen bereits Außerordentliches bekannt geworden ist, wird übersichtlich und präzise abgehandelt. Gegen die Neurasthenie und die Hysterie, deren proteusartige Erscheinungsformen man in unzähligen Behandlungsarten zu bekämpfen trachtete, werden neue, und wie es heißt, überaus kräftige Waffen in Vorschlag gebracht. Eine Reihe von Heilpotenzen: Isolierung, Ruhe, Massage, Elektrizität, diätetische und medikamentöse Behandlung, in eigentümlicher Weise zum geordneten Ganzen einer strengen Kur vereinigt, finden in dem vorliegenden Büchlein ihre Würdigung, indem einerseits die Anwendung dieser verschiedenen Potenzen dargelegt und anderseits eine wissenschaftliche Begründung der zu erwartenden und häufig genug bereits beobachteten Erfolge verursacht wird. Die *Playfair-Mitchell*sche Kur hat bereits manche Meinungsäußerungen in dem Kreise der Nervenpathologen hervorgerufen; unter anderem erhob sich im Vereine für innere Medizin in Berlin im Frühjahre vorigen Jahres eine lebhafte Diskussion, in welcher Prof. *Leyden* (von welchem ein kurzes Vorwort an der Spitze der vortrefflichen deutschen Übersetzung des angezeigten Buches herrührt) die Führung hatte, und aus welcher das hauptsächlichste anzuführen wir uns nicht versagen können.

Leyden sagt unter anderem: Die *Weir Mitchell-Playfair*sche Mastkur genannte Behandlungsmethode hat den Zweck, im Gegensatz zur Entfettungskur das Körpergewicht zu vermehren. Die Kur ist zu einer Behandlungsmethode erst durch den rühmlichst bekannten amerikanischen Arzt *Weir Mitchell* gestaltet worden. *Peter Frank* sagt: „Viel häufiger werden die Ärzte herangezogen, um Abmagerung, als um Fettleibigkeit zu beseitigen." Man muß unbedingt zugestehen, daß die Beseitigung der Abmagerung eine viel wichtigere Aufgabe für den Arzt ist, als die der Korpulenz, welche weniger eine Krankheit als eine Unbequemlichkeit ist, und deren Beseitigung, wenn nur die Behandlung mit der nötigen Energie und Geduld geübt wird, keine sehr schwierige ist. Bei der Abmagerung dagegen hat man es mit den allerernstesten Zuständen zu tun, welche nicht bloß die Kräfte des Patienten, sondern unter Umständen selbst sein Leben bedrohen: jede Behandlung, welche in dieser Beziehung zu fördern geeignet ist, wird also Beachtung verdienen. Die *Weir Mitchell-Playfair*sche Kur ist keine allgemeine Mästung, sondern

94

hat ihr Ziel auf gewisse krankhafte Zustände des Nervensystems gesetzt, welche als schwere Formen der Hysterie und Neurasthenie und daher zweckmäßig als Erschöpfungsneurosen bezeichnet werden: sie hat zuerst in England Beifall und Aufsehen durch Prof. *Playfair* erregt, ist aber in Deutschland so lange unbeachtet geblieben, bis *Binswanger* in Jena und *Burkhardt* in Bonn ihre überraschenden Erfolge aus eigener Beobachtung gerühmt und ausführlich beschrieben haben. Diese Kur setzt sich aus einer Reihe von Heilpotenzen zusammen, welche in dieser Kombination bisher nicht verwandt worden sind: 1. Absonderung des Kranken aus der bisherigen Umgebung, 2. Ruhe und Bettlage, 3. Anwendung der Massage, 4. Elektrizität und 5. strenge und geregelte Diät. Hieran schließt sich noch die Anwendung einiger Medikamente, welche aber von untergeordneter Bedeutung ist. *Weir Mitchell* gibt an, daß er keineswegs eine neue Heilpotenz erfunden, sondern nur vielfach den Ärzten bekannte Faktoren zu einer Kur vereinigt habe, welche dieselbe erst zu einer methodischen und wirksamen macht. In der Tat ist die Wirksamkeit dieser Behandlungsmethode von den Autoren durchaus bestätigt worden, namentlich von *Playfair,* der in dem schon erwähnten Buche darauf hinweist, welche wichtige Basis für die Gesundheit, wie für die Beurteilung der Krankheitszustände die Ernährung bietet. – Das dritte Kapitel geht zu der Auswahl der Kranken über, welche sich zu der Kur eignen. Es sind hauptsächlich nervöse Patienten, in der Mehrzahl Frauen in den 20–30er Jahren, welche durch eine länger dauernde Gemütsbewegung, lange Krankenpflege, Unglück in der Familie heruntergekommen oder durch vorangegangene Krankheit, Uterinleiden etc. geschwächt sind. Die Patientinnen sind mager, blaß, elend, leiden an dauernder Dyspepsie und allgemeiner nervöser Erschöpfung, sind kaum imstande, sich zu regen, bringen den Tag meist auf dem Sofa oder im Bett zu, mögen nichts essen und nichts tun. Auch bei

Männern finden sich, wenn auch seltener, ähnliche Zustände. Dagegen sind im allgemeinen maligne organische Krankheiten von dieser Kur ausgeschlossen, da sie durch dieselbe nicht beseitigt werden können. – Das nächste Kapitel geht zu den eigentlichen Heilpotenzen über, in erster Linie der Absonderung der Kranken. In der Mehrzahl der Fälle ist es notwendig, ja unerläßliche Bedingung, daß die Patienten von ihrer Familie getrennt werden, da in der Regel in den Verhältnissen in der Umgebung der Kranken ein wesentlicher Grund für die Dauer und Intensität der Erkrankung liegt. Ein wichtiger Punkt, auf den großes Gewicht gelegt wird, ist die Pflege. – Der zweite Punkt ist die Bettruhe. Der Autor hebt hervor, wie es für die Behandlung von einschneidender Bedeutung ist, ob die Patienten sich bewegen oder ruhen. Die Kur beginnt mit Bettlage; nach einiger Zeit stehen die Patienten kurze Zeit auf, und erst am Ende gehen sie aus. Im allgemeinen müssen sie 6 Wochen bis zwei Monate liegen; 4 bis 5 Wochen lang dürfen sie nicht aufsitzen, nicht lesen, nicht schreiben. Der Fortschritt zur selbständigen Bewegung geschieht sehr allmählich; zunächst dürfen die Patienten aufsitzen, dann allein essen, hierauf einige Zeit außerhalb des Bettes sitzen; einige Wochen später zweimal 15 Minuten aufbleiben. Nach 5 Wochen bringen sie einige Wochen außerhalb des Bettes zu. Bemerkenswert ist, wie gut die Patienten diese anscheinend einförmige Kur ertragen. Allerdings wird die Einförmigkeit durch die Multiplizität der Kur gemildert und unterbrochen. Das häufige Eintreten der Wärterin, die Massage und Elektrizität, das Kommen des Arztes gibt genügende Abwechselung. – Die Massage wird angewendet, um die nachteiligen Folgen einer so strengen Ruhe auszugleichen. Diese Art der Massage, für welche *Playfair* eine ganz ausführliche Vorschrift gibt, ist von der gewöhnlichen, wie sie zur Beseitigung von lokalen Leiden angewendet wird, sehr verschieden. Sie soll dazu dienen, das Nervensystem im ganzen

anzuregen, gleichsam ein Tonikum bilden. In der Zeit
zwischen zwei Mahlzeiten beginnt der Masseur seine Manipulationen an den Füßen des Patienten, indem er die
Haut milde, aber fest angreift und leicht zwischen den
Fingern rollt, dann die Zehen bewegt und mit Daumen
und Zeigefinger die kleinen Muskeln knetet. Dieselbe
Prozedur wird bei allen anderen Körperteilen ausgeführt.
Diese ausführliche Massage hat einen wesentlichen anderen Effekt als die sanfte Massage, und *Leyden* glaubt, daß
sie gut vertragen wird und einen wohltätigen Einfluß auf
den Patienten ausübt: sie nimmt $1-1^{1}/_{2}$ Stunden in Anspruch und wird im weiteren Verlauf mit passiven und ak-
tiven Bewegungen verbunden. – Die Anwendung der
Elektrizität hat denselben Zweck, die Muskeln in Aktion
zu halten und den schädlichen Folgen der einförmigen
Ruhe entgegenzutreten. Mittelst des faradischen Stromes
wird die Muskulatur des ganzen Körpers angeregt und
zur Kontraktion gebracht. Indes wird dieser Faktor der
Kur, der im allgemeinen den Kranken nicht sehr angenehm ist, auch nicht als ein konstanter angesehen. – Der
nächste Punkt betrifft die diätetische Behandlung und die
therapeutischen Mittel. Letztere sind als durchaus neben-
sächlich zu betrachten. Der Autor wendet gelegentlich
Abführmittel an, welche zuweilen notwendig sind. Bei
Anämischen werden Eisenpräparate in geringer Menge
gegeben. Den Patientinnen werden die Schlafmittel, an
welche sie häufig gewöhnt sind, allmählich entzogen. Von
großer Wichtigkeit ist die Diät, welche nach einem sehr
streng vorgeschriebenen Schema geleitet wird. Eine solche Kur ist schwer durchzuführen, wenn man nicht mit
einer einfachen Milchkur beginnt. Alle zwei Stunden bekommen die Patienten Quantitäten nicht über 4 Unzen.
Bei der Abneigung mancher Patienten gegen Milch tut
man etwas Kaffee, Tee oder Salz hinzu, oder man gibt die
Milch zunächst zu der Kost, welche Patient gewöhnt ist,
und entzieht letztere allmählich, während man vermehrte

Dosen Milch gibt. In günstigen Fällen gelingt es schon nach 3–5 Tagen, erheblich größere Quantitäten Milch zu verabreichen. Hierauf werden zwischen dem Milchgenuß feste Mahlzeiten in leichterer Form eingeschoben. Nach zehn Tagen werden drei volle Mahlzeiten erlaubt und 3 bis 4 Liter Milch. Nach weiteren zehn Tagen fügt der Autor noch einige Unzen Malzextrakt oder Beef tea hinzu. *Leyden* empfiehlt schließlich das Buch von *Mitchell* dringend, da überall die feine Beobachtung des Arztes zu erkennen ist, der nicht bloß die Krankheit studiert, sondern auch den Kranken in seinem physischen Verhalten, die Umgebung desselben und die Bedingungen, unter denen der Kranke lebt.

Die weitere Literatur über die besprochene Behandlungsmethode ist noch nicht sehr groß. *Playfair* schließt sich den Anschauungen über die Methode von *Mitchell* durchaus an. Von besonderem Interesse ist die Äußerung von *Playfair* über das Verhältnis dieser Kur zu der gynäkologischen Behandlung. Er legt das für ihn als Gynäkologe etwas demütigende Geständnis ab, daß eine rastlose, unverständige gynäkologische Behandlung in vielen Fällen das beherrschende neurasthenische Leiden noch verschlimmert und erhält. Er unterschätzt keineswegs die örtliche Behandlung bei Uterinleiden, glaubt aber, daß sie in weiterem Verlaufe zu allgemeinen Störungen führt, indem schließlich der neurasthenische Zustand der überwiegende wird. Von deutschen Autoren weist *Binswanger* besonders auf das psychische Verhalten von derartigen Patientinnen hin. Er bezeichnet die Affektion als eine Erschöpfung im Bereiche des psychischen Arbeitsgebietes der Rindenlagen und des Großhirns. In ähnlicher Weise spricht sich *Burkhardt* aus. In bezug auf die Ernährung wird von allen Autoren hervorgehoben, daß selbst die Patientinnen, welche an hartnäckiger Dyspepsie leiden, bald reichliche Mengen von Nahrung zu sich nehmen und stärker werden.

Die Methode hat aber auch ihre Schattenseiten, indem sie nicht alles das, was man von ihr wohl erwarten könnte, leistet. Wenn man dieselbe nicht bloß als ein Schema betrachtet, sondern bei geeigneter Kritik weiter durchführt, so muß man versuchen, sie von den Schranken zu befreien und auf eine breitere Basis zu stellen. Die Schattenseiten der Kur bestehen ferner darin, daß sie schwer durchführbar, sehr kostspielig und langwierig ist. Es wird daher unsere Aufgabe sein, zu versuchen, ob die *Mitchell*sche Behandlungsweise nicht mit einfacheren Mitteln durchführbar ist.

Prof. *Mendel* bemerkt betreffs der *Weir Mitchell*schen Methode: Was die verschiedenen dieser Kur unterworfenen Krankheitsformen anbetrifft, so ist die Hypochondrie bei Männern sowohl wie bei Frauen wenig für diese Behandlung geeignet.

Mendel hat trotz ernstlicher Durchführung der Methode in diesen Fällen keine irgendwie nennenswerten Erfolge gesehen, mit Ausnahme der Vermehrung des Körpergewichtes. Ähnlich ist es hier auch mit jenen schweren Fällen von Hysterie, welche jahrelang gedauert haben, ergangen. Dagegen hat er wahrhaft glänzende Erfolge bei jener Form von Hysterie erreicht, die man als konvulsive bezeichnen kann, bei der neben anderen hysterischen Erscheinungen Krämpfe selbst mit Verlust des Bewußtseins auftraten. Es sind das Fälle, wo jahrelang täglich 10–12 Mal Krämpfe eingetreten sind.

Prof. *Ewald* findet das ganze Verfahren als ein eminent empirisches, so daß alles darauf ankommt, eine große Zahl von Erfahrungen zu sammeln, um ein gesichertes Urteil abzugeben. Im ganzen sind die Unterlagen für die Behandlungsmethode keineswegs solche, welche man für eine Kur, die mit einem solchen Anspruch auf Beachtung an die Ärzte herantritt, fordern muß.

Dr. *Löwenstein* meint, daß bei Beurteilung der *Weir Mitchell*schen Heilmethode zwei Momente in Betracht zu ziehen sind: der somatische Krankheitsprozeß und das psychische Verhalten. Ist die Psychose derart, daß sie eine Isolierung erfordert, so wird man eine Heilung zu Hause nicht erzielen; machen aber die psychischen Verhältnisse eine Trennung nicht zur absoluten Bedingung, so würde der Praktiker einen entschiedenen Fehler begehen, wenn er den Patienten aus seiner Familie reißen würde.

Dr. *Gnauck* dagegen hält die Behandlungsmethode von *Mitchell* für eine sehr erfolgreiche, namentlich bei Erschöpfungsneurosen, wo die Ernährung stark darniederliegt. Das Wesentliche in der *Mitchell*schen Kur liegt in dem Systematischen.

Dies der Hauptinhalt der Diskussion, in welcher wir den bezüglichen Berichten der „Deutschen Medizinalzeitung" gefolgt sind. Sie enthält so ziemlich alles, was man nach den bisherigen Erfahrungen über die *Playfair-Mitchell*sche Kur für und wider dieselbe vorbringen kann. Kein Zweifel, daß wir hier einem neuen Heilverfahren gegenüberstehen, welches so manches therapeutische Problem in allernächster Zeit zu lösen berufen scheint, und wenn es von den praktischen Ärzten in den geeigneten Fällen zur Anwendung gebracht wird, dürfte die medizinische Literatur bald über eine Kasuistik verfügen, aus welcher ein endgültiges Urteil abzuleiten sein wird. Das Werk von *Weir Mitchell* ist aber unter allen Verhältnissen eines ernsten Studiums wert.

Dr. A. Sch.

Über multiple inselförmige Sklerose des Zentralnervensystems im Kindesalter. Eine pädiatrisch-klinische Studie von Dr. *L. Unger,* Wien. (Verlag Toeplitz & Deuticke, Wien 1887.) [Sp. 469–470].

Im Anschluß an einen Fall von multipler inselförmiger Sklerose im Kindesalter, den der Verfasser selbst zu beobachten Gelegenheit hatte, legt er hier eine mit kritischem Ernste gearbeitete Studie über die betreffende Literatur vor. Er stellt 19 Fälle zusammen, die fast durchwegs diagnostisch zweifellos feststehen – und gibt damit zugleich wohl die gesamte Ausbeute, die über diesen Gegenstand aus Büchern und Zeitschriften zu holen war. Aus *Ungers* Monographie geht hervor, daß die cerebrospinale Sklerose des Kindes sich von der des Erwachsenen in Symptomen und Verlauf kaum unterscheidet; auffallend indes sind drei Fälle von vollkommener Wiederherstellung, die der Autor anführt und welche er der sogenannten *form fruste* zurechnet, „einer Verlaufsvarietät der Herdsklerose, die insbesondere bei jugendlichen Individuen vorkommt, und bei welcher die anatomische Beschaffenheit der herdweisen Lokalisationen noch nicht den destruktiven Charakter, der denselben für gewöhnlich zukommt, angenommen haben, sondern wo es sich vielleicht bloß um Hyperämie oder höchstens um solche Gewebsveränderungen handeln dürfte, die noch einer Rückbildung fähig sind. Die bezüglichen Krankengeschichten bringen in der Tat das typische Bild der multiplen inselförmigen Sklerose in einer unwiderleglichen Weise zur Anschauung.

Die pathologische Anatomie der Erkrankung harrt noch weiterer Aufschlüsse; ein einziger Sektionsbefund wurde bisher (von *Schuele*) veröffentlicht: und gerade dieser entspricht nicht ganz dem Bilde der Veränderungen, welche man bisher im Hirn und Rückenmark der an Cerebrospinalsklerose oder im Verlaufe einer solchen verstorbenen Erwachsenen zu beobachten gewohnt war, obwohl die klinische Diagnose des Falles in die Augen springen mußte. In Beziehung auf die Ätiologie glaubt der Verfasser neuropathische Belastung und Krankheiten der Eltern, vorzugsweise aber vorausgegangene Krankheiten, besonders Infektionskrankheiten der Kinder selbst anführen zu können. Die Frage, ob es sich in dieser letzteren Hinsicht um ein propter hoc oder nur um ein post hoc handeln dürfte, wird wohl bislang bei der Häufigkeit von Scharlach, Keuchhusten, Masern und bei der Seltenheit der cerebrospinalen Sklerose bei Kindern kaum spruchreif sein. Einleuchtender ist die ätiologische Bedeutung von Traumen des Schädels, die zweimal nachzuweisen waren.

Das Alter, in dem die Kinder standen, variierte von 5 Monaten bis zu 14 Jahren.

Das traurigste Kapitel – doch nein! ein kleiner Absatz beschäftigt sich mit der Therapie der Krankheit. Der Verfasser behandelte seinen Fall mit dem *Chapman*schen Schlauch längs der Wirbelsäule und einem halben Gramm Jodkali pro die (die Krankheitsgeschichte ist noch nicht abgeschlossen). *Seeligmüller* empfiehlt galvanische und leichte hydropathische Behandlung; eventuell innerlich Nitras argenti. „Allenfalls kommt Jodkali und Brompräparate in Betracht." Im allgemeinen wird der Therapie der organischen Nervenerkrankungen, die in Wahrheit eine partie honteuse der Medizin bedeutet, in den bezüglichen Büchern ein größerer Raum gegönnt, als es den bisherigen Erfolgen nach nötig zu sein scheint, und man liebt es, die symptomatischen Maßnahmen mit einem gewissen stilistischen Schwung zu behandeln – um doch etwas Trost und Licht in dies trübe Gebiet zu bringen. An dem berühmten Satze: „Gegen die Schmerzen gibt man Morphium" haben wir uns wohl schon alle sattgelesen. Wie oft aber werden wir ihn noch hören – wie oft werden wir faute de mieux noch gezwungen sein, ihm gemäß zu handeln, bevor uns einer sagt, was gegen das Grundleiden hilft. In *Ungers* Büchlein sind die Behandlungsmethoden, wie es die strengen Tatsachen erheischen, mit ein paar Worten abgetan, und man braucht nicht eben ein therapeutischer Nihilist zu sein, um selbst die drei oben zitierten Fälle von Herstellung der kranken Kinder mehr als Genesung denn als Heilung anzusehen. In zweien dieser Fälle fehlt die Angabe der Behandlung; in dem dritten wurde der konstante Strom und Nit. arg. angewandt. Im-

merhin erweist sich die mit Vorhergehendem angekündigte klinische Studie als ein wertvoller Beitrag zur
Kenntnis einer bis nun selten beobachteten Erkrankung
des Kindesalters und verdient, mit Interesse gelesen zu
werden.

A. S.

Die Zustände im k. k. allgemeinen Krankenhause in Wien

(Glossen zur Budget-Debatte im Österreichischen Abgeordnetenhause.)

[Sp. 637–639]

Als vor wenigen Wochen der Minister des Innern einen
Rundgang durch das Krankenhaus machte und sah, daß
alles gut war, da hätte wohl niemand geahnt, daß kurz
darauf im Parlamente sich der Abgeordnete von Wiener-
Neustadt erheben würde, um mit der Emphase innerster
Entrüstung zu finden, daß alles schlecht sei. Damals empfand die in solchen Fällen immer einmütige Bevölkerung
von Wien ein Gefühl tiefen Stolzes, daß sie eines der besten Spitäler des Kontinents – nein, der Welt – ihr eigen
nenne; heute fühlt sie sich erregt und beschämt, daß in
dem k. k. allgemeinen Krankenhause zu Wien Zustände
herrschen sollen, deren Schilderung im Parlamente zu den
Ausdrücken des außerordentlichsten Staunens und zu den
merkwürdigsten Zwischenrufen Anlaß geben konnte.

Die Eingeweihten lächeln heute so wie damals; sie wissen, wie ja alle wissen, daß ein angesagter Besuch in einer
öffentlichen Anstalt stets die beste Ordnung findet: sie
wissen aber auch, daß der Strom der Rhetorik eines

schneidigen Volksredners gerne über die Ufer tritt, um auch blühendes, gesundes Land zu überschwemmen.

Die gesamte Presse beinahe hat die Partei Herrn *Pernerstorfers* genommen; eine stehende Rubrik: „In Sachen des allgemeinen Krankenhauses" hat sich in den Blättern gebildet; von Patienten und selbst von Ärzten kommen offene Briefe an die Redaktionen, welche die Kost, die Behandlung von seite der Wärterinnen, die Lage der Krankensäle, das Sparsystem irgendeines Sonderlings unter den Primarii brandmarken; – ernste Männer schütteln das Haupt über die Dinge, welche sie da lesen müssen; die Weiber werden sentimental, und das „gute Herz von Wien" möchte brechen vor lauter Rührung.

Nun! Es ist so arg nicht – und sosehr man einverstanden sein muß mit der rücksichtslosen Offenheit, in welcher gewisse Übelstände, die tatsächlich in unserem Krankenhause bestehen, gerügt wurden, ebensosehr muß man sich gegen die zumindest sonderbare Art und Weise verwahren, in welcher plötzlich das Gute geflissentlich übersehen und einzig und allein das Schlechte bemerkt, erwähnt und zugleich übertrieben wird. Es scheint, als wenn nur mehr diejenigen zu Wort kommen dürften, die etwas gegen das Spital vorzubringen haben – wo sind all die Hunderttausende, die mit heißen Dankesworten auf den Lippen in die freie Welt hinaustraten – aus dem gesegneten Hause, wo sie aufopfernde Pflege, Ruhe, Heilung gefunden? Hat man ihrer gänzlich vergessen? Vergessen sie selbst vielleicht?

Man tadelt die Wärterinnen zum Teile gewiß mit Recht; und doch muß man sich über die gewaltige Überzahl der guten, freundlichen und fleißigen Wärterinnen wundern, wenn man an den Dienst und die Entlohnung dieser Frauen denkt. Dem Leserkreise unseres Blattes kann eine Darlegung dieser Verhältnisse füglich erspart sein, eine Darlegung, mit welcher manches Tageblatt gewiß nicht vergeblich an die Sentimentalität seiner Leser appellieren würde. – Dieselben, welche sich jetzt über die Roheit von einzelnen dieser Geschöpfe erbittern, würden die armen Frauen bedauern, die für ein paar Gulden (12–16 fl.) und den Mittagstisch, Tag und Nacht in denselben Räumen mit den Kranken, dieselben pflegen, warten, auch ihre Launen ertragen müssen, ohne ihre Geduld verlieren zu dürfen. Für zwölf Gulden monatlich engagiert man keine Engel. Ja, selbst eine mäßige Erhöhung würde da wenig fruchten. Und dann, wenn diese Frauen selbst auf die kolossale Summe von zwanzig Gulden gesteigert würden (was bereits einem jährlichen Mehraufwande von 24 000 Gulden gleichkäme), es gäbe da noch immer schlechte und gute Wärterinnen, geduldige und ungeduldige, solche mit rohem und solche mit weichem Herzen. Es gibt Dinge, die nicht zu ändern sind, und wo man mit Individualitäten rechnen muß, da wird selbst ein Parlaments-Ukas keine Änderung schaffen können.

Wenn man alle schlechten Wärterinnen aus dem Spitale entfernte (was ja nur eine theoretische Annahme sein kann), so würde nach zirka einem Jahre wieder ein gewisser Perzentsatz schlechter Wärterinnen da sein. Das ist unumstößlich, das ist ein Gesetz. 250 Weiber aus den niederen Schichten, schlecht besoldet, zum schwersten Dienst verpflichtet! Man denke –! Und doch sind die allermeisten brav! Nichtsdestoweniger ist man an kompetenter Stelle verpflichtet, Änderungen zu schaffen, was nur in Form einer Gehaltserhöhung möglich ist. Diese kompetente Stelle wird dadurch nicht der Schuldigen weniger; sie wird aber wenigstens sich selber nicht zum Mitschuldigen machen; und auch ethische Forderungen sind einer Berücksichtigung wert.

Daß die Verköstigung der Kranken eine bessere werden muß, ist klar; man hört zwar gerne behaupten, daß die meisten der armen Patienten, die im Krankenhause liegen, draußen kaum besser zu essen haben; aber das ist kein Grund, ihnen hier schlechte Kost zu geben, wo sie sich für den neuen Kampf ums Dasein, der vor der Pforte des Spitals ihrer harrt, kräftigen sollen. Ist doch der Hunger oft die halbe Krankheit dieser Bedauernswerten!

Die Statistik weiß es zu erzählen, um wieviel Jahre Armut und Elend das Leben verkürzen! – Es muß also mit dem Sparsystem gebrochen werden; wenn sich Millionen für Kanonen und Repetiergewehre finden, werden sich auch noch ein paar Tausende für eine gute Suppe und ein saftiges Fleisch aufbringen lassen!

Zum großen Teile unberechtigt erscheinen die Vorwürfe gegen die Hygiene der Krankensäle. Es ist richtig, daß einzelne Zimmer mit Schwerkranken auf die Straße zu liegen, und hierin wäre durch zweckentsprechende Umlegung nicht gar schwer eine Besserung zu schaffen, aber die Mehrzahl der Säle, welche sämtlich allen hygienischen Anforderungen in vollstem Maße entsprechen, welche groß, luftig und rein sind, kehrt die Front dem herrlichen Garten zu, einem Garten, so grün, so frisch, so geräumig, wie ihn kaum sonst irgendein Krankenhaus aufzuweisen imstande ist.

Eine Frage haben wir uns zu dem Schlusse dieser Zeilen aufgespart. Die Frage betreffs der Stellung der Sekundarärzte.

Daß hinsichtlich der Sekundarärzte gründliche Reformen geradezu im Interesse des Decorum unseres Standes notwendig sind, wird kein redlich denkender Mann bezweifeln. Die Sekundarärzte sind Männer, welche das Doktorat der gesamten Heilkunde errungen haben und nun aus mancherlei Gründen durch mehrere Jahre dem Spitale ihre Arbeitskraft und ihre Zeit opfern. Sie haben auf einzelnen Abteilungen leichten, auf anderen schweren Dienst, was nichts zur Sache tut. Die Gründe, welche diese jungen Männer im Spitale zurückhalten, sind verschieden. Die Mehrzahl der promovierten Doktoren sieht am Ende ihrer vorgeschriebenen Studien weise ein, daß sie für die Praxis eigentlich blutwenig gelernt haben; daß sie zu ihrer weiteren Ausbildung noch im Krankenhause verweilen müssen, um hier praktische Dienste zu tun. Andere wieder, wenn auch von denselben Motiven geleitet, sind zugleich darauf angewiesen, etwas zu verdienen – und nun winkt ihnen ja als Sekundarärzten der erste Verdienst: Dreißig Gulden monatlich und freies Quartier! Fürwahr, ein Ziel des Schweißes der Edeln wert! Diese dreißig Gulden! Und dieses Quartier! – Seit Jahren spottet man und ärgert man sich darüber! Alte Ärzte erzählen, daß es früher mit den Zimmern noch schlechter ausgesehen habe – es sind die Ärzte aus derselben Zeitperiode, wo man um einen Zwanziger mittagmahlen konnte! – Die Zeiten sind andere; der Fortschritt fordert auch hier gebieterisch sein Recht. Während es (z. B. im 1. Hofe auf der 5. Stiege) bereits Wohnzimmer gibt, die geräumig, hoch, hell sind, existiert noch immer eine Menge anderer, für die der Witz der Sekundarärzte die Bezeichnung „Intercostalräume" erfunden und ein für allemal akzeptiert hat. Jedes dieser Kämmerchen besitzt ein Bett, einen Tisch, ein Nachtkästchen, vier Sessel, ein Schrank, ein Waschkasten. Wöchentlich stellt das Spital jedem Sekundararzte zwei Handtücher zur Verfügung!

Es würde hier zu weit führen, Verbesserungsvorschläge in Betreff dieser Übelstände vorzubringen. Daß einerseits Umbaue stattfinden müßten, um andere Quartiere zu schaffen; daß andere Verfügungen betreffs des Mobiliars getroffen werden müßten, ist klar, und es ist nur eine Frage der Zeit, wann all das geschehen wird. *Daß* es geschehen wird, darüber kann kein Zweifel sein, und eine nächste Generation von Sekundarärzten, der jedenfalls auch einiges nicht recht sein dürfte, wird mit Verwunderung hören, daß es damals noch schlechter war! Und noch ein wunder, sehr wunder Punkt, der gar keine Tendenz zum Granulieren zeigt! Der Gehalt – doch nein, das Adjutum! Dreißig Gulden. Davon soll der Sekundararzt – standesgemäß leben. Das soll seine Entlohnung für einen, auf mancher Abteilung wahrhaft aufreibenden, seine ganze Zeit verschlingenden, verantwortungsvollen Dienst sein! Es heißt ganz einfach das Ansehen der Ärzte herabsetzen, ihre Mühen mißkennen, wenn man sie für ihre Tätigkeit mit keinen anderen Summen zu entschädigen weiß. – Daß es in anderen Stellungen noch schlechter geht, ist eine oft gehörige Erwiderung, welche die Sache um nichts besser macht. Es ist die Verpflichtung an kompetenter Stelle, hier Abhilfe zu schaffen, und zwar in kürzester Zeit.

Es sind also Mängel da, gewiß, aber sie sitzen nicht so tief, als die Reformer à tout prix glauben machen wollen, und die Mehrzahl derselben ist zu reparieren – dazu braucht es nur Geld und Energie; die maßgebenden Kreise mögen das erstere bewilligen, dann ist uns nicht bang, daß die Leitung der Anstalt die letztere in gebotenem Maße entwickeln wird. Einzelne Schäden sind nie und nimmer zu vernichten: man müßte ein großer Optimist oder nie in einem Spital gewesen sein, um z. B. an die Möglichkeit eines idealen Wärterpersonales zu glauben!

Herr *Pernerstorfer* hat jedenfalls das Verdienst, eine Frage, wenn auch nicht in einwurfsfreier Weise, aufgeworfen zu haben. Derjenige, welcher einen wichtigen Gegenstand aufs Tapet bringt, hat gewissermaßen das Recht, rücksichtslos und überlaut zu sein. Denjenigen, welche den Gegenstand zu regeln haben, liegt hingegen die Pflicht ob, ihn in ruhiger und besonnener Weise dem gedeihlichen Ende zuzuführen. Wir sind begierig, ob diese bei den direkt Beteiligten denselben Erfolg erzielen werden, wie Herr *Pernerstorfer* bei der Menge; ihre Aufgabe ist sicherlich schwerer; doch scheint sie schöner und der Arbeit wert.

A. S.

Die „Enthüllungen" des Herrn Dr. *Pernerstorfer* haben
bereits ihre Früchte getragen! Nicht nur, daß sämtliche
Tagesblätter, insbesondere die sogenannten Volksblätter,
täglich neue „Tatsachen" veröffentlichen, die zwar meist
übertrieben, aber nichtsdestoweniger geeignet sind, das
Ansehen und den Ruf einer der ersten und bestgeleiteten
Humanitätsanstalten der Welt zu schädigen, haben die
Reden im Abgeordnetenhause leider auch auf die Behörden weit mehr Eindruck gemacht, als sie tatsächlich verdienen. Wie den Lesern bekannt, hat der Ministerpräsident Graf *Taaffe* gleich in der Debatte versprochen, sofort
Untersuchungen einzuleiten, von welchen alles Weitere
abhängen sollte. Das ist völlig berechtigt, und nun wird
sich ja bald zeigen, was in den auf der Tagesordnung stehenden „Enthüllungen" Wahrheit und was Dichtung ist.
Was wir aber nicht billigen können, ist, daß Dr. *Pernerstorfer* der Untersuchungskommission beigezogen wurde.
Dr. *Pernerstorfer* ist durch seine Rede bereits Partei in der
Sache und nach unserem Dafürhalten nicht unbefangen
genug, um mit der nötigen Objektivität vorgehen zu können, noch weniger einverstanden sind wir mit dem Erlasse
der hohen Statthalterei an die Direktionen der drei großen Krankenhäuser Wiens, ein Erlaß, der seiner ganzen
Fassung nach wohl von den besten Absichten geleitet,
aber bei strikter Befolgung zu großen Unzukömmlichkei-
ten und vor allem zur Untergrabung jeder ärztlichen Autorität führen muß. Der Erlaß der Statthalterei ordnet
nämlich an, daß in jedem Krankenhause ein Beschwerdebuch anzulegen sei.

„*Ich finde mich veranlaßt*", so heißt es in diesem Erlasse,
„*anzuordnen, daß vom 15. d. M. angefangen, jeder aus der
Anstalt tretende Kranke am Vortage seiner Entlassung direkt darüber befragt werde, ob derselbe in irgendwelcher Beziehung eine Beschwerde hinsichtlich seiner Behandlung und*

Verpflegung vorzubringen habe. Zu diesem Ende ist ein eigenes Buch (Austrittsbuch) anzulegen, welches die nachfolgenden Rubriken zu enthalten hat: 1. Postzahl; 2. Vor- und Zuname, Stand und Wohnort des austretenden Kranken; 3. Äußerung des austretenden Kranken und Anführung der etwaigen Beschwerdepunkte unter Beifügung der eigenhändigen Namensfertigung des Kranken; 4. Verfügung der Direktion über die Beschwerde unter Berufung der Zahl des hierüber etwa aufgenommenen besonderen Geschäftsaktes. Die Überwachung dessen, daß die austretenden Kranken am Vortage ihrer Entlassung sich zur Abgabe der erwähnten Äußerung stellen, liegt zunächst den Vorständen der Abteilungen beziehungsweise Kliniken ob; in weiterer Linie ist die Direktion zu dieser Überwachung verpflichtet. Bei Geisteskranken ist die gedachte Frage an deren Angehörige beziehungsweise an den Kurator zu stellen. Hievon setze ich die Direktion zur entsprechenden weiteren Veranlassung mit dem Auftrage in Kenntnis, am Ersten jeden Monats auf Grund des Austrittsbuches an die k. k. Statthalterei zu berichten, wie viele Kranke im Vormonate aus der Anstalt entlassen wurden, welche Beschwerden dieselben vorgebracht haben und was die Direktion behufs etwaiger Abhilfe verfügt hat."

Nun, wenn das den ersten Schritt auf dem Gebiete der Krankenhausreform bedeuten soll, so hätte man wohl unglücklicher kaum debütieren können. Bereits sind die Primarii daran, offiziell gegen diese Einrichtung zu protestieren, gegen eine Einrichtung, welche über kurz oder lang an ihrer eigenen Schwäche zugrunde gehen müßte.

Die Idee des Beschwerdebuches konnte nur zur Reife gelangen, wenn man die Qualität der Krankenhauspatienten nicht in den Kreis der Betrachtungen zog. Nur ein gewisser Prozentsatz der Patienten ist überhaupt durch ihre Intelligenz urteilsberechtigt, und solche Patienten werden klug genug sein, die Beschwerde noch an demselben Tage dem kompetenten Arzte vorzubringen. Bis jetzt hat man aus den Bemerkungen im Beschwerdebuche nur entnommen, daß dem einen das Fleisch, dem anderen das Gemüse, dem dritten die Suppe nicht geschmeckt habe. Zu Anfang wurde von einem gnädigst bemerkt, daß er mit Wärterinnen und Ärzten zufrieden gewesen sei!

Das Beschwerdebuch wird nichts anderes zur Folge haben als Übergriffe von seiten eines Publikums, welches in seinem überwiegenden Teile noch lange nicht reif genug ist, um die Segnungen eines am unrichtigen Platze angebrachten Liberalismus sich und dem Allgemeinen nutzbar zu machen.

Über moderne Fieberbehandlung von Prof. *Unverricht, Jena**)

Verf. glaubt, daß wir gegenwärtig vor einem wichtigen Wendepunkt in der Geschichte der Fieberlehre stehen. Er spricht von den *Liebermeister*schen Lehren, wonach das Fieber nichts anderes sein soll als vermehrte Eigenwärme des Körpers, und wonach die übrigen Symptome, welche man sonst unter dem gemeinsamen Begriffe des Fiebers zusammenfaßte, die Pulsbeschleunigung, die Störung der Muskelfunktionen, des Sensoriums, der Respiration etc., nichts anderes darstellten als die direkten Folgen dieser Wärmestauung. Es ging aus dieser Ansicht für die Therapie das Postulat hervor, mit ernster oder linder Gewalt die erhöhte Eigenwärme zur Norm herabzudrücken, und es winkte als Frucht der herrliche Lohn, daß mit der Ver-

---

* Obgleich wir bereits über den Vortrag, den Prof. *Unverricht* über die moderne Fieberbehandlung auf der Wanderversammlung des allg. ärztl. Vereines in Tübingen gehalten hat, bereits in Kürze berichtet haben, benützen wir doch gerne den uns vom Verf. freundlichst gesandten Separatabdruck aus Nr. 21 und 22 der „Deutschen mediz. Wochenschrift", um auf den geistvollen Vortrag nochmals zurückzukommen, umsomehr, als derselbe eine der wichtigsten therapeutischen Fragen der Gegenwart *kritisch* behandelt. D. Red.

minderung der febrilen Eigenwärme alle Gefahren der fieberhaften Prozesse beseitigt, die Heilung der Fieberkrankheiten also ermöglicht werden würde.

Es ist interessant zu sehen, wie diese ganze Richtung eigentlich durch falsche Beobachtungen inauguriert wurde. Man machte die Bemerkung, daß Typhuskranke sich bei kalten Bädern besser befanden, wie bei den früheren Behandlungsmethoden; und da man bald fand, daß das kalte Wasser die Körperwärme lindert, so sah man darin allein das ganze Heil der Kaltwasserbehandlung und stellte auch für die übrigen Fieberkrankheiten die Bekämpfung der erhöhten Eigenwärme als Norm jeder rationellen Behandlung auf. Man ist vielfach dabei dem Irrtum verfallen, daß man die Temperatur in der Achselhöhle ablas und deshalb von großen, die Wärme deprimierenden Einflüssen des Wassers sprach. Heute stehen wohl kaum noch Kliniker auf dem Standpunkte, daß die Kaltwasserbehandlung durch ihre die Temperatur vermindernde Kraft wirkt; denn man lernte bald einsehen, daß das Wasser an antipyretischer Kraft sich selbst mit den kümmerlichsten innerlichen Fiebermitteln nicht zu messen imstande war.

Man hatte frühzeitig erkannt, daß die gärungswidrigen Eigenschaften gewisser Stoffe vielfach zusammenfielen mit ihren antipyretischen, und da *Lister* zu Zwecken der Antisepsis zunächst die Karbolsäure verwandte, so wurde bald die aromatische Chemie fleißig bearbeitet und besonders jene Körpergruppen erforscht, welche sich vom Benzol ableiten. So wurde uns zuerst die Salicylsäure beschert, von der *Kolbe* feststellte, daß sie sich aus Karbolsäure und Kohlensäure synthetisch zusammenstellen läßt und auch wieder leicht in diese beiden Komponenten zerfällt. Sie hielt schnell ihren Einzug in alle klinischen Institute, wurde in allen fieberhaften Krankheiten versucht und, wie es mit den neuen Medikamenten zu geschehen pflegt, auch fast bei allen empfohlen. *Riess,* der glühendste Anhänger der Antipyrese, den wir gegenwärtig besitzen, hat sich nicht gescheut, seinen Typhuskranken Salicylsäure zu verordnen, sobald ihre Temperatur über 38° hinausging. Er hat dabei den Triumph gefeiert, daß seine Typhen fast vollkommen fieberlos verliefen, und auch die Mortalität von 26 Prozent hat ihn nicht abgehalten, die anderen antipyretischen Mittel in gleicher heroischer Weise zu verwenden und die dauernde Herabdrückung der erhöhten Eigenwärme zur Norm als das Endziel der Antipyrese hinzustellen. Je mehr sich der erste Enthusiasmus für die Salicylsäure besänftigt hatte, um so ungünstigere Berichte über ihre Wirkung bei fieberhaften Krankheiten liefen ein, und weit davon entfernt, bei den übrigen Krankheiten ähnlich heilsame Wirkungen zu beobachten wie beim akuten Gelenkrheumatismus, lernte man bald eine Reihe unangenehmer Eigenschaften kennen, welche Veranlassung wurden, daß man sie bei der Behandlung der übrigen fieberhaften Erkrankungen vollständig verließ. Die Unruhe, das Ohrensausen, die profuse Schweißsekretion, welche häufig von Kollapserscheinungen begleitet sind, waren alles Zeichen, welche den schweren Eingriff in den Organismus verrieten, der mit der Salicylbehandlung verbunden ist. *Liebermeister* selbst fand neben der die Temperatur vermindernden Kraft häufig eine pulsbeschleunigende Wirkung, und damit ist, wie er sagt, ein Indicium gegeben, welches volle Beachtung verdient. Da bei lange dauernden fieberhaften Prozessen der Ausgang oft allein davon abhängt, ob das Herz funktionsfähig bleibt, oder ob sich zu früh höhere Grade von Herzschwäche einstellen, so kann ein Mittel, welches nachweislich eine Einwirkung auf die Herzfunktionen ausübt, in dieser Beziehung nicht als indifferent betrachtet werden. *Bartels* beschrieb starken Rausch, Exaltations- und Depressionszustände. Ein Kranker, der anfangs wie ein Betrunkener getobt hatte, lag dann stundenlang im tiefsten Koma. Bei einem anderen wurden außer benommenem Sensorium auch Motilitätsstörungen, in halbseitiger Parese bestehend, beobachtet. Den Albumingehalt des Urins fand *Bartels* vielfach vermehrt. Da nun weiter von verschiedenen Seiten tödliche Kollapse beschrieben wurden, so vermochte selbst die warme Fürsprache von *Buss* die Verbannung der Salicylsäure aus der klinischen Antipyrese nicht zu verhindern.

Es wurden jetzt drei isomere Dihydroxybenzole, das Brenzkatechin, das Resorcin und das Hydrochinon studiert, aber nur das Resorcin erfreute sich eingehender Versuche, da die beiden anderen sich als zu giftig für die Anwendung am Krankenbette herausstellten. Aber auch das Resorcin hatte so unangenehme Nebenwirkungen, daß es schon bei den ersten Versuchen als nicht empfehlenswert befunden wurde. *Lichtheim* fand bei seinen Kranken nach wenigen Minuten Schwindel, Ohrensausen, Gesichtsrötung, Atembeschleunigung, Vermehrung der Pulsfrequenz und Arhythmie. Nach 10 bis 15 Minuten brach lebhafter Schweiß aus, und die Temperatur ging herunter, um schon nach wenigen Stunden unter schweren Schüttelfrösten wieder anzusteigen. Gelegentlich traten schwere Hirnerscheinungen ein, die Sprache wurde lallend, der Urin dunkelbraunschwarz, die Kranken boten die Symptome schwerer Karbolintoxikation. Es waren also auch mit diesem Mittel die Zwecke der klinischen Antipyrese nur unter der Beigabe von Erscheinungen zu erreichen, die selbst für den enragiertesten Antipyretiker nicht durch den Vorteil aufgewogen wurden, den er sich von der Temperaturverminderung versprach.

Es wurde jetzt eine Gruppe von chemischen Körpern durchsucht, welche man dadurch gewann, daß man das Chininmolekül zerlegte und aus seinen Teilen neue Körper aufbaute. Diese Bestrebungen brachten uns das Chinolin, das Caïrin, das Thallin und das Antipyrin, und damit gelangten wir mehr und mehr in den Besitz von Mitteln, welche fast allen Anforderungen entsprachen, die man nach den bestehenden Grundsätzen der Fieberbehandlung von guten antipyretischen Mitteln verlangen mußte. Freilich führte der Weg erst spät zum Ziele.

Das Chinolin, der erste Fund, den man auf diesem Wege machte, erwies sich nach kurzer Beobachtung als vollständig unbrauchbar.

Dagegen zeigt das Caïrin, welches bald darauf in den Handel kam, eine mächtige antipyretische Kraft. *Riess,* der da mitarbeitete, genügte es nicht, stündlich $\frac{1}{2}$ bis 1 Gramm Caïrin zu geben, je nachdem die Temperatur seiner Kranken 38 oder 39° überstieg, trotzdem er häufig 20 Dosen in 24 Stunden nötig hatte, sondern von dem wahnwitzigen Bestreben ausgehend, die Temperatur dauernd in der Nähe der Norm zu halten, griff er zu Dosen von 3,5 Gramm, die er erst verließ, nachdem er stundenlang andauernde Cyanose, Apathie und Pulsverlangsamung bis 36 dadurch entstehen sah. Es rührte ihn nicht, daß seine Kranken täglich vom Froste geschüttelt wurden, der unter Umständen $1\frac{1}{2}$ Stunden andauerte, daß fast den ganzen Tag Schweiße bestanden, daß Eiweiß im Urin auftrat und der Puls trotz niedriger Temperatur mehr als 100 Schläge in der Minute machte. Er beschreibt mit Genugtuung, daß seine Kranken Delirien zeigten, die den Charakter des Wohlbefindens trugen, welches nur „in eigentümlicher, zum Teil halluzinierender Weise" geäußert wird.

Ähnlich wenig ermutigend fiel der Bericht von *Schulz,* dem Direktor des Krankenhauses in Braunschweig, aus. Fröste und Schweiße wurden wiederholt beobachtet. Erbrechen trat viermal, Nasenbluten, Kollaps, Urticaria u. dgl. mehrfach auf, und die Kranken fühlten sich ohne Caïrin wohler, obgleich sie höher temperiert waren. Auch hier fand man den Befund am Herzen stark differierend von der niedrigen Temperatur. Bei 37,6° wurden 120 Schläge beobachtet, hingegen bei höheren Temperaturen ohne Caïrin 100 bis 108. Rezidive traten in 40 Prozent der Fälle ein, und *Schulz* legte sich die Frage vor, ob die Caïrinbehandlung die Schuld an den Reziiven trüge.

Nachdem noch von den verschiedensten Seiten ungünstige Nebenwirkungen des Caïrin beschrieben worden waren, konnte es nicht fehlen, daß dieses mit so großen Erwartungen in die moderne Antipyrese eingeführte Medikament zu Grabe getragen wurde: „Wir müssen mit Entschiedenheit dem vorzeitigen Triumphieren der Chemiker entgegentreten, als sei es gelungen, in dem Caïrin synthetisch einen Körper darzustellen, der das Chinin zu ersetzen vermöchte.“

Aber noch war das Grabgeläute nicht verklungen, da warfen die Chemiker einen neuen Stoff, das Thallin, auf den Markt, welches zu antipyretischen Versuchen lebhaft empfohlen und durch *v. Jacksch* auch an einem großen Material auf der *Nothnagel*schen Klinik in Gestalt seiner weinsauren, salzsauren und schwefelsauren Verbindung studiert wurde. Es stellte sich heraus, daß bei Dosen von $^1/_4$, sicher aber bei $^1/_2$ bis $^3/_4$ Gramm beträchtliche, meist mehrere Celsiusgrade betragende Temperaturerniedrigungen eintraten. Der Abfall war von heftigem Schweißausbruche begleitet, der Wiederanstieg erfolgte gewöhnlich im Verlaufe von 4 bis 5 Stunden, manchmal auch rascher und dann meist unter Schüttelfrost. Verlauf und Dauer der Krankheitsprozesse zeigten keine Veränderungen. Erbrechen, Cyanose und Kollaps fehlten immer. *Mingazzini* bestätigt die Angaben von *v. Jacksch* ebenso wie *Alexander* durch seine Versuche auf der *Biermer*schen Klinik, und es stellte sich heraus, daß das Thallin wesentliche Vorzüge vor dem Caïrin besaß und sich einem idealen Fiebermittel in seinen Eigenschaften ziemlich näherte. Aber die Akten über seine Wirkungen waren noch lange nicht geschlossen, als schon ein neues Mittel auf den Markt kam, das, soweit man heute urteilen kann, als die Krone der bis jetzt bekannten Antipyretica betrachtet werden muß: das Antipyrin.

Filehne, der dieses Mittel zuerst versuchte, fand gleich die richtige Ordination. Er konstatierte, daß bei Verabreichung von 5 bis 6 Gramm in Dosen von stündlich 2 + 2 + 1 oder 2 Gramm die Temperatur in der Regel in 7 bis 9 Stunden zur Norm zurückkehrt, ja daß gelegentlich eine Apyrexie von 20 Stunden beobachtet wird und nachher die Temperatur langsam und ohne Frost ihre alte Höhe erreicht. Auch der Abfall pflegt sanft zu geschehen ohne wesentlichen Schweißausbruch und ohne irgendwelche Kollapserscheinungen. Nur die Pulsfrequenz zeigt auch hier keine der Temperaturverminderung entsprechende Abnahme. Wenn auch später einige unangenehme Komplikationen des Antipyringebrauches zur Beobachtung kamen, wie das Auftreten von Exanthemen, welches auf der Breslauer Klinik zuerst konstatiert wurde, und das häufigere Vorkommen von Schweiß beim Abfall der Körperwärme, so geht doch aus allen bis jetzt vorliegenden Berichten hervor, daß wir in dem Antipyrin einen Körper besitzen, welcher allen billigen Anforderungen derer entspricht, welche sich bei der Fieberbehandlung zur Aufgabe machen, möglichst wenig eingreifend und ohne üble Nebenwirkungen die erhöhte Eigenwärme zur Norm herabzudrücken.

Aber sonderbar, je mehr man imstande war, die Postulate der Antipyrese exakt zu erfüllen, um so mehr fiel es auf, daß trotz der prompten Ermäßigung der Körperwärme die Krankheiten durchaus keinen anderen oder wenigstens keinen besseren Verlauf nahmen. Mußte sich da dem unbefangenen Urteil nicht, frägt Verf., die Frage aufdrängen, ob die Tendenz unserer ganzen modernen Fieberbehandlung die richtige sei, ob wir überhaupt etwas erreichen, wenn wir die erhöhte Eigenwärme zur Norm herabdrücken?

Verf. hat schon im Jahre 1882, also zu einer Zeit, wo alle die vorhin erwähnten Erfahrungen noch nicht vorlagen, in einem Vortrage diese Frage mit Nein beantwortet.

Die Gefahr von Temperatursteigerungen, wie wir sie bei fiebernden Patienten gewöhnlich zur Beobachtung bekommen, also der Erhebung der Körperwärme um 2 bis 3°, ist absolut unbewiesen. Es ist höchst unwahrscheinlich, daß der Körperwärme nach oben zu so enge Grenzen gesteckt sein sollen, während doch nach unten zu eine Abkühlung des Körpers um 10 bis 12° sich mit dem Fortbestehen des Organismus verträgt. Es sind wiederholt Fälle beobachtet worden, wo die Temperatur ohne Schaden für den Kranken weit über 44° hinausging, und die sorgfältige klinische Beobachtung lehrt auch, daß die meisten Fieberkranken nicht an der Überhitzung, sondern an anderen Ursachen zugrunde gehen; und wenn wir so häufig sehen, daß hochfebrile Temperaturen und schwere Erkrankungen zusammenfallen, so ist dies leicht daraus zu erklären aus dem Umstande, daß, je schwerer die Vergiftung, um so schwerer auch im allgemeinen die normale Wärmeregulation gestört sein wird. Wir haben in der erhöhten Eigenwärme also höchstens einen Maßstab, an welchem wir die Schwere der Intoxikation ablesen können, aber nicht einmal einen zuverlässigen, und es ist nach Verfasser eine Verletzung der einfachsten Logik, wenn wir gleichsam durch Zertrümmerung dieses Maßstabes die Krankheit selbst günstig beeinflußt glauben. Es ist dies, nach des Verfassers trefflichen Worten, jene Vogel-Strauß-Politik, welche alle Gefahren beseitigt glaubt, sobald sie den Blicken entschwunden sind.

Daß die schwersten Erkrankungen mit niedriger Temperatur verlaufen können, und daß umgekehrt trotz hoher Temperatur unschuldige Affektionen vorliegen können, haben in der eklatantesten Weise die Beobachtungen von *Volkmann* und *Genzmer, Fraentzel, Wernich* u. a. gezeigt. *Volkmann* sah aseptisch Operierte sich des besten Wohlbefindens erfreuen, Karten spielen, scherzen und lachen und große Quantitäten Extrakost verzehren, und nur einem Zufalle verdankte er die Entdeckung, daß bei solchen Patienten gelegentlich Temperaturen von 40° vorkommen können, die ihn veranlaßten, ein sogenanntes aseptisches Wundfieber aufzustellen. Umgekehrt sah *Fraentzel* im Feldzuge 1870 schwere Typhusepidemien fast vollkommen fieberlos verlaufen, bei welchen die Kranken trotzdem den ganzen Symptomenkomplex des Fiebers aufwiesen. Hohe Pulsfrequenz, tiefe Prostration, wilde Delirien mit Verfolgungsideen und Fluchtversuchen zeichneten die einzelnen Fälle aus, und die Mortalität belief sich auf 39%. So sehen wir auch *Wernich* bei seinen Studien über den Abdominaltyphus die Beobachtung machen, daß die bösesten Wendungen im Krankheitsverlaufe und die schlimmsten Hirnerscheinungen gerade bei jenen Fällen beobachtet wurden, bei welchen die Temperatur am leichtesten zur Norm zu bringen war.

Aus allen diesen Tatsachen schloß Verf., daß die Gefahr der Temperatursteigerung in keiner Weise festgestellt ist, ja er sprach sogar angesichts der spärlichen Tatsachen, die schon damals für die Schädigung der Bakterien durch hohe Temperaturen sprachen, die Ansicht aus, daß die alte Anschauung von der Zweckmäßigkeit des Fiebers nicht ohne weiteres zu widerlegen sei. Diese Anschauungen fanden bei der großen Fieberdebatte in Wiesbaden und ebenso auf dem Kongresse in Kopenhagen keinen Vertreter. Es bildeten die *Liebermeister*schen Thesen für alle Anwesenden die Grundlage der Verhandlung. Aber in der medizinischen Presse begannen sich immer mehr Stimmen zu regen, welche sich mehr oder weniger dem oben ausgesprochenen Standpunkte näherten. Vor allen Dingen war es *Naunyn,* welcher in einer ausgedehnten experimentellen und kritischen Arbeit den Nachweis zu liefern versuchte, daß selbst langdauernde und starke Temperatursteigerungen ohne Schaden für den Organismus vertragen werden können.

So kam es, daß die Stimmen der Opposition sich auf dem vorjährigen medizinischen Kongresse zu einem kräftigen Chorus vereinigten, der Protest einlegte gegen den in der Fieberbehandlung eingerissenen Dogmatismus, ja selbst die ketzerische Ansicht hielt man nicht zurück, daß das Fieber möglicherweise eine zweckmäßige Einrichtung der Natur sei. Es ist denkbar, daß der Organismus durch das Fieber in den Stand gesetzt wird, sich der Infektionsstoffe rascher zu entledigen, als es ohne diese Einrichtung der Fall wäre. Das Fieber heilt durch Feuer reinigend, sagt *Pflüger*, einer der tiefsten Kenner des Zellenlebens. *V. Jacksch* fand, daß Pneumoniker, Erysipelaskranke u. dgl., deren Temperatur durch Antipyrin und Thallin stundenlang auf 37 bis 37,8° gehalten wurde, ebenso klagten wie vorher, obgleich die Fieberhitze fehlte. Er sah in Prag bei exspektativer Behandlung des Typhus 150 Kranke hintereinander genesen, während im nächsten Jahre, wo antipyretische Mittel verwendet wurden, ein ziemlich hohes Mortalitätsperzent herauskam. *Strümpell* erklärte es zum Mindesten für zweifelhaft, wenn nicht für unwahrscheinlich, daß mit der Herabsetzung der Eigenwärme an sich den Kranken wirklich etwas genützt werde, und auch *Heubner* unterließ es nicht, auszusprechen, daß er sich von jeher nicht mit den *Liebermeister*schen Prinzipien im Einklange befunden habe. Er führt zum Beweise seiner Ansicht die Kinderpneumonie an, welche, obgleich meist eine hochfebrile Affektion, doch ein minimales Mortalitätsprozent aufweise.

Auch die Erfahrungen, daß durch höhere Temperaturen das Wachstum gewisser Mikroparasiten beeinflußt wird, haben sich in letzter Zeit erheblich vermehrt. Verf. führt Belege an und folgert daraus:

Dieser schädigende Einfluß der Temperaturerhöhung auf die Entwicklung der Bakterien ist eine der Waffen, durch welche der Organismus seine Feinde vernichtet. Daß er noch eine große Reihe anderer vitaler Kräfte besitzt, die dasselbe Ziel zu erreichen vermögen, lehren die Genesungsfälle bei antipyretischer Behandlung. Unrationell aber ist es, ihm auch nur die schwächste Waffe in dem zweifelhaften Kampfe zu entwinden.

So stehen die Akten der Fieberbehandlung. Wir müssen nach des Verf. Ansicht eingestehen, daß der ganze weite Weg, den wir zurückgelegt haben, ein falscher gewesen ist.

Was jetzt vor allen Dingen not tut, ist, sich möglichst schnell loszusagen von alten Anschauungen, die uns zum Teil lieb und teuer geworden sind und deren Unrichtigkeit jetzt klar zu Tage liegt.

Dr. A. Sch.

Die syphilitischen Erkrankungen des Nervensystems von Dr. *Theodor Rumpf,* Privatdozent der Medizin an der Universität Bonn. Mit zwei lithographierten Doppeltafeln. (Verlag J. F. Bergmann, Wiesbaden 1887.) [Sp. 989–991].

In diesem neuen Werke begrüßen wir eine Erscheinung, die auf das Interesse der Fachgenossen ein hervorragendes Anrecht hat. Umfassende Kenntnis der Literatur verbindet sich mit vollkommener Selbständigkeit der Auffassung; und eine Darstellung, gleich weit entfernt vom trokkenen Lehrmeistertone wie von klingenden Phrasen, läßt uns die Anregungen, welche dieses Buch sicherlich gewährt, mit um so mehr Vorteil in uns aufnehmen, als hie und da eine polemische Abschweifung oder ein Hinweis auf halbvollendete Forschungen uns die Wege kennenlehren, auf welchen ein Weiterschreiten verdienstlich oder von Erfolgen gekrönt sein könnte.

Wir können uns kaum versagen, auf einzelne Teile dieses vorzüglichen Buches näher einzugehen; aus einem kurzen Berichte möge der Leser erkennen, wie der Autor seine Sache anfaßt, wie er seinen Stoff einteilt, und welche die Schlußsätze seiner Lehren sind.

In einer kurzen Einleitung werden wir über die außerordentliche Wichtigkeit aufgeklärt, welche heute die Lues als ätiologisches Moment einer großen Menge von Nervenkrankheiten für sich in Anspruch nimmt; es wird darauf hingewiesen, daß das Nervensystem heute mehr denn je ein Locus minoris resistentiae geworden, mehr als je geneigt ist, auf Einflüsse eines krankmachenden Agens zu reagieren.

Einige Worte gehören der geschichtlichen Entwicklung der in dem Buche behandelten Lehre; gleich darauf folgt eine Besprechung der Untersuchungsmethoden; der Beziehungen des klinischen Bildes zu den Ergebnissen pathologisch-anatomischer Forschung; ein ausgedehntes Kapitel über diese letzteren, wobei der Erwähnung eigener Untersuchungen ein erheblicher Raum zufällt. Überall wird mit Bedeutung die hervorragende Rolle betont, welche die Gefäßerkrankungen im Gebiete der syphilitischen Nervenleiden spielen.

Interessant und unabgeschlossen, wie es die Aktualität der Sache mit sich bringt, gibt sich das Kapitel, in welchem die Arbeiten und Ansichten *Lustgartens, Doutreleponts* und anderer einer auf dem Grunde eigener Arbeiten erstandenen Kritik unterzogen werden. Der Verfasser steht auf dem Standpunkte, daß die Bazillen mit einiger Wahrscheinlichkeit mit der Syphilis etwas zu tun haben; daß wir aber vor allem die Mehrzahl der in luetischen Produkten enthaltenen Mikroben noch nicht mit Sicherheit zu färben vermögen und weiters, daß die bisher dargestellten Bazillen nur besser färbbare Arten der Syphilisbazillen vorstellen. – Mit einigen Bemerkungen über die Beziehungen der syphilitischen Nachkrankheiten zur antisyphilitischen Therapie schließt der allgemeine Teil.

„Der Mißerfolg einer antiluetischen Therapie kann nicht ohne weiters gegen die Diagnose einer syphilitischen Erkrankung ins Feld geführt werden." Dieser Satz, auf dessen Sinn der Autor noch zu wiederholten Malen zurückkommt, läßt uns sozusagen noch vor Eintritt in das reiche Gebiet des Speziellen erkennen, daß wir keinen jener allzukühnen Optimisten vor uns haben, die an eine Lues gar nicht denken können, wo Jod und Quecksilber ihren Dienst versagen. Syphilitische Produkte, die immerhin noch zurückgehen mögen, können bereits eine irreparable Störung der physiologischen Funktionen gesetzt haben.

Auf zweihundert nun folgenden Seiten sind die Gehirnerkrankungen abgehandelt. Die Mono- und Hemiplegien, die Störungen der Sprache, Sehstörungen, die ihren Grund haben in Erkrankungen der Hirnrinde; ferner Affektionen des Stabkranzes, der basalen Ganglien, der Hirnbasis, des Pons, der Medulla finden Besprechung, Beleg und Erklärung. Ein fesselnder Abschnitt führt uns dann in das dunkle Gebiet der Gehirnkrankheiten ohne Herdsymptome; vage Erscheinungen, wie Kopfweh, Schwindel, Schlaflosigkeit werden erwähnt; und hier führt der Verfasser auch eine Innervationsdifferenz beider Pupillen ohne vorhandene Lähmung des Sphincter oder Dilat. irid bei beiderseits gleicher Reaktion an – ein Symptom, das er in einer nicht nachweisbaren Störung der sensiblen Bahnen oder in einer einseitigen Beeinträchtigung des Reflexbogens begründet sieht.

All diese Erscheinungen: eigentümliche Nervensymptome ohne Herdsymptome, finden wir so unendlich häufig – gewiß häufiger als bei der Syphilis im Verlaufe der *Neurasthenia cerebralis* ausgeprägt, daß hier eine differentielle Diagnose, wenn nicht gewichtige anamnestische Momente zu Hilfe kommen, auf große Schwierigkeiten stoßen mag. Das Fehlen der Lichtreaktion, welches häufig als frühestes Symptom von organischen, besonders luetischen Hirnerkrankungen auftritt, gibt nach des Autors Ansicht gewiß willkommenen Anlaß zu entschiedenem therapeutischen Eingriffe.

Der nächste Absatz leitet bereits auf die Psychosen auf syphilitischer Grundlage hinüber; es wird der Gedächtnis-

123

schwäche Erwähnung getan, der Epilepsie, die allerdings in späteren Stadien gerne Herdsymptome entwickelt, sowie auch der maniakalischen Anfälle etc.

In diesem Kapitel ist es auch, wo der negierende Standpunkt präzisiert wird, den der Verfasser gegen die präoccupierte Behandlung der Syphilis einnimmt, im Gefolge welcher ja, wie in den letzten Jahren von vielen Autoren bestätigt wurde, diese tückische Krankheit an Unberechenbarkeit noch zu gewinnen scheint. Daß auch eine antiluetische Behandlung bei Nichtvorhandensein von Lues direkt Schaden bringen kann, versucht eine Krankengeschichte (S. 274) uns plausibel zu machen.

Das nun folgende Kapitel gehört zu den interessantesten des Buches. Es handelt sich hier um die Dementia paralytica, und eine Anzahl statistischer Ausweise werden von dem Verfasser größtenteils zugunsten der Syphilis als des ätiologischen Momentes ins Feld geführt. Krankengeschichten, von denen manche in Beziehung auf die luetische Vorgeschichte kaum einen Zweifel lassen, histologische Befunde, in welchen Gefäßveränderungen anscheinend spezifischer Natur in der Rinde geschildert werden, kommen dieser Auffassung zu Hilfe, und nur die therapeutische Hilflosigkeit, mit welcher man selbst den ersten Angriffen dieser traurigsten Hirnerkrankung gegenübersteht, wirkt so befremdend, daß man es sehr bedauern muß, wenn der Verfasser, der doch Abschweifungen so wenig abgeneigt ist, eine nähere Geschichte von Fällen zu bringen unterläßt, über deren einige er zu verfügen angibt und die „unter entsprechender Behandlung wenigstens Jahre lang günstig verlaufen sind". – Noch eines vermißten wir im Bereiche der letzteren Abschnitte: eine Berücksichtigung des neuerdings häufiger beobachteten Coma syphiliticum, welches vom Autor nur andeutungsweise erwähnt wird.

In dem folgenden Teile wird die Syphilis des Rückenmarks behandelt. 24 Fälle von syphilitischen Infiltrationen des Rückenmarks bilden den Anfang. Hier wie zum Schlusse der meisten Abschnitte finden wir einen streng abgeschiedenen Paragraph, der Diagnose und Prognose bestimmt. Es ist einleuchtend, daß dieses Einteilungsprinzip zu einer Menge Wiederholungen Anlaß gibt, in welchen sich der Autor mit einer häufig allzu behaglichen Breite gefällt. Längen dieser Art sowie die ermüdende Weitläufigkeit in einigen epikritischen Bemerkungen zu Krankengeschichten könnten in einer neuen Auflage leicht vermieden werden.

Nachdem nun noch die diffusen Infiltrationen des Rückenmarks, die Lateralsklerose, die spinalen Atrophien auf syphilitischer Grundlage in einer zwar kurzen, aber für die bisherigen Erfahrungen noch immer zu ausgedehnten Weise besprochen werden, wendet sich der Autor zu einem mit großem Aufwand an Literaturangaben, statistischem Materiale und Krankengeschichten gearbeiteten Abschnitte, in welchem die Frage von der Tabes und Syphilis einer gründlichen Untersuchung unterzogen wird. Diese Frage ist die Seeschlange unserer medizinischen Literatur. Hundertmal aufgeworfen, meist nur mit Vorbehalt und von anerkannten Autoritäten in völlig divergenter Weise beantwortet, steht sie noch immer ohne Abschluß da – eine gewaltige Ironie auf die scheinheilige Lügnerin Statistik! Auch *Rumpf* – der doch gewiß alles gelesen und vieles gesehen – ist zu keinem Resultate gelangt, und seine Schlußsätze sagen weder Ja noch Nein, sondern haben das vorsichtige Wörtlein „vielleicht" zum Leitmotiv. Die Therapie, die der Verfasser sich zurechtlegt, eine Verbindung von antiluetischer mit elektrischer Behandlung, verdient in ihrer ganzen Breite an Ort und Stelle nachgelesen zu werden, sie fordert zu weiteren Versuchen heraus, soviel in dieser Richtung auch neuerdings schon gearbeitet wurde.

Den Beschluß der „Rückenmarkssyphilis" macht das Kapitel über kombinierte Erkrankungen.

Im vierten Abschnitte erfahren wir alles Wissenswerte über die syphilitischen Erkrankungen der peripheren Nerven. Ihre Häufigkeit, die verhältnismäßig günstige Prognose, welche sie geben, wird betont; und an der Hand zahlreicher Krankengeschichten und theoretischer Erörterungen entrollt uns der Autor eine Reihe der wechselvollsten und ihrer ganzen Mannigfaltigkeit von der Menge der praktischen Ärzte gewiß noch nicht genügend gewürdigten Bilder.

Nun folgen als letztes Kapitel einige Notizen über die Beteiligungen des Nervensystems bei hereditärer Lues. Der Abschnitt ist kurz – der Autor scheint ermüdet. Doch nein: nicht er, die Wissenschaft stockt hier. Mikroskop und Spekulation haben noch nicht alles erkundet; was sie aber bisher zu finden vermochte, wird getreulich von unserem Autor, dem kein Winkel dieser winkelreichen Literatur verborgen blieb, aufgezeichnet und mit Randglossen versehen.

Wir glauben schon zu Ende gelesen zu haben, als uns der Verfasser mit dem vorsichtigen Worte: „Allgemeine Schlußbemerkungen" zu einer letzten Umschau einladet. Wir haben sie nicht zu bereuen, so wenig Neues sie uns auch zu bieten vermag.

Die Bemerkungen über die Prognose, im Laufe des Buches von Fall zu Fall eingestreut, werden nun zusammengefaßt und abgeschlossen. – Das Kapitel über Prophylaxe muß sich, wie in jedem Buche über die Syphilis, mit einigen sentimentalen Betrachtungen über die Unzulänglichkeit der administrativen Einrichtungen, über die Gefahren der öffentlichen und geheimen Prostitution usw. begnügen; zeigt aber in seiner Kürze den Mann von Geist, der dort, wo es mehr Phrasen als Exaktes zu reden gibt, lieber wenig sagt; das abschließende Kapitel endlich, welches die Therapie zum Gegenstande hat, mahnt uns mit seinen trockenen Wahrheiten in unangenehmer Weise daran, daß dem verderblichen Krankheitsgenius gegenüber, der gleichsam erst nach längerem Verweilen im Organismus zum Bewußtsein seiner ganzen Macht erstarkt, die Zuversicht nicht mehr am Platze ist, mit welcher wir seinen ersten Angriffen im Vertrauen auf unsere mächtigen Heilmittel Jod und Quecksilber entgegentreten. – Die sogenannte Präventivbehandlung scheint nach den bisherigen Erfahrungen abgetan; – jedoch die Präventivbehandlung in einem anderen Wortsinne: diejenige, welche den schweren Spätformen zuvorzukommen sucht, ist gewiß noch nicht so weit studiert, daß man ohneweiters den Gedanken an die Möglichkeit einer absoluten Heilung der Syphilis von der Hand weisen dürfte. Hier, so scheint es, blühen einem therapeutischen Genie der Zukunft die schönsten Lorbeeren!

Mit den gewöhnlichen diätetischen Ratschlägen, von der Umsicht des kundigen Arztes zusammengestellt, klingt das Buch, welches wir in den vorangehenden Zeilen der Aufmerksamkeit des medizinischen Publikums empfohlen, aus.

Es ist ein Werk, dem allerdings die großen Züge mangeln; kein bahnbrechender, wenn auch gewiß ein gediegener und denkender Forscher ist es, der uns durch seine Disziplin geleitet; ein Gelehrter, der uns nicht mitreißt, der uns aber mit Bedacht und sicher führt. Man wird sich gewiß nicht ohne Nutzen von ihm den Weg weisen lassen, welchen er so gut zu beleuchten versteht – ohne dabei zu blenden.

Dr. Arthur Schnitzler.

Handwörterbuch der gesamten Medizin. Herausgegeben von Dr. *A. Villaret.* Zwei Bände. (Verlag Ferdinand Enke, Stuttgart 1887.) [Sp. 1023].

Vor uns liegt die erste Lieferung eines neuen literarischen Werkes, auf welches wir die Aufmerksamkeit unserer Leser lenken möchten, es ist dies ein neues „*Handwörterbuch der gesamten Medizin*". Dasselbe soll nach dem Programme des Herausgebers über die neuen Erscheinungen in unserer Wissenschaft, unter gleichmäßiger Berücksichtigung aller Nebenzweige, in klarer, knapper und doch erschöpfender Form Belehrung bieten. Der Arzt soll sich anhand dieses Ratgebers rasch und leicht über ihm nicht geläufige Begriffe, z. B. über Ptomaine, Leukomaine, über neue, ihm noch nicht genügend bekannte Stoffe, wie etwa über Tropeine, über Belladonnin, Adonin, über neue Operationen und Operationsmethoden, deren Kenntnis er in Hinblick auf eine richtige Diagnosestellung nicht entbehren kann, z. B. über Nephrectomie und Nephrotomie, über neue Krankheitsbilder, wie über Aktinomykose usw., rasch und sicher orientieren können. Nicht minder aber soll Bekanntes leicht gefunden werden, um dem Gedächtnisse im konkreten Falle nachzuhelfen, sei es nun, daß es sich darum handelt, den Nährwert eines Nahrungsmittels, die Dosis eines Heilmittels, die chemische Formel eines Körpers, die Einzelheiten einer chemischen Reaktion oder den Ansatzpunkt eines Muskels und den Verlauf eines Nerven oder Gefäßes, die Details einer bestimmten Behandlungs- oder Operationsmethode in einem besonderen Fall sich wieder in das Gedächtnis zurückzurufen.

Ein solches kurzgefaßtes Handwörterbuch entspricht tatsächlich einem Bedürfnisse, und das Werk wird somit wirklich eine Lücke in unserer Literatur ausfüllen.

Das Handwörterbuch wird nach dem vorliegenden Prospekte nur zwei Bände stark sein und soll höchstens 40 Mark kosten. Wir hoffen, Herausgeber und Verleger werden dieses Versprechen einhalten und das Werk nicht – nach bekannten Mustern – ins Unendliche ausdehnen. Der Vorteil des Handwörterbuches soll in der Knappheit der Bearbeitung und in der Billigkeit der Herstellung liegen. Für ein solches Werk werden sich immer gerne Leser und Käufer finden.

Die Buchhandlung *Enke,* in deren Verlage das Werk erschien, hat jüngst bereits ihr 50jähriges Jubiläum gefeiert; sie entwickelt jedoch eine Rührigkeit, als müßte sie sich erst einen Namen erobern. Bei *Enke* findet sich eben die Erfahrung des Alters mit dem Feuereifer der Jugend vereint.

[Sp. 1551]

Wir waren bereits vor einigen Monaten in der Lage, unsere Leser auf diese medizinische Enzyklopädie aufmerksam zu machen, welche in dem unermüdlich tätigen Verlag *Enke* erscheint und im ganzen auf zwei Bände berechnet ist. Wir verzichten darauf, die Worte der Anerkennung zu wiederholen, welche wir bereits beim Erscheinen der ersten Lieferungen auszusprechen uns befugt hielten, und freuen uns des raschen Vorwärtsschreitens dieses in allen seinen Teilen bisher so wohlgelungenen Handwörterbuches, welches den Bedürfnissen der praktischen Ärzte so glücklich entgegenkommt. Die uns vorliegende 3. und 4. Lieferung enthält die Artikel Bandwurm bis Chorioidea. Von größeren Abhandlungen wären als besonders gelungen zu erwähnen, die über Blutstillung, Bronchialkatarrhe, Bronchiektasie, Cholera etc.

[Sp. 1155]
(2. Heft.)

Von diesem Werke, welches im ganzen auf ungefähr 20 Lieferungen veranschlagt ist, liegt uns heute die zweite Lieferung vor. Diese enthält die Artikel vom „Antimonspiegel" bis „Bandagenträger". Gleich beim Erscheinen des ersten Heftes machten wir auf die Vorzüge dieses vortrefflich redigierten medizinischen Handwörterbuches aufmerksam, an welchem unter altbewährten gediegenen Autoren manche hoffnungsvolle jüngere Kraft mitarbeitet. Aus dem reichen Inhalte der vorliegenden Blätter heben sich einige Artikel durch ihre gründliche und dabei präzise Fassung besonders vorteilhaft hervor; wir nennen z. B. die Bearbeitung des „Asthma", der „Aphasie", der „Atmung", der „Auskulation", dann die Besprechung der „bakteriologischen Untersuchungsmethoden", der „elektrischen Apparate" u. a. m.

Wir zweifeln nicht daran, daß sich das Handwörterbuch des Dr. *Villaret*, welches sich überdies durch eine sehr ansprechende Ausstattung auszeichnet, in Kürze insbesonders unter den praktischen Ärzten, deren Bedürfnissen es aufs beste angepaßt ist, der größten Verbreitung erfreuen wird.

Ätiologisches und Anatomisches über Lungenschwindsucht von Dr. *Johannes Orth,* o. ö. Professor der allgemeinen Pathologie und pathologischen Anatomie in Göttingen. (Verlag August Hirschwald, Berlin 1887.) [Sp. 1059–1060].

In drei Kapiteln von mäßiger Ausdehnung (das ganze Büchlein enthält 33 Seiten in Groß-Oktav) bespricht der Verfasser einige Fragen, welche sich auf die Grundursachen und die anatomischen Bilder der Lungenschwindsucht beziehen.

Diese Kapitel sind wie folgt benannt: I. Allgemeines über die Ätiologie und Morphologie der Phthise; II. Die Entstehung phthisischer Veränderungen, in welcher Hinsicht der Autor eine aërogene (Inhalations-)Phthise, eine hämatogene und eine lymphogene Phthise unterscheidet. III. Die Ausbreitung der phthisischen Prozesse in den Lungen. Der Verfasser hat sich nur die Aufgabe gestellt, eine Darstellung der wichtigsten Verhältnisse zu geben, und wie er selbst betont, keine erschöpfende Behandlung des Gegenstandes versucht. In diesem Sinne wird man der kleinen Schrift gewiß jenes Interesse entgegenbringen, das den Ansichten und Erfahrungen des gelehrten Autors gebührt. *Orth* sagt nichts wesentlich Neues; er steht vollkommen auf dem Standpunkte, auf den die Entdeckung der Tuberkelbazillen die Mehrzahl der Forscher mit Entschiedenheit hinweisen mußte, denn erst die nächsten Jahre oder Jahrzehnte werden uns vielleicht lehren, die Grenzen eines Gebietes abzustecken, in welchen die Worte „infizierendes Agens" und „Disposition" hin und her schwirren wie Irrlichter.

Eine Stelle in dem *Orth*schen Büchlein scheint uns im übrigen einer speziellen Erwähnung deshalb wert, weil sie sich von dem Stil des Ganzen, in welchem eine strenge Einheit und Konsequenz herrscht, sonderbar genug unterscheidet. Diese Stelle heißt:

„Nun hat man aber gesagt, wenn wirklich durch Übertragung der Bazillen Phthise entstände, dann müßten ja, bei der Unmöglichkeit, den Bazillen oder ihren Sporen ganz zu entgehen, schließlich alle Menschen phthisisch werden, und man glaubte die Kontagiositätslehre ganz besonders durch den Hinweis mattzusetzen, daß das Wärterpersonal in den Heilanstalten für Schwindsüchtige nur ausnahmsweise an Phthise erkranke, obwohl doch gerade dieses ganz besonders reichliche Gelegenheit zur Infektion haben müsse. Ich habe schon in meinem Lehrbuch der pathologischen Anatomie erklärt, daß mir eine derartige Argumentation unbegreiflich ist, da man mit demselben Rechte sagen könnte, weil das Wartepersonal auf den syphilitischen Abteilungen der Krankenhäuser nur ausnahmsweise Syphilis von den Kranken akquiriert, obwohl ihm doch Gelegenheit genug gegeben sein muß, mit syphilitischem Gift (im Geschwürsekret etc.) in Berührung zu kommen, so kann das syphilitische Gift kein kontagiöser Infektionsstoff sein. Der menschliche Körper verhält sich eben nicht wie ein geeigneter Nährstoff im Reagenzglas, auf den man nur die Bazillen zu bringen braucht, um sie zum Wachsen zu bringen, er ist kein totes Substrat, das sich widerstandslos den Parasiten hingibt, er ist lebendig, er leistet Widerstand, es genügt nicht, daß er mit dem Gift in Berührung komme, um zu erkranken, er muß auch so beschaffen sein, daß das Gift haften bleiben und sich vermehren könne, er muß disponiert zur Erkrankung sein."

Es ist wohl einleuchtend, daß in den beiden vom Verfasser beigezogenen Vergleichsfällen die Verhältnisse so verschieden liegen, daß man diese Art der Beweisführung kaum wird gelten lassen.

60. Versammlung deutscher Naturforscher und Ärzte in Wiesbaden*

(Original-Korrespondenz der „Internationalen Klinischen Rundschau)

[Sp. 1251–1252]

Wiesbaden, 19. September 1887

Von allen Gebäuden der Stadt flattern Fahnen: längs den Hauptstraßen wehen an hohen Flaggenstangen die

---

* Anm. d. Hg.: Die „Internationale Klinische Rundschau" 1887 hat von der 60. Versammlung deutscher Naturforscher und Ärzte äußerst ausführlich berichtet (so auf den Spalten 1251–1257, 1278–1296, 1313–1322, 1325–1326, 1343–1355, 1375–1382, 1408–1410, 1438–1443, 1472–1475, 1507–1510, 1542–1547, 1575–1580). Es handelt sich meist um den wörtlichen Abdruck von Kongreßvorträgen und um Zusammenfassungen von Vorträgen und Sektionsdiskussionen, die teils von den Mitarbeitern der „Internationalen Klinischen Rundschau" erstellt, teils von Zeitungen und Zeitschriften übernommen sind. Hier werden die beiden Passagen abgedruckt, die Schnitzler signiert hat. Welche Texte ansonsten von ihm stammen (er war einer der drei Schriftführer der Sektion für Laryngologie und Rhinologie), ist nicht mehr auszumachen. Auf jeden Fall wären dies nur schematisch redigierte Protokolle o. ä.

Farben Deutschlands und seiner Provinzen: Laub- und Blumengewinde schmücken hie und dort die Einfahrten von Häusern, die Tore der Hotels. So empfängt Wiesbaden seine Gäste: die Versammlung deutscher Naturforscher und Ärzte, solchermaßen zugleich für die Ehre dankend, daß es im vorigen Jahre dazu auserlesen ward, heuer in seinen Mauern die Blüte deutscher Gelehrsamkeit zu empfangen.

In dem Augenblicke, wo diese Zeilen vor das Auge unserer Leser gelangen, ist alle Festlichkeit verrauscht, ist der Jubel des Zusammenseins verklungen: ja selbst das Gefühl jener Zusammengehörigkeit, welches alljährlich durch die Gepflogenheit dieser Versammlungen auf Tage wenigstens so rege und in seiner Regsamkeit so fruchtbringend sich gestaltet, ist verblaßt durch die matten Reflexe, in welche das Alltagsleben selbst die erhabensten Empfindungen zu tauchen liebt: doch heute, wo wir diese ersten Bemerkungen niederschreiben, am Tage der Eröffnung der 60. Naturforscherversammlung, wirkt auf alle noch jener mächtige Eindruck, welchen die neue Stadt, die neuen Menschen – und die alten Menschen unter den neuen Verhältnissen, welchen all' dies Getriebe hervorruft, das durch seine Genußfreudigkeit Leben, durch seine Wissensfreudigkeit Adel erhält.

Bereits Sonntag war eine große Anzahl der Teilnehmer an der Versammlung in Wiesbaden eingelangt: überall begegnete man Männern mit rot-weiß-schwarzen Kokarden – den Emblemen der diesjährigen Mitgliederschaft. Auch an den Kleidern mancher Damen prangten diese Maschen als bunte Zeichen gelehrter Verwandtschaft. Tagsüber verlor und zerstreute sich die Menge in den Straßen oder in der Umgebung, um sich erst des Abends zu zwangloser Begrüßung im Kursaal zu vereinigen. Hier begegneten sich alte Bekannte wieder: hier knüpften sich neue Bande, und ein Hauch von Freundschaft und Freude lag über der ganzen Versammlung. Es war, als verbände die deutschen

Naturforscher und Ärzte aus jeglichem Lande eine innige, ja begeisterte Kollegialität, und wie dunkle Schatten verschwanden aus dem Kreise dieser Edeln jene bösen Feinde, welche sich daheim so geschäftig mitten unter Arbeit und Forschung drängen: Neid und Mißgunst. Man mochte über den wissenschaftlichen Wert der Naturforscherversammlungen denken, wie man wollte: gewiß konnte keiner sich eines erhebenden Gefühles erwehren, der unter diesen Gelehrten stand, größere und kleinere, und der sich da des herrlichen gemeinsamen Strebens bewußt ward, welches diese Männer alle zueinander führte und zu Brüdern machte: des Strebens nach Wahrheit, nach Licht.

Uns scheint es, als wenn dies Wachhalten oder Wiedererwecken eines enthusiastischen Bewußtseins, wie dies von den hier skizzierten Momenten zweifellos vollbracht wird, weitaus genügenden Grund gäbe, an der Institution der Naturforscherversammlungen nicht zu rütteln: zugegeben selbst, daß für die exakte Forschung in diesen alljährlichen Sitzungen nichts Ersprießliches geleistet werde.

Man vergesse doch nicht, wie viele Anregungen man von hier nach Hause tragen kann, die, an Ort und Stelle nicht genügend durchgesprochen, erst daheim zu völligem Verständnis erblühen: man vergesse nicht, daß es Andeutungen gibt, die manch einer aufgreift, um sie auf der Reise, zu Hause auszudenken: man vergesse schließlich nicht, daß das lebendige Wort, welches hier laut und bestimmt an's Ohr dringt, Ideenassoziationen zu entfesseln imstande ist, wie es dem geschriebenen toten Worte nie und nimmer gegönnt sein kann. Die Naturforschung selbst mußte auf die Idee der Naturforscherversammlung leiten, indem sie auf die elementare Unmittelbarkeit der Sinneseindrücke hinwies, die den wahren Atem unserer Gedankenwelt vorstellt.

Manche Bemerkung über dieses Thema läge uns noch

auf dem Herzen, und wir werden wohl noch hier und dort im Laufe unserer Berichte, die sich jetzt dem Speziellen zuwenden sollen, Gelegenheit haben, auf diese allgemeinen Fragen einzugehen: für jetzt sei es uns gestattet, einfach über die Geschehnisse zu berichten und somit an der Hand des „Tagesblattes der 60. Versammlung deutscher Naturforscher und Ärzte", sogleich von der Eröffnungssitzung, die heute morgen in dem Prachtsaale des Kurhauses stattfand, Mitteilung zu machen.

[Sp. 1325–1326]

Geist und Sinne durften sich heuer in Wiesbaden wohl befriedigt fühlen. In den allgemeinen Sitzungen regten geistreiche Vorträge das Interesse mächtig an; – in den Sitzungen der Sektionen zeigte die Lebhaftigkeit der Diskussionen, welche sich hier und dort entwickelten, für die Aufmerksamkeit, welche man den einzelnen Deduktionen entgegenbrachte.

Wir waren bereits in der Lage, unseren Lesern einen Teil der allgemeinen Vorträge bieten zu können; die übrigen werden zum größten Teile in den nächsten Nummern folgen. Zum Zwecke einer gewissen Übersichtlichkeit wollen wir hier die in den drei öffentlichen Sitzungen gehaltenen Vorträge namentlich anführen:

Wislicenus (Leipzig), Entwicklung der Lehre von der Isomerie chemischer Verbindungen.

Preiyer (Jena), Naturforschung und Schule.

Virchow (Verlin), Über den Transformismus.

W. Detmer (Jena), Pflanzenleben.

Meynert (Wien), Mechanik der Physiognomik.

Benedikt (Wien), Über die Bedeutung der Kraniometrie für die theoretischen und praktischen Fächer der Biologie.

Dr. *Löwenthal* (Lausanne), Über die Aufgabe der Medizin in der Schule.

Dr. *Hueppe* (Wiesbaden), Über Beziehungen der Fäulnis zu den Infektionskrankheiten.

Wir enthalten uns eine kritischen Erörterung dieser Vorträge umsomehr, als ja unsere Leser binnen Kürze Gelegenheit haben werden, dieselben, soweit es möglich, in extenso kennen zu lernen.

Die Sektionssitzungen boten gleichfalls des Interessanten in Fülle. Alles zu erwähnen, was hier geboten wurde, möchte den Raum der für diese letzten Erinnerungen an Wiesbaden bestimmten Zeilen weit überschreiten; doch denken wir in der bisher begonnenen auszugsweisen Mitteilung des uns vorliegenden Materiales fortzufahren, und so werden die Leser dieses Blattes noch manche Referate und Diskussionen aus den verschiedenen Sektionen als wertvolle Ergebnisse der Beratungen gelehrter Männer kennenlernen.

Die Teilnehmer der Naturforscherversammlung erhielten zugleich mit ihren Mitgliedskarten einige Schriften, von denen manche wohl als eine dankenswerte Erinnerung an die Wiesbadener Tage gelten mögen. Ein vom Gemeinderate gewidmetes Buch enthielt eine eingehende Darstellung der sanitären und hygienischen Einrichtungen von Wiesbaden; ein „Fremdenführer" von *Heyl* förderte die Orientierungsmöglichkeit in Stadt und Umgebung; eine Broschüre von Dr. *Emil Pfeiffer*, „Wiesbaden als Kurort" betitelt, bot in ansprechender Darstellungsweise eine Betrachtung der Vorzüge Wiesbadens von dem im Titel bereits angedeuteten Standpunkte. Auch einige Zeitungen von populär-wissenschaftlichem Charakter legten Probenummern bei und Hofrat *Grossmann* stellte sich mit einem Schriftchen über Schlangenbad ein. Ein Bändchen von ganz stattlicher Ausstattung wurde durch den Katalog der Ausstellung repräsentiert, welcher den Besuchern derselben auf dem Rundgange sehr zustatten kam. Diese Ausstellung bot, ohne gerade Erfindungen von epochaler Bedeutung zum ersten Male dem Beschauer zu bieten, des Sehens- und Lobenswerten genug; anderseits mußte man aber bei der Betrachtung von manchen Instrumenten, mit denen man bisher erfolgreich zu hantieren gewohnt war, über die Spitzfindigkeit staunen, mit welcher eine kaum notwendige Vervollkommnung vergeblich angestrebt war und durchwelche nichts erreicht schien, als der Verlust der bisherigen Einfachheit. – Man hat hier in vieler Beziehung die Dinge nicht entwickelt, sondern verwickelt. Der Fortschritt auf jeglichem Gebiete – hier auf dem der Physik, insbesondere der Mechanik und Elektrizität hat eben stets den erfindungsreichen und dabei geistvollen Köpfen Gelegenheit gegeben, Ingeniöses zu schaffen. Dann kommen aber die kleinen Leute und mit den neuen Behelfen, welche ihnen die Großen freigebig zu Gebote gestellt, schaffen sie Kleinliches – um doch etwas zu schaffen. Auch die allerletzte Geschichte der Therapie hat Ähnliches zu verzeichnen.

Wir haben zur Ergänzung unserer Chronik, die übrigens auf erschöpfende Aufzählung keinen Anspruch zu machen gedenkt, noch in Kürze die Festlichkeiten nachzutragen, durch welche die wissenschaftliche Arbeit in angenehmer Weise unterbrochen, doch nicht gestört wurde.

Montag den 19. September fand ein Festmahl im Kurhause statt, bei welchem gute Speisen und gute Weine mit einigen guten und einigen minder gelungenen Toasten abwechselten. Am Rhein scheint der Trunk besser zu geraten, als die Trinksprüche. Am Dienstag gab es ein Konzert, dem man das allerbeste nachrühmt; zugleich eine Opernvorstellung, von der die Kritik mit weniger Begeisterung zu sprechen vermag. Am Mittwoch bewies uns ein Ball, welche Fülle weiblicher Anmut und welche Anmut weiblicher Fülle die letzten Jahre in den Rheinlanden zur Freude der Naturforscher und immerhin auch der Laienwelt aufgeblüht ist. Dann gab es noch Ausflüge nach dem Niederwalddenkmal, in verschiedentliche Kellereien, Gartenkonzerte und schließlich auch einen Festtrunk. Man behauptet, daß sich viele Teilnehmer der Versammlung in diesem letzteren Punkte nicht vollkommen an das Programm hielten, und daß auch unoffiziell mancher Römer mit wahrer Festbegeisterung geleert wurde.

Jedenfalls hatte das Festkomitée der Wiesbadener Naturforscherversammlung einige gewichtige Helfer; – die gütige Natur vor allem, welche den Ort der diesjährigen Vereinigung mit den Reizen einer schönen Umgebung reichlich geschmückt hat, dann jenes edle Getränk, das nirgends in der Welt so durftig und wohlschmeckend gedeiht, als an den Ufern des Rhein – und schließlich die bereitwillige Gastfreundschaft der lieblichen Stadt, welcher alle, die dort gewesen, ein freundliches Andenken bewahren werden.

A. S.

Über Mikroorganismen bei Syphilis von Dr. *Heinrich Fülles, Bonn.* (Inaugural-Dissertation, Bonn 1887.) [Sp. 1437–1438].

Nach einer eingehenden Geschichte der Erfahrungen, welche bisher über die Mikroorganismen bei Syphilis gemacht worden sind – eine Geschichte, in welcher die Versuche und Entdeckungen von *Lostorfer, Köbner, Klebs* u. v. a. ebensosehr Berücksichtigung finden, wie die Arbeiten *Lustgartens* und *Doutreleponts* –, kommt der Verfasser zu folgenden Schlüssen, welche ihn als Bekenner der *Lustgarten*schen Auffassung darstellen:

Die Syphilis muß unzweifelhaft zu den Infektionskrankheiten gerechnet werden. Über den ihr zugrunde liegenden Infektionsstoff ist bis jetzt mit absoluter Sicherheit nichts zu sagen. Gelänge es, einen Pilz, der sich in den syphilitischen Produkten vorfindet, in Reinkulturen zu züchten und durch Impfung des aus denselben entnommenen Materials die Syphilis auf das Impfobjekt zu übertragen, so wäre der unumstößliche Beweis für die

spezifische pathogene Wirkung des Mikroorganismus erbracht. Für die Syphilis gelang dies bis jetzt nicht. Der
Forscher steht hier vor denselben Schwierigkeiten, die
sich auch bei anderen Infektionskrankheiten dem Untersuchenden und dem Experimentator entgegenstellten. In
zahlreichen Fällen sind dieselben an der Hand größerer
Erfahrungen und einer verbesserten Technik mit Erfolg
überwunden worden. Sind nun auch die Züchtungs- und
Impfversuche mit dem syphilitischen Kontagium an den
ungeheuren sich darbietenden Hindernissen (konf. Einleitung) bis jetzt gescheitert, so darf man doch mit Sicherheit erwarten, daß dieselben dereinst fortfallen werden;
haben wir doch Analoga genug bei anderen Infektionskrankheiten.

Einstweilen können wir nur die Konstanz des Vorkom-
mens eines Pilzes und die Tatsache, daß in nichtsyphiliti-
schen Produkten derselbe Mikroorganismus sich nie findet, in die Waagschale der Beweisführung werfen, zwei
Momente, die in dem vorurteilsfreien Beobachter gewiß
die innige Beziehung zwischen Pilz und Krankheitspro-
dukten außer Zweifel setzen. Und so ist es denn fast gewiß, daß der von *Lustgarten* und *Doutrelepont* entdeckte
und beschriebene Bazillus, denn er allein hält unter den
vielen beschriebenen Mikroorganismen bei Syphilis einer
rationellen Kritik stand, eine ätiologische Bedeutung für
die Syphilis hat, wenn er auch als Diagnostikum wegen
der Schwierigkeit der Untersuchung und leichten Ver-
wechslung (z. B. mit den Smegmabazillen) noch keinen
praktischen Wert beanspruchen darf. Einstweilen! Denn
wie das Mikroskop mehr und mehr als Haupthilfsmittel
zur Stellung von Diagnosen zur Geltung kommt, so wird
es auch später mit seiner Hilfe leicht gelingen, eine Affektion als das Produkt einer syphilitischen Infektion zu erkennen: durch den Nachweis des von *Lustgarten* und
Doutrelepont aufgefundenen Stäbchenpilzes.

Verf. geht nun daran, ganz in Kürze die Resultate seiner eigenen mikroskopischen Untersuchungen anzuführen. Durch die Güte des Herrn Prof. *Doutrelepont* wurde er in den Stand gesetzt, etwa 50 neue Schnittpräparate (Induration, Papel, Sklerose etc.) untersuchen zu können, die nach den verschiedenen Färbemethoden gefärbt waren. Am meisten war die Färbung mit Thymol-Methylviolett angewendet worden mit nachfolgender Entfärbung nach *Giacomi*.

Nachdem er lange Zeit vollständig negative Resultate hatte, gelang es ihm, die charakteristischen Bazillen in mehreren Schnitten nachzuweisen. Dieselben lagen fast ausschließlich im Innern von Zellen und waren von sehr wechselnder Zahl; denn während er in einem Schnitte nur einen oder zwei fand, konnte er in andern vier, fünf, ja neun konstatieren. Die genaue Kontrolle seiner Befunde von seiten des Herrn Prof. *Doutrelepont* sicherte vor Irrtümern.

A. S.

IV

Internationale Klinische Rundschau 2. 1888

Die Morphiumsucht und ihre Behandlung von Dr. *Albrecht Erlenmeyer.* Dritte vermehrte und verbesserte Auflage. (Heusers Verlag, Berlin, Leipzig, Neuwied 1887.) [Sp. 22–23].

Es gibt ein herrliches Wort, das in den letzten Jahren wie eine zündende Parole durch die Reihen der Ärzte geht; es scheint wie geschaffen, um die Zweifler unter ihnen zu bekehren und die Gläubigen zu beseligen... es ist das Wort von den *Fortschritten in der Therapie.* – Im Taumel dieses Zauberwortes arbeiten die Ermüdeten weiter, die Jungen und Frischen glühen vor Begeisterung; und wie jener reformatorische Kämpfer vor Jahrhunderten rufen sie heute aus: „Die Geister regen sich – es ist eine Lust zu leben!" Man ist dem Ideale nahe; binnen kurzem wird man alles heilen! Eine ungeahnte Kraft wohnt neuen oder bisher nicht genügend durchforschten Mitteln und Methoden inne, und alte, längst vergessene kommen wieder zu Ehren. Die leidende Menschheit jubelt. Man verjagt alle Gespenster, vor denen sie Schrecken empfand; man befreit sie von der Schwindsucht, die sich heimlich in die Atmungsorgane schleicht, man zerstört die entsetzlichen Neubildungen, die im Körper tückisch weiterfressen, man kuriert das kranke Rückenmark und hat schließlich auch tausend kleine Mittelchen gegen die kleinen läppischen Leiden, mit denen die gütige Natur uns quält, ohne uns zu vernichten... Ja, wir erleben eine große und schöne Zeit, und der Skeptiker ist zugleich der Neider! Er schüttelt den Kopf, während die anderen hocherhobenen Hauptes dahergehen; er blickt trübe vor sich hin, während die

141

Augen der anderen leuchten. Er sagt: Ihr seid edel, aber Ihr seid vorschnell; es gibt mehr Heilmittel als früher, aber nicht in gleichem Maße mehr Heilungen. Die Fortschritte in der Therapie bleiben weit hinter dem zurück, was die Vermehrung der Medikamente und der Heilmethoden erwarten ließe. Man hat viel versucht, aber es ist wenig gelungen, und wenn wir auch jetzt besser gewappnet den Krankheiten gegenüberstehen als vor Jahrzehnten, so bekämpfen wir doch meist nur ihre Symptome und nicht ihr Wesen.

Noch immer, wenn auch mit einem Ausblicke auf bessere Tage, begreifen wir jenen berühmten Kliniker, der alle wirksamen Arzneimittel auf den Nagel seines Daumens zu schreiben sich unterfangen durfte, und jenen anderen, der seinem Ausspruche nach die ganze Medizin aufgeben wollte, wenn man ihm das Morphium nähme.

Das Morphium! Noch immer steht es weit oben an, und doch darf es zugleich als bestes Beispiel unserer Unzulänglichkeit gelten. Das Morphium, dieser souveräne Schmerzenstiller, ist allzu oft nur ein falscher Freund der Leidenden; es läßt sich seine Gefälligkeiten allzu teuer bezahlen, es fordert mit der Zeit die Freiheit, zuweilen auch das Leben. Es läßt sich nicht ohne weiters den Abschied geben, nachdem es seinen Dienst erfüllt; es hat sich unentbehrlich gemacht und wird aus dem Helfer zum Tyrannen. Die Morphiumsucht ist eine der frühesten traurigen Erfahrungen, welche dem Optimismus in der Therapie geworden ist; die Kokainsucht haben wir kaum erst kennengelernt. Es steht aber kaum zu zweifeln, daß uns in der nächsten Zeit noch ähnliche Erkenntnisse werden beschieden sein. In manchen Giften, denen man nach unsäglichen Gedankenmühen ihre versteckte Heilkraft abzuringen verstand, wird der ursprüngliche Genius neu erwachen, und sie werden sich in ihrer wahren Gestalt der betrogenen Menschheit zeigen, als das, was sie sind: als Gifte.

Es ist ein Buch voll der traurigsten Wahrheiten, das vor

uns liegt, *Erlenmeyers* Werk über die Morphiumsucht und ihre Behandlung, das, unter dem Zeichen eines wohlverdienten Erfolges stehend, vor kurzem in dritter Auflage erschienen ist und wohl die erschöpfendste Darstellung des eigenartigen pathologischen Prozesses bietet, welche der ärztlichen Welt bis nun zur Verfügung gestellt wurde. Der große, ja populäre Erfolg des Werkes hat aber seine Gründe nicht allein in der Gediegenheit, mit der der Autor seine Aufgabe zu lösen wußte; das behandelte Thema appelliert so energisch auch an allgemeine Interessen, daß es nicht allein das medizinische Denken der Ärzte, sondern auch ihr soziales Verständnis mächtig anregt. Der Autor unterscheidet scharf zwischen Morphiumvergiftung und Morphiumsucht, denn nicht jeder Morphiumvergiftete ist morphiumsüchtig, wohl aber leidet der Morphiumsüchtige stets an Morphiumvergiftung. Die Morphiumsucht, sagt der Autor, begreift also den umfassenderen und bedeutungsvolleren Teil der ganzen Frage: mit diesem Teile beschäftigt er sich, und in den verschiedenen Abschnitten belehrt er den Leser über die Ursachen, die pathologische Anatomie, die Diagnose, die Symptome und die Behandlung der Morphiumsucht. Auch die rechtlichen Fragen, wie die über die Zurechnungsfähigkeit, die Lebensversicherung der Morphiumsüchtigen, über die Strafbarkeit der Apotheker und Drogisten finden ihre Berücksichtigung, und fünfzig Krankheitsgeschichten bilden eine erwünschte Ergänzung des theoretischen Teiles im Sinne praktischer Illustration.

Hier aber auch nicht minder in anderwärts eingestreuten Bemerkungen finden sich die tiefen Störungen gekennzeichnet, mit welchen das Morphium in das gesellschaftliche Leben eingreift. Darüber allein ließe sich ein Buch schreiben, das des kulturgeschichtlichen Interesses gewiß nicht ermangeln würde. Oder könnte ein Menschenfreund sich eines leichten Schauders erwehren, wenn er von der seltsamen Pariser Mode hört, nach welcher die

Damen verschiedener Gesellschaftskreise Morphiumsprit-
zen als zierliche Breloques an der Uhrkette tragen? Entbehrt es etwa der Eigentümlichkeit, was wir von dem
hochgesteigerten Erwerbssinn mancher Apotheker und
Drogisten vernehmen müssen, die es verlernt haben, die
Rezepte des Arztes abzuwarten? Wird uns nicht eine Erklärung von manchem wunderlichen Ereignisse oder Zustande aus der Erkenntnis entgegenleuchten, daß dem
Morphium die gefährliche Macht innewohnt, Charaktere
umzugestalten, den achtbaren zuverlässigen Mann zum
ethisch Kranken zu wandeln? Und schließlich der morphiumsüchtige Offizier, der auf dem Pferde einschläft,
der Rechtsanwalt, der vor dem Plaidoyer aufgeweckt werden muß, sind sie nicht eigenartige Episodenfiguren in
diesem sonderbaren und gestaltenreichen Bilde?

So gewinnt das Studium der Morphiumsucht eine über
fachmännische Wißbegierde weit hinausgehende Bedeutung, und eine Fülle von energischen Details führt uns immer wieder den alten Satz vor Augen, daß der Arzt nicht
bloß Doktor der Medizin sein sollte, sondern weit mehr!

Individueller als in den übrigen Partien, in welchen die
Person des Autors notgedrungen hinter der Sache zurück-
stehen muß, erscheint uns *Erlenmeyer* in dem Kapitel über
die Behandlung der Morphiumsucht. Hier stellt sich der
Verfasser in die Reihe jener, welche für die „schnelle"
(nicht plötzliche) Entziehung, und zwar in einer Anstalt,
die Stimme erheben, wobei es an den frischen Tönen der
Polemik nicht eben fehlt. Mit besonderer Schärfe wendet
sich der Verfasser gegen die Kokainbehandlung; und die
Bemerkungen und Arbeiten von *Freud, Jäckel, Rank,
Smidt* u. a. finden in diesem Abschnitt Beurteilung, Zurückweisung, Widerlegung. Der Eifer, mit welchem *Erlenmeyer* in dem therapeutischen Teile für seine Ideen eintritt, bringt in das Buch einen Zug von Individualität, der
von manchen Seiten sicherlich übel vermerkt werden
dürfte; wir aber möchten ihn nicht gerne missen, da eine

ausgeprägte Subjektivität uns stets willkommen ist, wenn sie glücklichen Einfällen oder starken Überzeugungen ihre Kraft verdankt.

Dr. Arthur Schnitzler.

Lehrbuch der Krankheiten des Nervensystems von Prof. Dr. *Adolf Seeligmüller,* Halle. (Verlag Friedrich Wreden, Braunschweig 1887.) [Sp. 159–160].

Im Jahre 1882 erschien der erste Teil des *Seeligmüller-*schen Werkes, das Lehrbuch der Krankheiten der peripheren Nerven und des Sympathikus, als fünfter Band in der rühmlich bekannten *Wreden*schen Sammlung kurzer medizinischer Lehrbücher. Als zwölfter Band dieser Sammlung folgte erst im vorigen Jahre das Lehrbuch der Krankheiten des Rückenmarks und Gehirns sowie der allgemeinen Neurosen, womit die Arbeit *Seeligmüllers* abgeschlossen erscheint. Wir stehen nicht an, diese zwei Bände unter die bedeutendsten Werke zu rechnen, welche sich im Lehrstil mit der Nervenpathologie befassen.

Gerade in den letzten Jahren sind so viele einschlägige Werke erschienen; größtenteils treffliche Bücher trefflicher Autoren, so daß die Vergleiche sich aufdrängen mußten. Kaum kann jemals ein solcher zuungunsten des Hallenser Professors ausfallen. Eine eingehende sachliche Kritik über ein Lehrbuch zu geben, ist mißlich genug: ein Lehrbuch soll nicht Epoche machen, soll nichts Neues bringen, es soll zusammenfassen und klären; die Kritik muß sich also begnügen und einfach sagen: Aus diesem Lehrbuch kann man etwas lernen, aus jenem nichts. Aber das erstere ist eine großartige Anerkennung, das letztere eine Vernichtung. Denn die Bezeichnung „Lehrbuch", so bescheiden sie auch klingt, gehört zu den stolzesten und vielversprechendsten, die es gibt; jede andere ist anspruchsloser. „Vorlesungen" zum Beispiel – „Handbuch" usw. – das sind zaghafte Titel ohne Tendenz. Aber das Lehrbuch will lehren, und das ist ein großes Wort; und mancher Schüler findet hier und dort, daß man ihm auf dem Titelblatt mehr versprochen hat, als man auf den folgenden Seiten halten konnte. Und was uns für *Seeligmüller* so volle Töne des Lobes finden läßt, ist eine jener Eigenschaften, welche ihn eben zum wirklichen Lehrer stempeln: sein Enthusiasmus für die Sache. Wir sind nun einmal in der Wissenschaft des trockenen Tones satt: wir wollen Farbe, Leben, Individualität. *Billroth* sagte vor Jahren nicht ohne Anflug von mahnender Ironie: „Student kommt vom Studieren." Es könnte einmal einer von den Jungen die Kühnheit haben, das Wort zu paraphrasieren und ausrufen: „Lehrer kommt von Lehren" . . .

Davon, daß es ein anderes Talent ist, vom Katheder her seine Disziplin zu tradieren oder ein Buch darüber zu schreiben, soll nicht weiter die Rede sein, da ja diese beiden Talente auf denselben schönen Zweck hinzielen: auf das Lehren.

Nun, Professor *Seeligmüller* erweist sich in seinem Werke als der vorzüglichsten Lehrer einer. Der gediegene Forscher wie der treffliche Stilist gewinnen uns gleiche Achtung ab, und wir begreifen ohne weiters die große Raschheit, mit welcher der Ruf des Buches in die wissenschaftlichen Kreise Deutschlands wie Österreichs gedrungen ist. Denn seine Vorzüge sind in die Augen springend und bieten sich willig dar. Von jener Sprödigkeit der Darstellungsweise, wie sie ein häufiger, prätentiöser und unliebenswürdiger Fehler wissenschaftlicher Werke ist, finden wir hier keine Spur, und sicherlich geschieht dadurch dem reichen Inhalte und der erschöpfenden Behandlung kein Abbruch. Wenn Pünktlichkeit die Höflichkeit der Könige ist, so ist der gute Stil die Höflichkeit der Gelehrten; und wir revanchieren uns gerne, indem wir unsere Anerkennung einem Buche zollen, dessen Tiefe sich uns mit so viel Lebensart zu entdecken gibt.

Die Abbildungen, Holzschnitte (56 zum ersten, 102 zum zweiten Bande) erscheinen zweckdienlich und gelungen; die schöne Ausstattung kennt man von den verschiedenen früheren Bänden der Sammlung her; sie ist bereits populär.

A. S.

An die Leser
[Sp. 559]

Es sind jetzt 15 Monate, daß die erste Nummer der „Internationalen Klinischen Rundschau" erschienen ist. Bei der großen Zahl der bereits bestehenden medizinischen Journale schien es fast ein Wagnis, ein neues Fachblatt zu begründen. Das Wagnis ist jedoch gelungen, glänzender als die Begründer je zu hoffen wagten. Schon nach kurzem Bestande hat das junge Blatt nicht nur seine Existenzberechtigung bewiesen, sondern sich auch einen ehrenvollen Platz in der medizinischen Publizistik erobert; wir dürfen es ohne jede Selbstüberhebung aussprechen, daß die „Internationale Klinische Rundschau" schon heute hinter keinem der in Wien erscheinenden Journale, weder was ihren Gehalt noch was ihre Verbreitung betrifft, zurücksteht; ja wir können, ohne daß man uns einer Übertreibung zeihen darf, hinzufügen, daß kaum je ein Fachblatt nach so kurzem Bestande sich eines solchen großen Leserkreises erfreute, wie die „Internationale Klinische Rundschau".

Diesen Erfolg verdanken wir in erster Linie den bewährten Freunden, die uns vom Beginne an fördernd zur Seite standen, sowie den ausgezeichneten Fachmännern, die uns durch ihre Mitarbeiterschaft unterstützten.

Nachdem sich aber die Zahl unserer Mitarbeiter immer mehr vegrößert und unserem Blatte immer mehr Originalbeiträge zuströmen und so für die *„Zeitungsschau",* auf welche bei der Begründung der „Internationalen Klinischen Rundschau" ein ganz besonderes Gewicht gelegt wurde, immer weniger Raum bleibt, sehen wir uns genötigt, *den Rahmen der „Internationalen Klinischen Rundschau" zu erweitern, indem wir für die „Zeitungsschau" ein eigenes Beiblatt schaffen.*

Infolgedessen werden wir in Hinkunft den *Originalartikeln,* den *klinischen Vorlesungen,* den *Mitteilungen aus der Spitals- und Privatpraxis,* den *Berichten über die Verhandlungen* medizinisch-chirurgischer Gesellschaften und ärztlicher Vereine, den *kritischen Besprechungen* und literarischen Anzeigen sowie den *Standesangelegenheiten* und der *Tagesgeschichte,* soweit diese unseren Beruf berührt, einen weit größeren Raum widmen können, als dies bisher möglich war; die *Zeitungsschau* aber wird erst jetzt, wie dies schon ursprünglich im Plane unseres Blattes gelegen war, über alles berichten können, was die medizinisch-chirurgische Presse aller Sprachen und Länder für den praktischen Arzt Wichtiges und Wissenswertes bringt und so in Hinkunft ein treues *Spiegelbild der internationalen medizinischen Presse* sein. Dieser Tendenz entsprechend, soll unsere Zeitungsschau von nun ab wesentlich erweitert, unter dem Titel „Internationale medizinische Presse", als besondere Beilage zur „Internationalen Klinischen Rundschau" erscheinen.

Durch Schaffung dieser Beilage, die sich auch aus typographischen Rücksichten als notwendig erwies, sowie durch Heranziehung neuer Mitarbeiter von nah und fern, hoffen wir, daß unser Blatt auch den weitestgehenden Ansprüchen des ärztlichen Lesepublikums genügen wird und daß die „Internationale Klinische Rundschau" immer mehr das werden wird, was den Herausgebern und Redakteuren bei der Gründung vorschwebte, ein „Centralblatt für die gesamte praktische Heilkunde, sowie für die Gesamtinteressen des ärztlichen Standes" im besten und weitesten Sinne des Wortes.

148

Londoner Briefe

(Original-Korrespondenz der „Internationalen Klinischen Rundschau".)

[Sp. 1067–1069]

I.

Es war ein junger englischer Arzt, der mir gegenüber das bedeutungsvolle Wort aussprach: Wir können hier unsere Studien nicht beenden; wir müssen nach dem Ausland gehen, um uns vollkommen auszubilden.

Viele, die meisten seiner Kollegen, sind derselben Ansicht; wir sehen es alljährlich in Wien, wohin sich noch immer der Hauptstrom der Engländer und Amerikaner wendet, da die Wiener medizinische Schule von ihrem imposanten Rufe im Auslande wenigstens noch nichts eingebüßt hat. Und alle diese Fremden kommen mit einer Fülle angenehmer Erinnerungen und wohltätiger Anregungen in ihre Heimat zurück; sie haben ein reiches Material und die vorzüglichste Gelegenheit gefunden, es auszunützen; sie haben sich, soweit sie die Sprache beherrschten, an den Vorträgen glänzender Lehrer erbaut, und jenes unleidliche Parteigetriebe, das den Einheimischen mit seinem Lärme quält, konnte sie weder in ihrer Arbeit noch in ihrer Stimmung stören.

In den letzten Jahren hat man öfters sagen hören, daß diese Überflutung der Wiener medizinischen Schule durch überseeische Elemente den Wiener Studenten zum Nachteile gereiche; einzelne Assistenten wurden einer allzugroßen Zuvorkommenheit gegen die englischen und amerikanischen Ärzte beschuldigt, und mancher redlich strebende Wiener Student sollte erfahren haben, daß auch hier das Recht der Reicheren das Recht der Stärkeren sei. Mag dieser leisen Klage auch ein Schein von Berechtigung innewohnen, niemals könnte die Wiener medizinische Schule ohne Schaden auf den Besuch ihrer Gäste verzichten, die ihren Ruhm über Land und Meer tragen, ihr wieder neue Freunde und neue Gäste werben und die ihr einen internationalen Charakter verleihen, welche der Großartigkeit sicherlich nicht entbehrt.

Aber um diesen Zuzug, der nach dem Kontinente stattfindet, zu begreifen, genügt es noch nicht, die Gründe zu kennen, die jene Fremden nach einer bestimmten Stadt hinleiten; man muß auch verstehen, was sie aus ihrer Heimat forttreibt. Zweifellos können es nicht die Vorzüge fremder Schulen allein, es müssen auch die Mängel der eigenen sein, welche in dieser Richtung wirken. Nun, die englischen medizinischen Schulen scheinen deren zu besitzen, wenn ich aus der Physiognomie schließen darf, welche mir London in dieser Hinsicht darbietet; und doch kann ich mich des Eindruckes nicht erwehren, daß gerade in diesem medizinischen England die Keime einer großen Zukunft stecken – daß es alle Anlage hätte, in seinem Gebiete die mächtigsten Schulen zu bilden; daß diese Wirrheit nur einer kräftigen Hand bedarf, die sie löst, eines administrativen Genies, welches einigt und zusammenhält.

Für uns – man gestatte mir den Ausdruck – kontinental denkende Ärzte, ist der Gedanke heute ein ganz unfaßbarer, daß man Arzt werden könne, ohne eine Universität besucht zu haben; es befremdet uns, daß Prüfungen ganz verschiedenen Charakters dieselben Rechte: die venia practicandi verleihen; es wundert uns aber zu allermeist, daß kein dazu Berufener an die Lösung dieses Widerspruches zu denken scheint und dahin arbeitet, die Notwendigkeit des Universitätsbesuches zu dekretieren und einen einheitlichen Prüfungsmodus zu schaffen. Englische Ärzte und noch mehr deutsche Ärzte, die in England leben, schütteln den Kopf, wenn man mit ihnen über diese Dinge spricht, und behaupten, daß in den englischen medizinischen Verhältnissen das Moment der Trägheit ein so mächtiger Faktor sei, daß da an Änderungen nicht zu denken wäre. Jetzt aber stehen die Dinge, wie folgt: Um die Möglichkeit zu erlangen, in Großbritannien zu praktizieren, kann man verschiedene Wege einschlagen. Man besucht z. B. nach Ablegung einer Art von Abiturientenprüfung irgendein Hospital, das die Bedeutung einer medizinischen Schule hat. In London allein gibt es deren mehr als ein halbes Dutzend, die bedeutendsten St. Bartholomews- und St. Thomas-Hospital. Mit diesen Krankenhäusern sind Hör- und Arbeitssäle der Anatomie, der Chemie, der Physiologie in direkter Verbindung; meistens ist auch eine große Bibliothek, wohl ein Klub für die Studenten, in dem betreffenden Gebäude untergebracht. Man kann hier seine ganze medizinische Ausbildung durchmachen, ohne seinen Fuß auf die Straße setzen zu müssen – es sei denn, um sein Schlafzimmer aufzusuchen.

Nachdem man seine drei bis vier Jahre in einem solchen Hospital zugebracht, macht man eine Prüfung vor dem College of Physicians oder dem College of Surgeons, um den Grad eines L. of the Royal College of Physicians (L. R. C. P.), resp. eines L. of the College of Phys. zu erreichen.

Dieses College of Physicians besteht aus den Members und Fellows. Man wird Member aus einem Licentiate nach einer Dissertation oder einem Probevortrag, eventuell nach Wahl.

An den verschiedenen Colleges sind verschiedene Bestimmungen maßgebend. Zu Fellows werden jene Members oder auch andere Ärzte durch Wahl, welche sich in wissenschaftlicher und schriftstellerischer Beziehung besonders hervorgetan haben. Das Prüfungskollegium setzt sich aus Fellows zusammen, denen manchmal auch Members beigegeben sind. – Der Licentiate physician oder surgeon, in welcher Stadt immer er nun seinen Grad erworben, kann sich in jedem Flecken Großbritanniens niederlassen und praktizieren.

151

Strebt man jedoch den Doktorgrad an, so muß ein anderer Weg eingeschlagen werden, der weit längere Zeit in Anspruch nimmt. Je nach der Universität, an welcher man sich inskribiert, nimmt das Studium sechs bis sieben Jahre in Anspruch. Man verbringt einige Jahre an der Universität, einige Jahre an einem Hospital und wird durch die nach Ablauf der Studienzeit erfolgende Prüfung, die an verschiedenen Universitäten Kenntnisse von verschiedener Ausbreitung voraussetzt, vorerst M. B., das heißt Medicinae Baccalaureus, und erst nach ein bis zwei Jahren, entweder nach Veröffentlichung einer Arbeit oder nach einer neuen Prüfung, wie sie manchmal gefordert wird, M. D., Doktor der Medizin. Je nach der Universität, an der man seine Studien vollendet, schreibt man sich dann M. D. L. Ü., Doktor der Medizin der Lodoner Universität, M. D. Edinb. Un., Doktor der Medizin der Edinburgher Universität etc. Die Baccalaurei, resp. Doktoren der verschiedenen Universitäten genießen nicht alle das gleiche Ansehen; im allgemeinen schätzt man einen M. D. L. U. am höchsten. Jede Universität, jedes College of phys. und jedes College of surg. hat seine eigenen Bestimmungen.

Der General Medical Council von Großbritannien waltet über die medizinische Britannia als eine etwas passive Gottheit; er kümmert sich mehr um die ethische Seite des Gewerbes und stellt somit eine Art Ärztekammer dar; manchmal erläßt er auch einzelne allgemein gehaltene Bestimmungen über diesen oder jenen Prüfungsgegenstand, ohne aber feste und überall einzuhaltende Gesetze aufzustellen. Wenn man die verschiedenen Universitäten und Colleges zusammenrechnet, die in Großbritannien das Recht des Praktizierens verleihen können, so ergibt es sich, daß man durch 19 verschiedene Examina dieses Ziel erreichen kann. Der L. R. C. Ed. und der M. D. L. U. können friedlich nebeneinander wohnen, und es kann sogar vorkommen, daß der Licentiate von Edinburgh einen

Patienten kuriert, an dem der Doktor vorher vergebens seine Kunst versucht.

Wenn der junge Mann irgendeinen jener oben angeführten Grade errungen hat, gelingt es ihm entweder in dem Hospital, das er früher besucht hat, eine Stelle als House-physician (was in unserem Sinne ungefähr Sekundararzt bedeuten würde) zu erlangen oder bei einem der Assistant physicians (das sind jene Ärzte, welche Ambulatorien leiten) Assistent in unserem Sinne zu werden. Hier ist nun ein strenger Wechsel vorgeschrieben. An den meisten dieser Abteilungen ist es unverbrüchliche Regel, daß diese Stellen alle drei bis sechs Monate durch andere junge Ärzte besetzt werden müssen, und zwar immer durch solche, die an dem betreffenden Hospital studiert haben. Warum nun dieser streng vorgeschriebene Wechsel? Das ist nichts anderes als eine einfache Konkurrenzmaßregel. Der Medical Staff eines Hospitals, das ja, da jede staatliche Unterstützung fehlt, auf private Schenkungen und auf die Kollegiengelder der Studenten angewiesen ist, muß Anziehungspunkte schaffen; es muß seinen Schülern eine gewisse Möglichkeit bieten, seinerzeit an verschiedenen Departements als ausübende Ärzte zu fungieren, und es darf ihnen auch die Erreichung eines solchen Postens in nicht allzuweite Sicht rücken. Da heißt es also: Immer wieder Platz schaffen, sonst gehen uns die Studenten im nächsten Jahre an ein anderes Hospital, und wir verlieren so und so viel . . .

Öfter noch hat man Gelegenheit zu sehen, wie sich über das wissenschaftliche und humanitäre Leben des medizinischen London etwas von dem Geiste der City breitet, der von diesem Mittelpunkte alles geschäftshastenden Treibens durch die ganze Stadt, durch ganz England zu fliegen scheint. Vieles erscheint dunkel unter dem Schatten seiner Schwingen.

II.

[Sp. 1164–1166]

Die Spitäler in London werden fast insgesamt durch
freiwillige Beiträge erhalten; und über manchem Kran-
kenhaus-Tore, zugleich ein Dank und eine Mahnung,
kann man die Worte lesen: „Supported by voluntary con-
tributions." Die Ansprüche, die auf solche Weise an die
Privatwohltätigkeit gestellt werden, sind außerordentlich;
und gewiß, keine andere Stadt als London wäre imstande,
sie zu erfüllen. Nirgends auch in der Welt sieht sich der
größte Reichtum dem offenbarsten Elend Auge in Auge
so kraß gegenübergestellt wie in London. Nirgends fühlt
der Begüterte so sehr seine Verpflichtung gegenüber dem
Armen und Verzweifelten; nirgends wird er so zwingend
und unwidersprechlich an seine Schuld gemahnt. Das Ea-
stend gilt im allgemeinen als das Armenviertel der Fünf-
millionenstadt; aber auch im Westend kann es begegnen,
daß man eben noch durch eine Straße gewandelt, deren
Ansehen von dem Wohlstande ihrer Bewohner wider-
strahlt, und plötzlich, in einen Seitenweg einlenkend, zwischen den ärmlichsten Häusern, glaubt man, es hätte sich
hier eine Kolonie von Parias angesiedelt.

Wenn man zur Mittagszeit durch den St. James-Park
spaziert, der, zwischen Piccadilly und Westminster gelegen, einen der vornehmsten Gärten der Residenz vorstellen sollte, sieht man auf den Wiesen hingestreckt eine
ganze Menge der abenteuerlichsten Gestalten sich son-
nen, zerlumpte, arbeitslose, hungernde, ausgestoßene
Leute. Auch in einzelnen Partien des Hyde-Parks, des
Green-Parks, des Regents-Parks bietet sich ein ähnliches
Schauspiel. Es ist, wie wenn das unglückliche London
überallhin seine Posten ausschickte, einzeln oder in Trup-
pen, in alle Straßen, alle Gärten, um sich den Glücklichen
in den Weg zu stellen und ihnen zuzurufen: „Seht, hier
sind wir, mitten unter Euch, vergeßt uns nicht, helft uns,

laßt uns nicht verderben!" Der Verständige weiß wohl, daß in dieser mahnenden Erinnerung auch eine leise Drohung mitklingt; stets ist sich der Elende seiner großen stummen Macht bewußt gewesen, vor der die Glücklichen zittern. Man verhält sich mit dieser großen verzweiflungsvollen Macht, die, wenn es zum Kampfe kommt, nichts zu verlieren hat, nur vieles zu gewinnen.

Es ist hier nicht am Platze, die verschiedenen Erscheinungsformen der Londoner Wohltätigkeit ins Auge zu fassen; unsere Betrachtungen gingen von den Wohltätigkeitsanstalten für die Kranken und von den Spitälern aus; wir wollen wieder dahin zurückkehren.

London birgt begreiflicherweise eine große Anzahl von Spitälern in seinen Mauern, von denen viele die Bedeutung von „allgemeinen" Krankenhäusern haben, während andere wieder der Aufnahme spezieller Krankheitsfälle gewidmet sind. Von der ersten Gattung existieren beinahe zwei Dutzend. Keines von allen diesen verfügt jedoch über eine Bettenanzahl wie unser Allgemeines Krankenhaus. Ungefähr die Hälfte dieser Spitäler stellen zugleich medizinischen Schulen vor. Begreiflicherweise sind diese von sehr verschiedener Bedeutung, und je nach dem Rufe ihrer Lehrer und der Ausstattung mit den mannigfachsten Lehrbehelfen üben sie eine größere oder geringere Anziehungskraft auf die jungen Mediziner aus. Bereits in meinem letzten Briefe habe ich als die bedeutendsten Schulen das St. Thomas- und das St. Bartholomews-Hospital genannt; diesen schließen sich an Guy's-, Kings-College-, London-Hospital und einige andere, die, an Ausdehnung zwar geringer, durch die an denselben wirkenden Lehrer jedoch jenen zwei hervorragendsten Schulen zum mindesten sehr nahekommen.

In allen diesen Hospitälern, welche als Schulen dienen, besteht keine Scheidung zwischen Abteilungen und Kliniken wie bei uns in Wien am Allgemeinen Krankenhause. Jede Abteilung ist sozusagen zugleich Klinik, jeder Patient Lehrmaterial. Jeder Abteilungsvorstand wäre also in unserem Sinne klinischer Professor. Die großen Vorteile, welche daraus erwachsen, sind leicht ersichtlich: es gibt keinen von Studenten überfüllten Krankensaal, und es kann nie einen von so und soviel Studenten untersuchten Kranken geben. Die klinischen Vorlesungen finden in der Weise statt, daß der betreffende Abteilungsvorstand, von seinem House physician begleitet, von den Studenten gefolgt, von Bett zu Bett wandert, untersucht, diagnostiziert und seine Bemerkungen über den Fall einstreut.

An manchen Abteilungen bekommen die Studenten einen oder mehrere Kranke zugeteilt, deren Geschichte sie zu führen haben. Häufig genug macht der Chef selbst seine schriftlichen Notizen in die Tabelle. Diese klinische Visite findet nachmittags um zwei oder drei Uhr statt, an den medizinischen sowohl wie an den chirurgischen Abteilungen, nachdem der House physician vormittags um neun oder zehn Uhr die Frühvisite besorgt hat. Auch die Operationen finden nachmittags statt. Vormittags ist die Zeit der theoretischen Vorlesungen oder der Laboratoriumsarbeiten.

Auch theoretische Vorlesungen über interne Medizin sowie über Chirurgie, die einen propädeutischen Charakter tragen, finden ihre regelmäßige Einteilung in dem Studiengange an diesen Hospitälern.

Selten kommt es vor, daß ein Hospital Dozenten für Anatomie, Physiologie, experimentelle Pathologie, Arzneimittellehre zur Verfügung hat, die sich ausschließlich und dauernd dem betreffenden Fache zu widmen gedenken.

Der Unterricht in diesen Fächern wird vielmehr meistenteils von den jüngeren Mitgliedern des Lehrkörpers erteilt, die ihre diesbezüglichen Pflichten oft genug mit der stillen Hoffnung übernehmen, dieselben bald wieder einem anderen jüngeren Kollegen übertragen zu können. Selten findet sich irgendein Enthusiast, der der grauen

Theorie zuliebe die Aussicht auf seine goldene Praxis fahren ließe und sein Leben der Pflege der Anatomie oder Physiologie widmen wollte. Man betrachtet die Stellung, welche man als Lehrer dieser brotlosen Künste bekleidet, als ein Durchgangsstadium voll Ehre, aber ohne Gewinn. Nichtsdestoweniger lassen die Laboratorien in ihrer Einrichtung, die Sammlungen in ihrer Reichhaltigkeit wenig zu wünschen übrig; eines der Museen, das Huntersche Museum, hat nicht mit Unrecht einen Weltruf errungen, und die anthropologischen sowie pathologisch-anatomischen Präparate, welche sich dort zusammengetragen und gesichtet finden, sind in ihrer Mannigfaltigkeit und musterhaften Ordnung der Bewunderung aller Fachleute gewiß.

Ein Titel, der leicht zu Mißverständnissen Anlaß geben könnte, ist der eines Assistant Physician oder Assistant Surgeon, den manche der am Spitale wirkenden Ärzte tragen. Diese Männer sind nicht Assistenten nach unseren Begriffen, sondern Leiter irgendeines Out-Patients-Departements, einer Abteilung für ambulatorisch zu behandelnde Patienten. Zweifellos stammt diese Benennung noch daher, daß früher der Assistent irgendeiner Abteilung die Ambulanz dieser selber zu führen hatte, wie ja das in den meisten österreichischen und deutschen Kliniken üblich ist. Seither ist aber an sämtlichen Londoner Hospitälern eine sehr strenge Scheidung zwischen den Departements für die In-Patients und denjenigen für die Out-Patients durchgeführt. Die Zeit, in welcher die Out-Patients vorgenommen werden, ist für alle Fächer fast an allen Hospitälern von zwei bis gegen fünf Uhr. Das ist, insbesondere für den fremden Arzt, der möglichst vieles sehen möchte, begreiflicherweise höchst unbequem. Bedenkt man weiters, daß die Chefs der verschiedenen In-Patients-Departements ihre Visiten gleichfalls zu dieser Zeit halten und überlegt, welche Entfernungen zwischen den einzelnen Hospitälern bestehen, so kommt man zu der unwiderleglichen Einsicht, daß der fremdländische Arzt einer langen Reihe von Wochen benötigt, um überhaupt alle jene Männer von wissenschaftlicher Bedeutung kennenzulernen und in ihrem Wirken zu beobachten, derentwegen er einen Rundgang durch das medizinische London unternehmen möchte. Der englische Student, der an einem Hospital bleibt, vormittags seine Arbeiten im Laboratorium durchführt, theoretischen Vorlesungen beiwohnt und nachmittags entweder seine medizinischen und chirurgischen Visiten oder irgendeine Ambulanz mitmacht, kann sich darüber freilich wenig beklagen; der Ausländer aber wird sehr bald die Unmöglichkeit empfinden, soviel zu sehen und zu lernen, als er gerne möchte.

Über die Besetzung der verschiedenen freigewordenen Stellen von Leitern eines In- oder Out-Patients-Departments entscheidet der Medical Staff des betreffenden Hospitals. Es muß hier noch einmal betont werden, daß der Staat mit dem medizinischen Unterricht gar nichts zu tun hat. Der Staff des Kollegiums wählt sich einen neuen Kollegen. Die Besetzung der Stellen der Assistant Physicians soll zuweilen in so sonderbarer Weise erfolgen, daß z. B. an einem Hospital vor einigen Jahren, wie mir ein hiesiger mit den Verhältnissen wohlvertrauter Kollege mitteilt, das laryngoskopische Out-Patients-Department im Turnus von den jüngeren Mitgliedern des Staffs geleitet wurde. Es ist nur zu klar, daß die vielen Spitäler mit ihren zahllosen In- und Out-Patients-Departments für die Leitung der einzelnen Abteilungen nicht immer wirklich tüchtige Kräfte zu finden vermögen. Diese Leute aber haben im allgemeinen wenigstens, Gelegenheit, sich in ihr Fach einzuarbeiten, wenn sie im Augenblicke ihres Dienstantrittes noch nicht Spezialisten waren. Die Assistenten jedoch, die ihnen beigegeben werden und die an den Ambulanzen im Laufe weniger Monate wechseln müssen nicht, wie bei uns, Jahre an ihrer Abteilung verbleiben, können in den seltensten Fällen dazu kommen, wirkliche Stützen oder gar Vertreter ihres Chefs zu werden. Um sich also in einem speziellen Fache wirklich auszubilden, geht der junge englische Arzt meist ins Ausland, mit Vorliebe nach Wien, wo die glückliche Vereinigung aller medizinischen Lehranstalten und Lehrbehelfe auf einem kleinen Raum, die vorzügliche Einteilung der Unterrichtsstunden, Einführung regelmäßiger Kurse und die Sicherheit schließlich, als Lehrer und Leiter an den einzelnen Abteilungen wirkliche und bedeutende Spezialisten zu finden, wo ihm alles dies die Gewähr gibt, gewiß nicht ohne großen Nutzen wieder heimkehren zu dürfen.

III.

[Sp. 1237–1239]

Ein eigenes Wort der Würdigung verdient das Wartepersonale in den Londoner Spitälern. Eine große Anzahl von Schulen macht es sich zur Aufgabe, Mädchen und Frauen zum Wartedienst heranzubilden, und abgesehen von diesen vorzüglich geschulten, diensteifrigen und freundlichen Wärterinnen weihen in vielen Hospitälern Frauen aus den besten Ständen ihre Gesundheit, ihre Arbeitskraft, ihr Leben dem mühevollen Berufe von Oberwärterinnen. Begreiflicherweise ist dadurch auch der Ton im Verkehre zwischen den Ärzten und dem Wartepersonale ein ganz anderer, als wir ihn z. B. bei uns in Wien gewohnt sind; und die Patienten befinden sich auch außerhalb der gewöhnlichen Zeit der ärztlichen Visite in so guter Pflege, als sie es nur wünschen können. Auch in dem Benehmen eines Chefs seinen untergeordneten Ärzten gegenüber habe ich nie jenen etwas rauhen Zug wahrnehmen können, welcher zuweilen den dienstlichen Verkehr in einem oder dem anderen Wiener Krankenhause so unliebenswürdig gestaltet. Hier gibt es niemanden, der sich durch seine größeren oder geringeren wissenschaftlichen Leistungen von den Verpflichtungen einer gewissen Lebensart entbunden glaubt.

Die Bezeichnung der Krankensäle, welche mit wenigen unrühmlichen Ausnahmen allen Anforderungen der Hygiene und der Bequemlichkeit im weitesten Maße entsprechen, geht in den Londoner Spitälern selten nach Nummern, sondern meist nach Personennamen vor sich. Es gibt also keinen Ward Nr. 1, Ward Nr. 2 etc., sondern einen Elisabeth-, Albert-Ward etc., Namen, die meist Stiftern und Gönnern zu Ehren verliehen werden. In den meisten Sälen, auch in den für den Empfang der ambulatorischen Kranken bestimmten Räumen, finden sich an den Wänden und Türen Bibelsprüche, die auf die Stimmung der Patienten einen mehr oder minder ermunternden Eindruck zu üben imstande sind. Es läßt sich sicherlich nichts dagegen einwenden, wenn der Kranke zu lesen bekommt: „Tut einander Gutes", und auch dem Spruche „Wen der Herr liebt, den züchtigt er" kann eine gewisse Wirkung auf Gemüter, die für diese Art von Schmeichelei empfänglich sind, nicht abgesprochen werden: wenn es einem Kranken jedoch mit gewaltigen Buchstaben entgegendräut: „Wer gesündigt hat, muß sterben", so wird er daraus bei genauer Berücksichtigung seiner bisherigen Lebensführung wohl nur selten einen wahren und bleibenden Trost schöpfen können.

Die Idee, eigene Hospitäler für Syphilitische zu errichten, wird bei wirklich ethisch denkenden Ärzten kaum jemals besonderen Beifall finden. Es war in Wien mehr als einmal davon die Rede, spezielle Heilanstalten für Syphilitische anzulegen, doch waren die Gründe, die man dagegen anführen konnte, stets so gewichtig, daß man bisher noch immer von der Realisierung dieser Absicht Abstand nahm. Für einen großen Teil der Laienwelt ist der luetisch Erkrankte ein bestrafter Sünder, und es wird für den betreffenden Patienten ein überaus peinliches Gefühl sein, sich auf ein Spital für „geheime Krankheiten" angewiesen zu sehen. In London existieren zwei sogenannte Lock-Hospitäler, die früher geltenden Gepflogenheiten und noch heute geltenden Vorurteilen zufolge, in ihrem Namen bereits die Tendenz des „abgeschlossenen" und „gefängnishaften" verraten. In den allgemeinen Krankenhäusern gibt es mit ein oder zwei Ausnahmen nirgends eigene Abteilungen für Syphilitische, und wo man über eine solche verfügt, dort ist ihr der Chef einer medizinischen oder chirurgischen Abteilung ärztlicher Leiter.

Es ist in London entschieden weit seltener, daß sich ein syphilitisch erkranktes Individuum einer geregelten Spitalsbehandlung unterwirft, als bei uns in Wien. Auffallend aber muß es erscheinen, daß in einer Stadt von fünf Millionen Einwohnern, in welcher es keine polizeiärztliche Kontrolle – nicht einmal eine schlechte – über die Prostituierten gibt und in welcher die Lues anerkanntermaßen sich noch einer weit größeren Verbreitung erfreut als auf dem Kontinent, daß in dieser Stadt das für mehr als zweihundert Kranke berechnete weibliche Lock-Hospital selten mehr als ein Drittel oder die Hälfte seiner Betten belegt hat. Einige dieser Krankenzimmer, welche mit ihren vergitterten Fenstern und in ihrem vernachlässigten Zustande den denkbar unfreundlichsten Eindruck machen, stehen monatelang leer. Andere Säle, freundlicher und heller, sind zur Hälfte gefüllt. Die Beschaffenheit der Klientel dieses Hospitals bringt es mit sich, daß eine große Zahl der Patientinnen dasselbe verläßt, ohne daß die Behandlung zu Ende geführt werden konnte; diese Patientinnen, auch die, über deren Gewerbe man keinen Augenblick im unklaren sein kann, müssen entlassen werden, sobald es ihnen beliebt. Mit diesem weiblichen „Lock-Hospital" ist ein Asyl verbunden, in welchem ungefähr achtzig Frauen Platz finden können, und zwar finden hier die aus dem Hospital entlassenen Weiber für die Dauer von längstens einem Jahre Aufnahme, während welcher Zeit sie in allerhand weiblichen Beschäftigungen unterwiesen werden, um nach Ablauf dieser Frist sofort einen Dienst antreten zu können. Während dieses Jahres stehen sie noch sozusagen unter ärztlicher Aufsicht, was vorher meist viel notwendiger gewesen wäre, und ein eventuelles Rezidiv führt sie wieder in das benachbarte Spital. Die Mädchen sollen sich in diesem Asyle so wohl befinden, daß sie es meist nur ungern verlassen und dem Besucher, welcher durch die einfachen und nett gehaltenen Räumlichkeiten desselben wandelt, fällt in der Tat ein Schimmer von Zufriedenheit, Wohlbefinden und selbst von einer etwas verspäteten Tugend auf, der auf den Gesichtern dieser reuigen Magdalenen liegt. Für diese Tugend ist durch die Weisheit der Verwaltung in der besten Weise gesorgt. Die Bewohnerinnen dürfen nämlich das Asyl im allgemeinen während der ganzen Dauer ihres Aufenthaltes nicht verlassen. Dem Gottesdienste, welcher in der großen mit dem Asyl in direkter Verbindung stehenden Kapelle abgehalten wird, wohnen die büßenden Sünderinnen hinter Verschlägen bei, wohin das Auge der übrigen frommen Gemeinde nicht zu dringen vermag; dort sitzen sie, ungesehen, unerkannt und danken dem Himmel, der selbst ihre Syphilis zum besten gewendet hat.

Auch mit der Idee eines „Cancer-Hospitals", wie ein solches in London besteht, kann man sich schwer befreunden; die schönsten statistischen Ausweise und die glänzendsten Operationsresultate haben uns vorderhand die Heilbarkeit des Krebses noch nicht plausibel zu machen vermocht, und es liegt selbst etwas Grausames darin, einen Kranken in einem Spitale unterzubringen, dessen Benennung von ihm bereits verlangt, daß er beim Eintritt alle Hoffnung lasse! Die Hospitäler für Schwindsüchtige und Brustkranke, deren London fast ein halbes Dutzend zählt, haben nicht ganz dieselben Bedenken gegen sich, einerseits sind die Grenzen hier nicht so strenge gezogen, dann sind die Aussichten für den Kranken nicht so unerbittlich trübe, und da man ja endlich gerade diese Patienten in ganz bestimmte Lebensbedingungen zu bringen die Verpflichtung hat, so kann man die Tendenz solcher Spitäler noch am ehesten gelten lassen.

Eine ganze Fülle von anderen Spezial-Hospitälern birgt die Riesenstadt in ihrem Bereiche; sie verfügt über etwa fünf Spitäler für Augen-, vier für Nerven-, ebensoviel für Kehlkopfkranke; es gibt vierzehn Kinderhospitäler und spezielle Anstalten für Orthopädie und Zahnheilkunde; es gibt sieben Frauenhospitäler usw., von den Asylen für Unheilbare ganz zu schweigen. Es ist klar ersichtlich, daß diese Krankenanstalten in wissenschaftlicher Hinsicht einen sehr verschiedenen Rang einzunehmen berufen sind. Von den großen durch bedeutende, einen Weltruf besitzende Ärzte geleiteten Hospitälern, wie z. B. das Epileptic-Hospital in Queens Square, an welchem Männer wie *Hughlings Jackson, Gowers, Ferrier, Horsley* etc. wirken, bis herab zu der kleinen medizinischen Privatunternehmung, die häufig nichts anderes bezweckt, als ihren Gründer zu poussieren; von dem im großartigsten Stile angelegten, für Hunderte von Kranken berechneten Institute bis zu dem mit einem halben Dutzend Betten versehenen „Hospitale", in dem ein jugendlicher Physician seine Privatlorbeeren zu pflücken gedenkt; von dem herrlichen, mit hohen weiten Sälen und geräumigem Garten ausgestatteten Krankenhause bis zu dem schlecht gebauten und ungünstig gelegenen im ärmsten Viertel der Stadt sind alle möglichen Arten vertreten, und jedes Jahr sprießen neue Gebäude in London auf, der Pflege und der Heilung von Kranken gewidmet, von strebsamen Ärzten oder ärztlichen Strebern gegründet, durch freiwillige Beiträge erhalten, kleinere und größere, mit Aussicht auf bedeutenden Erfolg oder nur mit der Gewähr eines bescheidenen Fortkommens, Unternehmungen immerhin, die, man mag sonst darüber denken wie man wolle, in ihrem, durch keine staatlichen Machtvollkommenheiten und durch keine kollegialen Rankünen gehinderten Aufblühen Zeugnis geben von einem freiheitlichen Sinne, für den in den Wiener maßgebenden Kreisen ein Verständnis zu erwecken vorläufig ein vergeblicher Versuch bleiben müßte.

Dr. Arthur Schnitzler.

Therapeutisches Hilfsbuch zur rationellen Behandlung in der internen Praxis. Für Ärzte und Studierende von J. Milner Fothergill, Mitglied der königlichen Gesellschaft der Ärzte in London, dirigierender Arzt der City of London Hospitals für Brustkrankheiten (Victoria Park), ehemaliger Assistent des West London Hospitals, Mitglied des Kollegiums der Ärzte in Philadelphia. Autorisierte Übersetzung von Dr. *J. Krakauer, praktischer Arzt in Wien.* (Verlag Urban & Schwarzenberg, Wien und Leipzig 1888.) [Sp. 1659–1662].

Daß Herr *J. Milner Fothergill* die innere Nötigung empfunden hat, das hier zu besprechende Büchlein zu schreiben, erscheint mir rätselhaft genug; daß jedoch Dr. *Krakauer* das Bedürfnis gehabt hat, es zu übersetzen, ist mir völlig unbegreiflich. Ich erkläre mir das erstere durch das Vorkommen der sogenannten falschen Inspirationen; man glaubt, etwas sagen zu müssen, es der Welt nicht vorenthalten zu dürfen, und die innere Stimme spricht: Es ist unumgänglich notwendig, daß du ein Buch schreibst! Die innere Stimme, welche Herrn *Fothergill* riet, ein therapeutisches Hilfsbuch zu verfassen, hätte besser getan zu schweigen. Ich erlaube mir dies zu behaupten, trotzdem die Übersetzung, welche uns vorliegt, bereits nach der zweiten Auflage des englischen Originals erschienen ist. Vergeblich frage ich mich, selbst bei Berücksichtigung der englischen Studienverhältnisse, nach den Gründen dieses Erfolges; er kann höchstens in dem überaus bekannten Namen des Verfassers liegen, der sich in London als Internist eines großen und gewiß auch begründeten Rufes erfreute. Denn der Zweck, welchen das Hilfsbuch *Fother-gills* laut der Vorrede Dr. *Krakauers* haben soll, „junge und angehende Ärzte, welche sich direkt von der Schule auf die Praxis begeben, in dieselbe einzuführen, sie aus Verlegenheiten zu befreien und zum selbständigen, zielbewußten Handeln zu befähigen" – diesen Zweck zu erfüllen, trägt das Buch kaum eine Vorbedingung in sich.

Es zerfällt in neun Kapitel – eben so viele systemlose, an junge Ärzte gerichtete Vorträge, welche oberflächliche wissenschaftliche Definitionen, unvollständige therapeutische Ratschläge, die sich meist auf das rein symptomatische beschränken, und sehr flache aphoristische Bemerkungen, die weder neu noch geistreich sind, enthalten. Diese Kapitel führen folgende Titel: Erstes (Einleitung): Was und wie verschrieben werden soll. Zweites: Assimilation und Excretion. Drittes: Körpertemperaturen. Viertes: Entzündung. Fünftes: Anämie. Sechstes: Blutgifte. Siebentes: Wachstum, Senescenz und Verfall. Achtes: Rheumatismus, Gicht und Diabetes. Neuntes: Manche in der Praxis besonders zu beachtende Zustände.

Man begreift, daß diese Einteilung von vorneherein der Hoffnung auf eine wirkliche durch System gestützte Gründlichkeit nicht viel Raum gibt. Als ein Beispiel für viele sei hier vorerst aus dem Kapitel „Entzündung" (17 Seiten) einiges zitiert. Die einleitenden Worte, welche der Verfasser zu finden weiß, um den jungen Arzt in der Therapie der Entzündungsvorgänge einzuführen, lauten wie folgt:

„Die Entzündung kann akut oder chronisch sein. Erstere beobachtet man gewöhnlich in der Pneumonie, an der Entzündung einer serösen oder mukösen Membran, der Knochen oder vielmehr des Periostes. Letztere hat oft die subakute oder chronische Form. Die chronische Entzündung wird am besten beobachtet an den Herzklappen, welche gewöhnlich der Sitz chronischer Veränderungen sind. Der junge Arzt weiß von der Schule her, daß Entzündung nicht bloß eine Gefäßkongestion ist, sondern eine solche mit noch etwas dazu – nämlich, um sich im allgemeinen auszudrücken, mit Produktion von Zellen. Entzündungen seröser Membranen haben gewöhnlich Flüssigkeitsansammlungen in den serösen Säcken zur Folge."

Hierauf bespricht der Verfasser gewisse Maßnahmen bei Drüsenentzündungen, weist auf die schlauerweise in dem Kapitel „Körpertemperaturen" behandelte Therapie der Pleuritis hin, gelangt dann zur Meningitis (schlechtweg) und beginnt dann die Behandlung der Pneumonie in folgender Weise zu besprechen:

„Angenommen der Fall einer Pneumonie, so wäre zu verschreiben:

Rp.   Vin. Antimon. gtt. XX
           Liqu. Am. accl.   35
D. S.   Jede sechste Stunde zu
           nehmen.

Für den ganzen Tag die dreifache Menge mit der Signatur: Jede sechste Stunde den dritten Teil zu nehmen. Wenn man einen großen miederartigen Umschlag auf den Brustkorb macht und dadurch die Gefäße eines großen Hautbezirkes dilatiert, so bedeutet dies fast ebensoviel, als dem Patienten eine Blutentziehung in seinen eigenen Gefäßen zu verschaffen. Oder man gebrauche Aconit wie Nr. 33 und 34 (früher angegebene Rezeptformeln) usw."

Später spricht der Verf. von der asthenischen Form der Entzündung und sagt:

„Die ‚asthenische' Form der Entzündung kommt zumeist bei unserer Stadtbevölkerung vor. Schon bei der Zeugung verdorben, schlecht genährt, ist die Stadtbevölkerung ein Produkt des Trunkes, der Armut, Ausschweifung und Syphilis, großgezogen am Genusse des Tees und Alkohols etc., etc."

Es folgen dann einige Zeilen über die Art und Weise,

wie man sich den asthenischen Entzündungen gegenüber im allgemeinen zu verhalten habe – viel zuwenig –, einige Bemerkungen über die Neigung des Studierenden, Tatsachen zu ignorieren und zu witzeln – viel zuviel – und schließlich der folgende Satz:

„Wenn der Angriff der Entzündung mit Erfolg ausgehalten wurde und die akuten Symptome vorüber sind, dann kommen die ‚Trümmer des Sturms‘, mit denen man sich befassen muß. Reinigt sich die Zunge in befriedigender Weise, dann ist etwa folgendes indiziert:

Rp. Chin. sulf.   0,07
     Acid. phosph. dil.   gtt. XV
     Infus. gent.   35
D. S. 3 Mal des Tages zu nehmen.

Dem Chinin können 5 Tropfen des Liqu. Strychn. substituiert werden.“

Es schließen sich hieran einige ganz flüchtige Bemerkungen über die Merkurialbehandlung bei eventuellem Zurückbleiben einer konsolidierten Partie der Lunge oder einer Verdickung an der Pleura oder dem Peritoneum, dann einige Worte über Ostitis und Periostitis und über die Ruhe als therapeutische Maßregel. Der Verf. sagt hierüber: „Die Ruhe kann von sehr wesentlichem Nutzen sein. In der Gelenkentzündung sehen wir dies auch sofort ein und verschaffen dem Gelenke Ruhe. Wir umgürten den Thorax bei einer Pleuresie, wenn eine gebrochene Rippe die Pleura bis zur Entzündung reizt oder wenn ein aus der Lunge auftauchender Tuberkel dasselbe Resultat bewirkt. Aber in der Behandlung der Perikarditis hat man bedauerlicherweise ganz darauf vergessen. Und wenn ein Entzündungssturm über die Herzklappen dahinfährt und eine Bindegewebsbildung unter der fibrösen Struktur derselben erregt, da vergessen wir ganz besonders die Lehren der Pathologie.“ (Wohl nur in London. Der Ref.) usw.

Weiter unten folgt die „parenchymatöse Entzündung“,

deren Besprechung folgendermaßen einsetzt: „In den chronischen Modifikationen der Ernährung der Organe ist es noch notwendiger, sich an die Lehren der Pathologie zu erinnern." ... „Der Ursprung und Verlauf der parenchymatösen Entzündung muß im allgemeinen sozusagen von der Vogelperspektive betrachtet und dann jeder Teil des Körpers in seinen wahren Beziehungen zu den übrigen Teilen desselben beurteilt werden." Es heißt dann weiter, daß ein Steinmetzer mit einer interstitiellen Pneumonie seine Beschäftigung aufgeben müsse, um sein Leben zu retten. „Als Wachmann, Soldat oder Emigrant (!) kann er wohl leben; bleibt er aber ein feiner Steinhauer, so wird er gewiß in kurzer Zeit sterben." Dann wird mit einer ganz bewunderungswürdigen Kürze noch über die Entzündung der Aortenklappen, über die Gicht, über die Zirrhose und über die Gichtniere gesprochen. Von der Zirrhose heißt es einfach und schön: „Alkohol affiziert die Leber bis zur Zirrhose." Eine volle Seite befaßt sich dann mit den chronischen Störungen der Ernährung der Gelenke, wie sie bei strumösen Individuen angetroffen werden, aber nach einer raschen Erwähnung gewisser chirurgischer Momente, die hier berücksichtigt werden müssen, schließt der Autor sein Kapitel über die Entzündung, schön wie er begonnen: „Andere chirurgische Maßregeln, wie *Sayres* Mieder etc. anzugeben, ist nicht meine Sache und gehört nicht hieher. Ich will dir ja hier nur die Grundsätze zeigen, die dich in deiner Praxis leiten sollen, und wie diese rationell sein muß."

Ich habe hier ein ganzes Kapitel in seinen Grundzügen zu skizzieren versucht, kann mir jedoch nicht versagen, noch aus einzelnen anderen Abschnitten des *Fothergill*schen Buches charakteristische Stellen herauszuheben.

Kapitel 5, Seite 66:

„Plethora ist ein der Anämie entgegengesetzter Zustand, wo zuviel Blut im Körper vorhanden ist. Der angehende Arzt soll hier unterscheiden, ob es sich im angegebenen Falle um wahre Plethora mit einer vollen Arterie und Vene oder bloß um venöse Kongestion mit schlaffer Arterie handelt. Ist letzteres der Fall, so gebe man:

Rp.   Tinct. digit.   gtt X
      Infus. Cinchon.   35
D. S.   3 Mal des Tags zu nehmen.

Für den ganzen Tag die dreifache Menge mit der entsprechenden Signatur zu verschreiben sowie die Kalomel-Colocynthenpillen 2mal in der Woche zur Bettzeit und in der Frühe einen Morgentrunk von Karlsbader Salz oder von Jod. Kal. tart. in einer warmen bitteren Lösung.

Bei der wahren Plethora mit hartem vollen Pulse und oft schüttelndem Kopfe (?!) verschreibe:

Rp.   Elaterii   0,007
      Pulv. Jalapa co.   2
D. S.   Auf einmal zu nehmen
und lasse dann die Mixtur Nr. 51

Rp.   Sulf. Sodae
      Natr. Kal. tart.   aa 2
      Tinct. mur. com.   gtt. X
      Infus. gentian.   35
D. S.   3 Mal des Tags zu nehmen
        etc., etc."

Auch die paar Worte über die Behandlung der Diphtherie verdienen hier mitgeteilt zu werden:

„Angenommen den Fall einer Diphtherie mit Belegen im Hals, muß die Behandlung darauf gerichtet sein, den Organismus zu stärken mit Beeftea und Milch, zusammen gereicht, und Wein, wenn der Zustand kritisch ist. Als Medizin kann man folgende Kombination für ein Kind von sieben bis acht Jahren verschreiben:

Rp.   Kal. chlor.   0,35
      Tinct. ferr. mur.   gtt. X

Syr. aurant. 2
Aqu. dest. 8
D. S. Jede sechste Stunde zu ge-
ben.

Für einen Erwachsenen ist die doppelte Dose, in vierstün-
digen Intervallen zu nehmen, indiziert. Ist Eiteransamm-
lung in den intermuskulären Räumen vorhanden, so be-
wirke man deren Abfluß unter antiseptischen Kautelen."
Das ist alles, was der Autor dem jungen Arzte an das
Bett der Diphtheriekranken mitgeben zu müssen glaubt.
Auch die „Abhandlung" über Diabetes kann in dieser Besprechung kaum mit Stillschweigen übergangen werden.

„Diabetes ist eine Krankheit, welche mit der Glycosu-
rie nicht in einem Topf zusammengeworfen werden darf,
wie dies in früheren Zeiten zu oft geschehen ist. Wenn
der Diabetes eine Folge von Schock oder Emotion irgendwelcher Art ist, so ist er bei weitem der Behandlung nicht
unzugänglich, Opium in Dosen von 0,12 bis 0,20 Gramm
früh und abends oder Kodein zu 0,02 bis 0,04 leisten oft
recht gute Dienste. Auch ein tonisches Eisenpräparat mag
mit Erfolg gegeben werden. Von großer Wichtigkeit ist
die Vermeidung von Stärke und Zucker und die Einhal-
tung einer Diät von Fleisch und grünen Gemüsen, Man-
del- oder Kleberbiskuits. Aber wegen kleiner Quantitäten
Zucker, namentlich bei starken, gutgenährten Personen
brauchst du nicht zu strenge in deinem Diätformulare zu
sein. Mancher Diabetiker ist infolge einer zu restringie-
renden Diät schlechter geworden. Freilich darfst du das
nicht, wenn du noch nicht den Doktorhut aufhast, einem
Prüfungskommissär sagen."
Ich glaube nun, meinen Zitaten Einhalt gebieten zu
dürfen. Ich habe wissenschaftliche Definitionen des
Herrn *Fothergill* angeführt, ich habe einige seiner Rezepte
in den Text aufgenommen, ich habe auch Gelegenheit gehabt, seiner aphoristischen Bemerkungen zu gedenken;

170

mit mir sind wohl auch diejenigen, die mir bisher gefolgt
sind, zur Einsicht gelangt, daß für die Bekanntmachung
dieser Definitionen, dieser Rezepte, dieser Aphorismen
zum mindesten unter den deutschen Ärzten ein unabweis-
bares Bedürfnis nicht bestand.

Einige der zitierten Stellen dürfen wohl auch als Muster für die Kunst des Übersetzers gelten, und man wird
gestehen müssen, daß sich diese Kunst diesmal nicht als
völlig ausreichend erwies; sonderbar genug bei einem
Schriftsteller, an dessen guter Darstellungsweise wir uns
früher manchmal erfreut haben. Er hat sich diesmal zu
strenge an das Original gehalten, und die Fülle von Angli-
zismen und ungefügen Redewendungen, die sich Seite für
Seite finden, machen uns das Buch noch fremder, als es
sein natürliches Gebrechen wäre.

Vielleicht habe ich trotz redlichen Bemühens nicht genug aus dem *Fothergill-Krakauer*schen Buche angeführt,
als zum Verständnis seiner vollkommenen Überflüssigkeit
notwendig ist; denn es könnte mancher glauben, daß her-
ausgerissene Absätze leicht ein falsches Bild von dem
Ganzen zu geben geeignet wären. Diesen rate ich, das
Buch anzukaufen; es wird eine Zierde jeder Bibliothek
sein, die ihren Ruhm in der schönen Ausstattung der
Bände zu begründen sucht. Der Einband des kleinen
Werkes ist geschmackvoll, der Druck ist schön, und der
Platz, den es einnimmt, ein sehr geringer.

Dr. Arthur Schnitzler.

Die Suggestion und ihre Heilwirkung von *Dr. H. Bern-*
heim, Professor an der Faculté de Medecine in Nancy. Autorisierte deutsche Ausgabe von Dr. *Sigmund Freud,* Dozent
für Nervenkrankheiten in Wien. Mit Abbildungen im Text. Erste
Hälfte. (Verlag Franz Deuticke, Leipzig und Wien 1888.) [Sp. 1619].

In Nummer 14 der „Internationalen Klinischen Rundschau" vom 1. April d. J. erschien eine kritische Besprechung des *Bernheim*schen Originalwerkes aus der Feder
des Prof. *Winternitz,* auf die wir heute verweisen müssen,
nachdem von der *Freud*schen Übersetzung die erste
Hälfte vor uns liegt. Sachlich ist dem, was von Prof. *Win-*
ternitz bereits gesagt wurde, kaum etwas hinzuzufügen,
und heute genügt es, wenn wir die außerordentliche Stil-
gewandtheit des deutschen Übersetzers hervorheben, der
sich mit diesem neuen Werke ein neues Verdienst sowohl
um die französische, als um die deutsche medizinische Literatur erworben hat. Von beiden Seiten ist man ihm zu
gleichem Danke verpflichtet. Auch die Vorrede des Übersetzers erheischt eine eigene Erwähnung; denn obzwar
dieses Buch, das selbst genug zu sagen weiß, einer Vorrede nicht bedarf, so ward ihm doch eine der gediegen-
sten zuteil, die wir in der letzten Zeit gelesen; sie ist eine
kleine Abhandlung für sich, welche durch den polemi-
schen Akzent, der darauf ruht, an Interesse und Aktualität
sicherlich gewinnt.

V

Internationale Klinische Rundschau 3. 1889

Silvesterbetrachtungen
[Sp. 35–36]

Dieser schöne Aberglaube der Silvesternacht! Wenn das alte Jahr uns davontollt, so wie es uns hereingebraust kam, stolz und heiter, dann ist es uns doch immer, als *müßten* wir hoffen, als *müßte* es nun besser werden. Wie oft schon wurden wir getäuscht! Wie oft schon belehrt, daß die Menschen immer dieselben bleiben und daß die Sonne des Neujahrsmorgens über derselben fragwürdigen Gesamtheit aufgeht, die der Mond des Silvesterabends beschienen. Das alte Schauspiel nimmt seinen Fortgang. Heute wieder das Hasten von gestern, in diesem Jahre wieder die Kämpfe des alten, für immer wieder das bißchen Edelsinn und die Masse Erbärmlichkeit, die das Wesen des Menschentums auszumachen scheint. Wahrhaftig, sie ist allzu banal, diese Hoffnungsandacht, die uns aus dem Silvesterpunsch emporsteigt und unser Haupt mit dem gelinden Dunst der Freude umgibt. Auch dieses Jahr bringt uns nimmer, was die Guten aller Zeiten ersehnt, den wahren Frieden und die echte Menschlichkeit.

Wie unendlich weit sind wir zur Stunde von diesem Ziele entfernt, dem allen voran die in naturwissenschaftlichem Geiste denkenden Menschen zustreben müßten; wir sind es heute weiter als in dem ganzen abgelaufenen Jahrhundert. Und derjenige, der anthropozentrische Naturwissenschaft treibt, der Arzt, den seine ganze Studienrichtung zur *Anschauung* führt, der *sehen* lernen muß wie kein anderer, in das Geheimnis des Organischen sich am tiefsten einschleicht, gerade der müßte, wenn er das Zeug hat, seinen Beruf richtig aufzufassen, in den Reihen der Vorurteilslosen am weitesten vorangeschritten sein. Die mächtige Eindringlichkeit des Geschauten, Empfundenen und Erfaßten müßte ihn erschüttern und überzeugen.

Aber der Beruf des Arztes wird von gar verschiedenen Naturen erwählt, leider auch von solchen, die nicht die Anlage haben, naturwissenschaftlich zu denken. Sie flattern durch ihre Wissenschaft und dringen nicht in das Wesen derselben ein. Das Krämerleben des Alltags läßt sie keinen Augenblick los, und mitten in der freien Atmosphäre, die sie umgibt, hören sie nur den vergänglichen Lärm des Tages. Während die große Quelle an ihnen vorüberrauscht, schöpfen sie aus Röhrbrunnen. Die überlebten Vorurteile einer urteilslosen Menge sind ihre eigenen, und in den kleinlichen Hader der Parteien, aus dem sie doch nur die heiseren Rufe unreifer Denker heraushören sollten, stimmen sie mit ein. An ihnen hat die Lehre von der Natur ihre läuternde Macht vergebens versucht!

Wir finden es nicht notwendig, von diesen allgemeinen Bemerkungen aus einen Übergang zu der Betrachtung von Zuständen zu suchen, wie wir dieselben sich vor unseren Augen innerhalb der letzten Jahre entwickeln sahen. Der Vergleich liegt offenbar da.

Irrtümer, wie wir sie Leuten ohne Geistes- und Herzensbildung vielleicht nachsehen könnten, erscheinen mitten in dem vornehmen Gedankenkreis der Naturgelehrten, und die Verblendung, der sich die Masse von jeher willig hingegeben, breitet sich über die Augen jener, welche berufen wären, die Wahrheit zu predigen, der sie ihr Dasein geweiht. Ja, wenn die Wissenschaft stets die Kraft hätte, zu bilden, zu veredeln! Was vermag sie aber mit all ihrem Adel gegen die angeborenen Triebe des Neides, der Scheelsucht, des Hasses, die ja, solange die Welt steht, immer nach einem neuen Ausdruck suchen, um sich geltend machen und wirken zu können!

174

Wir wissen, daß diese Worte in den Wind gesprochen sind. Wir wissen, daß wir noch lange nicht das Ende einer Zeit erleben werden, in der eine ganze Klasse von Menschen zuerst nach der Konfession und erst dann, oder auch gar nicht, nach dem inneren Wert ihres Nächsten fragen wird. Wir wissen, daß unser Jahrzehnt an einem großartigen Atavismus krankt und daß die mächtige Arbeit jener Menschenfreunde in den Staub zu sinken droht, welche die modernden Reste vergangener Zeiten hinwegzuräumen sich bemühten. Aber daß an diesem finstern Zerstörungswerke auch ein Teil jener Gilde mitarbeitet, deren Stolz es bedeuten sollte, *Licht* zu bringen, daß auch für jene, die mit dem Seziermesser vor dem Leichentische stehen oder an das Bett des Kranken trostspendend, schmerzlindernd eilen, daß auch für jene, die ihre Wissenschaft die reinste höchste Menschenliebe gelehrt hat, der Geist des Fortschrittes vergebens durch die Welt geschritten ist, das ist überwältigend traurig: das läßt uns von der nächsten Zukunft nichts Gutes hoffen. Ist es doch gerade ein Teil unserer strebenden Jugend, dieser selben Jugend, als deren Ideal einmal *Humanität* und *Freiheit* gegolten, die heute unter dem Banne der reaktionärsten aller Ideen steht!

... Und wir sollen, jener alten Gepflogenheit folgend, der schönen Hoffnung Ausdruck geben, daß uns das neue Jahr Heil und Segen bringen wird. Wir könnten wohl sagen, was wir wünschen, doch kaum was wir hoffen!

Der Chronist, der einen Blick auf das vergangene Jahr zurückwirft und sich fragt, was er in die fortlaufende Kulturgeschichte des ärztlichen Standes eintragen dürfte, wird vor allem auf ein großes Blatt die Geschichte jenes unseligen Streites aufzeichnen müssen, der am Krankenbette des Kaisers Friedrich begann, um an seinem kaum geschlossenen Grabe erbitterter fortzudauern. Gewiß ist eins, daß dieses Blatt eines der traurigsten in der Geschichte unseres Standes bildet. Alle anderen Vorgänge des verflossenen Jahres erscheinen unbedeutend gegenüber den eben erwähnten, die durch Monate die politischen und medizinischen Blätter mit ihrem Widerhalle füllten. Auch anderwärts hat sich nichts zugetragen, was die innere Festigung und das äußere Ansehen der medizinischen Welt erhöhen könnte.

... Wir haben hiemit freilich nur die *ethische* Seite unserer Standesinteressen berührt. Aber das ist's, was auszusprechen uns zumeist am Herzen lag. Denn wir zweifeln keinen Augenblick, daß man auch im nächsten Jahre neue Bazillen und neue Medikamente entdecken wird. Man wird in den Laboratorien und auf den Kliniken rüstig weiterarbeiten; man wird den Geheimnissen des Lebens und des Todes immer näherkommen. Wir werden auch im nächsten Jahre viele große Ärzte unter uns haben – aber wir fürchten, nur wenig große Menschen.

Wien, den 31. Dezember 1888.

A. S.

Über funktionelle Aphonie und deren Behandlung durch Hypnose und Suggestion. Von Dr. Arthur Schnitzler. Assistent an der allgemeinen Poliklinik in Wien.

[Sp. 405–408]

I.

In den folgenden Zeilen sollen einige Fälle von funktioneller Aphonie mitgeteilt werden, die in Anbetracht des Heilverfahrens, das bei denselben angewandt wurde, insbesondere bei dem gegenwärtigen Stande der hypnotischen Frage nicht ganz ohne Interesse sein dürften.

Ich habe den Ausdruck *„funktionelle Aphonie"* statt des üblicheren *„hysterische Aphonie"* gewählt, weil er eher diagnostische Mißdeutungen ausschließt. Wenn eine Patientin aus der reichen Symptomenzahl der Hysterie keine andere Erscheinung aufweist, als eben die Aphonie, für die eine genügende anatomische Ursache nicht auffindbar ist, so wird die Diagnose hysterische Aphonie nicht als unanfechtbar gelten können; ob wir uns nun auf die Seite jener stellen, welche jede Hysterie als wahre Psychose ansehen wollen, oder denjenigen beistimmen, welche nur dann von Hysterie sprechen, wenn der Zusammenhang der Erscheinung mit einer Affektion des Genitalsystems erweisbar ist. Kaum zu bezweifeln ist es auch, daß manche jener Formen von Aphonie, die man einfach als hysterisch zu bezeichnen beliebte, in anderer Weise eher einer Erklärung zugänglich erscheinen. Allgemeine Ernährungsstörungen, so insbesondere die Tuberkulose und Chlorose, manche Neurosen wie die Neurasthenie scheinen wie in anderen Muskelgruppen in der Muskulatur des Kehlkopfes eine funktionelle Schwäche zu erzeugen, welche zu überwinden häufig eine gesteigerte Energie der Innervation herhalten muß. Ja, in solchen Fällen werden wir vielleicht manchmal mit unseren therapeutischen Behelfen nicht einfach einen normalen Nervenvorgang hervorrufen, sondern sogar die normale Energie der Innervation steigern müssen, damit die ermatteten Muskelmassen die nötige Arbeit vollführen können, so wie man an die Spitze einer geschwächten Armee einen energischen Feldherrn zu stellen gezwungen ist.

Wir werden freilich auch in solchen Fällen mit denselben therapeutischen Mitteln arbeiten, welche wir bei den wirklich hysterischen Affektionen in Anwendung zogen; aber daß wir dann von einer hysterischen Aphonie nicht reden dürfen, trotz der mangelnden augenfälligen anatomischen Ursache, trotz des nicht selten vorkommenden spontanen Schwindens der Erscheinung, trotz der Wirksamkeit mancher Antihysterica, das ist wohl aus der Genese der Affektion klar. Immerhin wird noch eine Fülle von rein hysterischen Aphonien übrig bleiben.

Die folgenden Fälle, die freilich noch vielfach zu ergänzen wären, sind insbesondere in Hinblick auf die therapeutische Methode der Suggestion, welche ich bei ihnen in Anwendung brachte, in Betracht zu ziehen; sie treten nicht mit der Prätention auf, wesentlich Neues zu bringen, sondern sie wollen nur an einigen Beispielen den Einfluß der Hypnose und Suggestion, dieses weiterer Aufklärung noch immer bedürftigen Heilmittels zeigen. Die Publikationen über den Einfluß dieser Methode auf die in Rede stehenden Krankheiten sind ganz speziell bei uns zu Lande noch nicht zahlreich genug, um neue Belege ganz wertlos erscheinen zu lassen.

Im Wesen der Sache wird es liegen, wenn ich auch Vorgänge während der Hypnose berühre, die sich nicht speziell auf die Aphonie beziehen, und man wird in diesem Sinne eine oder die andere Abschweifung entschuldigen. Übrigens wird sich noch die Gelegenheit bieten, über Heilerfolge, die ich bei anderen Neurosen zu erzielen so glücklich war, zu berichten, um hiebei auf die in einigen dieser Fälle ausgeprägten Erscheinungen des tiefen Somnambulismus einzugehen.

Die Methode, die ich zur Einleitung der Hypnose anwandte, war in der überwiegenden Mehrzahl die, daß ich die Kranken mir ruhig in die Augen blicken ließ oder meine Hand streichend über Stirn, Schläfen und Augenlider bewegte. Die bekannte Tatsache, daß die Einleitung des hypnotischen Schlafes an derselben Person um so leichter fällt, je öfter sie angewandt ist, scheint kaum einer besonderen Erwähnung wert, und bei allen den Medien – man entschuldige diesen jetzt wesenlosen Ausdruck durch seine Kürze und Gültigkeit –, die ich häufig hypnotisierte, genügte meist ein 10 bis 30 Sekunden langes Bestreichen der Augenlider oder ein ruhiges durchaus nicht immer im „imperativen Tone" gesprochenes Zureden, um die Hypnose herbeizuführen. Es ist also die Methode der *Bernheim*schen Schule, welche ich in Anwendung ziehe.

178

In die Diskussion über die schädlichen Einflüsse des Hypnotismus, welche in der letzten Zeit so überaus lebhaft geführt wird, darf ich heute noch nicht eingreifen, da die Zahl meiner Beobachtungen eine zu geringe und auch die Zeit, in welcher ich meine Erfahrungen gesammelt habe, eine zu eng begrenzte ist. Soviel ich aus der Literatur ersehe, haben jedoch bisher diejenigen die ungünstigste Meinung von den Folgen des Hypnotismus, die sich am wenigsten damit beschäftigt haben. Immerhin ist jedes Endurteil bislang noch als vorzeitig anzusehen. War es doch eine hochgelehrte medizinische Gesellschaft Deutschlands, die bei Gelegenheit eines ihr vorgeführten hypnotischen Versuches die ganze Frage höchst abweisend behandelte. Nun, ein verfrühtes Vorurteil ist besser als ein verfrühter Enthusiasmus; dieser bringt Enttäuschungen, jener Überraschungen, was die Welt seit jeher lieber gesehen hat.

Die Idee, die funktionelle Aphonie durch Suggestion zu heilen, ist jedenfalls älter als die wissenschaftliche Verwertung des Hypnotismus in den letzten Jahren. Ich kann hier die Bemerkung nicht unterdrücken, daß man in der letzten Zeit mit dem Versuche, Analogien für die Suggestion in unserem gewöhnlichen Leben zu suchen, allzuweit zu gehen scheint: Die Pädagogik ist Suggestion, die großen Männer waren eigentlich Suggerenten. Die Religionsstifter haben suggeriert, und ganze Völker waren ihre Medien. Die unwillkürliche Tyrannei, die der bedeutende Geist über den kleineren ausübt, ist Suggestion, und wenn wir uns vornehmen, um fünf Uhr früh aufzustehen und uns tatsächlich nicht verschlafen, so haben wir eine Autosuggestion ausgeführt. Nun, man wird zugeben müssen, daß es etwas Grundverschiedenes ist, wenn ich einem suggeriere, er solle mir einen Apfel vom Baume holen und meine Mahnung befolgt wird, oder wenn ich einen sonst gesunden Menschen, der nie früher etwas von der Hypnose gehört hat, in Schlaf bringe, ihm sage, er werde mit einer Lähmung des linken Armes aufwachen, und nun tatsächlich sehe, wie dieser Mensch nach dem Erwachen seinen linken Arm nicht rühren kann, ohne eine Ahnung davon zu haben, was ich ihm im Schlafe gesagt habe. Das sind freilich die heterogensten Dinge, die ich da in Gegensatz bringe, und es gibt zweifellos Übergänge, die uns das alltägliche Leben, die Weltgeschichte und schließlich die Pathologie zur Verfügung stellt; jedenfalls aber ist die Phrase von der Suggestion neuerdings etwas wohlfeil geworden, und gar so selbstverständlich, als sie manche gerne darstellen möchten, ist die Lehre von der Übertragung des eigenen Willens auf eine fremde Person noch lange nicht. Die Fälle, wo man bei funktionell Aphonischen damit ausreicht, daß man sagt: Versuchen Sie's nur, Sie können sprechen, gehören also eigentlich strenggenommen nicht in eine Abhandlung über den Einfluß der hypnotischen Suggestion auf Aphonie. Immerhin wird es notwendig erscheinen, auf diese Suggestionen in wachem Zustande bei Behandlung der einschlägigen Fragen besondere Rücksicht zu nehmen, obwohl vielleicht spätere Erfahrungen zeigen werden, daß die Suggestionen in wachem und die in hypnotischem Zustande nicht so nahe verwandt sind, als wir es für unsere Schulweisheit brauchen.

Bekannt ist ja, daß das mehr oder weniger energische Zureden manchmal von dem besten Erfolge begleitet ist; bekannt ist auch, daß ein plötzlicher Schreck oder irgendeine andere Gemütsbewegung ebenso wie andere funktionelle Störungen die Aphonie zum Schwinden bringen können, und es kommt schließlich vor, daß solche Kranke ebenso plötzlich, als sie die Stimme verloren, sie wieder erlangen wohl Autosuggestion?). Auch der elektrische Strom hat sicherlich manchmal hauptsächlich dadurch genützt, daß die Patienten an seine Wirksamkeit glaubten, womit an seinen wirklich außerordentlichen Erfolgen bei funktioneller Aphonie durchaus nicht geschmälert werden soll.

Heilungen von Aphonie durch wirkliche hypnotische Suggestion hat vor allem *Bernheim* veröffentlicht. In seinem glänzenden Werke „De la suggestion et de ses applications à la thérapeutique" finden sich einige hiehergehörige Fälle.

Beobachtung 27 erzählt von einer 30jähr. Frau, die verschiedene hysterische Erscheinungen und überdies seit zwei Jahren völlige Stimmlosigkeit aufwies. Nach einigen mißlungenen Versuchen gelang es, der Patientin durch hypnotische Suggestion die Stimme wiederzugeben. Nach zwei Jahren neuerlicher Verlust der Stimme, die nach Anwendung der Elektrizität durch 14 Tage noch nicht wiedergekehrt war.

Beobachtung 28 spricht von einer nervösen Frau von 55 Jahren, die jeden Winter durch sechs Wochen heiser war. Heilung durch einmalige hypnotische Suggestion.

Beobachtung 30 erzählt die Heilung eines tuberkulösen Mädchens von ihrer Aphonie durch einfache Behauptung (par simple affirmation), nachdem der Induktionsapparat geholt worden war. Nachher wurde die Patientin erst zu anderen Zwecken hypnotisiert.

In Beobachtung 60 trat bei einem 15jährigen Mädchen nach einer Pneumonie Aphonie auf. Drei hypnotische Sitzungen erwiesen, daß die Kranke leicht in somnambulen Zustand zu bringen war; doch blieben sie therapeutisch fruchtlos, ebenso wie die vierte. Nach der Hypnose versuchte es *Bernheim* mit der Suggestion in wachem Zustande, stieß anfangs auf Unglauben, vermochte es aber „par affirmation energique", sie schließlich zu einem ziemlich lauten Reden zu bringen, so daß Patientin ein paar Tage darauf im Vollbesitz ihrer Stimme war. – Soviel ich übrigens aus den Krankengeschichten ersehe, ist hier in keinem Fall eine laryngoskopische Untersuchung gemacht worden.

Bottey hat einen Fall von hysterischer Aphonie in der „Soc. méd. prat. zu Paris" am 28. September 1887 vorgestellt, wo die achtzehn Monate dauernde Krankheit nach erfolgloser Behandlung durch hydrotherapeutische und elektrische Maßnahmen in fünf hypnotischen Sitzungen geheilt wurde.

Ariza (Corr. Med. Castellaneo Salamanca 10. Juli 1888) veröffentlicht einen Fall von traumatischer Aphasie und Aphonie (Kopfverletzung); die Aphonie verschwand nach der zweiten hypnotischen Sitzung; nach der dritten hypnotischen Sitzung sprach der Kranke die suggerierten Worte richtig aus, hatte noch Schwierigkeiten mit den anderen; schließlich konnte er gut sprechen.

Boland in Verviers (Extrait des annales de la société méd. chir. de Liège 1887) brachte sechs Fälle von hysterischer Aphonie zur Heilung, indem er den Kranken suggerierte, daß sie nach der Einführung des Kehlkopfspiegels wieder sprechen konnten.

Joh. Schnitzler (Intern. Klin. Rundschau, August 1888) führt einen durch Hypnose geheilten Fall von Aphonia paralytica und Dyspnoea spastica bei einem 20jährigen Mädchen an und erwähnt dabei, daß er noch andere ähnliche Fälle in gleicher Weise geheilt habe.

Eine sehr interessante Abhandlung über hysterische Stummheit hat Dr. *Natier* in der „Revue mensuelle de Laryngologie, d'Otologie et de Rhinologie", herausgegeben von Dr. *Moure,* veröffentlicht. Sie findet sich unter dem Titel „Contribution à l'étude du mutisme hysterique" in den Heften 4, 5, 8 und 9 des Jahrganges 1888. Das Thema der Arbeit fällt zwar nicht mit dem hier zu besprechenden zusammen, doch finden sich zahlreiche Berührungspunkte. Die Kombination von hysterischem Mutismus und hysterischer Aphonie ist eine nicht allzu seltene; ich werde Gelegenheit haben, über einen verwandten Fall zu berichten. Auch bei *Natier* finden sich einige solche Fälle angegeben, und ich führe insbesondere diejenigen an, welche den Einfluß der hypnotischen Suggestion zur Anschauung zu bringen geeignet sind.

So zitiert *Natier* eine Beobachtung von *Amadei* (Gazzeta degli Ospitali Nr. 12, 1887), wo eine 43jährige Frau, an verschiedenen hysterischen Symptomen leidend, nach und nach aphonisch und endlich stumm wurde. Der Hypnotismus brachte Heilung nach einigen Sitzungen, in welchen die Kranke – man begann mit dem Aussprechenlassen von Buchstaben und Silben – allmählich zum Sprechen gebracht wurde.

Ein gleicher Erfolg wurde in einem anderen Fall erzielt, der aus dem Archives roumaines de medic. et chirurg. 1887, E. *Marcel* und G. *Marinesco,* entnommen ist.

Ein nervöser junger Mann von 19 Jahren verliert nach einem heftigen Schrecken auf 13 Tage das Bewußtsein. Er leidet dann an hystero-epileptischen Anfällen, ist aphonisch und stumm; ja er kann auch nicht schreiben. Später dringen des Nachts in wilden Träumen einige wirre Worte aus seinem Munde. Die Fähigkeit des Schreibens erlangt der Patient nach und nach wieder, nicht aber die des gesprochenen Wortes. Die gebräuchlichen Mittel wurden vergebens angewandt, vergebens sogar Hypnotismus und Suggestion. Erst der Hypnotismus in Verbindung mit Stimmgymnastik (en associant à l'hypnotisme la gymnastique vocale) brachte ihn zum Reden.

Natier führt weiters eine 20jährige Frau nach der Beobachtung von *Dello Strologo* (Morgagni 1887) an, welche verschiedene hysterische Symptome aufwies, Mutismus und Aphonie infolge heftigen Schreckens. Im hypnotischen Schlafe suggeriert man ihr Wiederkehr der Stimme, und sie sagt nach dem Erwachen mit lauter Stimme: Ich bin geheilt.

Auch der Fall von *Urechia* (Annales médico psych. Nr. 3, 1888) wird von *Natier* angeführt. Eine 32jährige hysterische Frau ist durch eine heftige Gemütsbewegung vollkommen stumm geworden. Im hypnotischen Schlafe, anfangs den Suggestionen Widerstand leistend, gibt sie ihnen schließlich nach, als sie befehlender vorgebracht werden.

Auch *Boland* berichtet über einen Fall von nervöser Aphonie (Scalpel, Juni 1888), der durch Suggestion in wachem Zustande geheilt wurde.

Schließlich will ich noch ein Zitat *Bernheims* erwähnen (l. c. Seite 278), das er aus *Hack Tuke* entnimmt. Dr. *John Tanner* habe mehr als 50 Fälle von hysterischer Aphonie durch einfache Applikation des Elektromagneten an die Zunge geheilt. Es sei aber notwendig, daß man dem Kranken vorher die Überzeugung beibringe, er werde tatsächlich durch diese Methode geheilt werden.

Auch hier ist das therapeutische Agens sicherlich die Suggestion, nicht der Elektromagnet.

Bevor ich an die Betrachtung meiner Fälle gehe, will ich noch die Bemerkung machen, daß ich niemals hypnotisierte, ohne daß bei meinen Versuchen andere Ärzte (Abteilungsvorstände, Assistenten und Hörer der Poliklinik) anwesend waren. Es ist notwendig, das zu erwähnen, denn noch immer ist das Mißtrauen nicht geschwunden, welches man im allgemeinen der hier behandelten Frage entgegenbringt. Man denkt ja nicht mit Unrecht leichter an getäuschte Beobachter, als an neue Wahrheiten. Aber so wie ein blinder Glaube, existiert auch ein blinder Zweifel, der in gleicher Weise wie jener ein großes Hemmnis auf dem Weg des Fortschrittes vorstellt.

II.

[Sp. 457–461]

Ich beginne nun mit der Mitteilung meiner Fälle.

I. H. W., 17. J. alt, gibt an, daß ihre Eltern leben, der Vater sei gesund, die Mutter leide an Epilepsie, erst seit dem 50. Jahre (?); drei ihrer Geschwister sind gestorben, ein Bruder (6 Jahre alt) an Blattern, ein anderer (8 Jahre alt) an einer Lungenkrankheit, eine Schwester (4 Jahre alt) an einer Gehirnhautentzündung, zwei Brüder leben;

von diesen leidet der eine an Ohrenfluß, infolgedessen er schwerhörig sei, der andere wird sehr leicht heiser, sonst ist er gesund. Ein Bruder des Vaters soll an Epilepsie leiden, welche nach einem Sturz aufgetreten sei. Die Patientin selbst machte als kleines Kind Masern durch; vor acht Jahren wurde sie an einer skrophulösen Drüse am Halse operiert. Seit ihrem zweiten Lebensjahre habe sie alljährlich durch ein bis zwei Monate, Juni und Juli, offene Geschwüre auf der Kopfhaut, welche nach äußeren Mitteln und innerlichem Gebrauche von Lebertran heilen. Vor zwei Jahren bekam sie im Frühling Geschwüre an einem Finger; sie mußte operiert werden.

Vor nun acht Jahren bekam die Patientin epileptische Anfälle. Vierzehn Tage vor dem ersten Anfall hatte Patientin einen Mann unter epileptischen Krämpfen auf der Straße hinfallen gesehen; ein so außerordentlich mächtiger Eindruck für sie, daß sie ihn als Gelegenheitsursache für ihre eigene Erkrankung aufzufassen geneigt ist, welche bei ihr im Anfange äußerst heftig auftrat. Sie bekam die Anfälle anfangs zehn- bis zwölfmal des Tages; biß sich während derselben häufig in die Zunge und war einige Zeit – bis zu Stunden – nachher „im Kopf verloren". Sie wurde anfangs von Prof. *Benedikt,* später auch von einem anderen Arzt, an dessen Namen sie sich nicht erinnert, behandelt, nahm Bromkali, worauf die Anfälle seltener wurden. Sie traten nur einmal des Tages, später alle Wochen, alle Monate auf; den letzten Anfall hatte Pat. vor drei Jahren. Menstruiert ist Patientin seit ihrem 16. Jahre. Seit zwei Jahren wird Patientin morgens und abends stets heiser; seit zwei Monaten ist sie vollkommen, auch tagsüber aphonisch.

Wir haben es mit einem anämischen und schwächlichen Mädchen zu tun. Die Intelligenz der Patientin ist ihrem Alter entsprechend. In der linken Halsgegend eine skrophulöse Narbe. An der rechten Lungenspitze ist das Atmen etwas abgeschwächt; sonst sind keine physikalischen

Veränderung nachzuweisen. Die Herztöne der Patientin, die seit Jahren an Palpitationen leichteren Grades leidet, sind rein. Im Kehlkopf Zeichen eines leichten chronischen Katarrhs. Außerdem ist das Bild einer ausgeprägten Adduktorenparese vorhanden, die Stimmbänder werden bei der Phonation nur wenig genähert, ein breiter, dreieckiger Spalt bleibt zwischen ihnen. Die Patientin wird bereits seit Monaten mit antikatarrhalischen Mitteln behandelt.

Am 29. November hypnotisierte ich sie zum erstenmal, was sehr leicht gelang. Ich suggeriere ihr : Wenn Sie aufwachen, werden Sie eine schöne, reine Stimme haben. Durch Anrufen erweckte ich sie ein paar Minuten später. Sie wachte auf mit vollkommen reiner Stimme – zu ihrem eigenen höchsten Erstaunen. Sie fühlte sich weder matt noch klagte sie über irgendwelche andere Beschwerden.

Am nächsten Tage, dem 30. November, erschien sie wieder aphonisch. Sie hatte die Stimme bis nachmittags 4 Uhr gehabt, jedenfalls eine längere Zeit hindurch als die vergangenen Monate. Ich hypnotisierte neuerlich. Nach dem Aufwachen klagte sie über ein Gefühl von Hitze im Gesicht, und tatsächlich hatte man schon im Verlauf ihres hypnotischen Schlafes sehen können, wie ihr sonst blasses Gesicht sich lebhaft rötete.

Am 1. Dezember konnte sie mir bereits mitteilen, daß die Stimme bis acht Uhr abends völlig gut geblieben sei, und auch heute war Patientin nicht völlig aphonisch, nur etwas heiser. Keine Hypnose.

Am 3. Dezember teilte sie mir mit, daß sie seit gestern morgens wieder völlig stimmlos sei. Das Kehlkopfbild hatte sich jetzt auch verändert. Es handelte sich nicht mehr um eine typische Adduktorenparese; die Stimmbänder klafften bei der Phonation in ihrem cartilaginösen Anteil (Transversusparese), während sie im membranösen Teil schlossen. Ja, ich sowie noch andere Beobachter des laryngoskopischen Bildes konnten sich der Ansicht nicht verschließen, daß es sich hier im Bereich der Adduktorenmuskulatur ausschließlich des Transversus um einen Spasmus handelte, da die Stimmbänder sich im membranösen Teil bis zu einem *vollkommenen* Verschluß näherten. Dieser Wechsel des Bildes ist ja bei den funktionellen Aphonien ein sehr häufiges Vorkommnis. Es wurde neuerlich die Hypnose und Suggestion angewandt. Sie wachte mit vollkommen reiner Stimme auf und kam ebenso zwei Tage darauf (5. Dezember) wieder. Untersuchte man sie nun mit dem Kehlkopfspiegel, so war die Phonation nicht mehr so rein wie früher, und es blieb auch ein verhältnismäßig weiter Spalt zwischen den Stimmbändern übrig. Immerhin war der Spalt so weit, daß man eigentlich für die Dauer der laryngoskopischen Untersuchung vollkommene Aphonie hätte erwarten müssen. Aber auch das ist ja gerade bei der funktionellen Aphonie ein häufig gesehener Vorgang, daß die Intensität des phonierten Lautes den von uns gesehenen Kehlkopfmuskelaktionen nicht völlig entspricht. Offenbar ist der Anteil, den der expirierte Luftstrom an der Tonbildung nimmt, gerade bei diesen Patienten ein sehr wechselnder. Nur so ist es zu erklären, daß wir an einem Tag bei besser schließenden Stimmbändern eine schlechtere, an einem anderen Tage bei weiter klaffender Stimmspalte eine bessere Stimme beobachten. Die Patientin kam am 7. Dezember im besten Befinden wieder.

Am 15. Jänner erschien sie wieder und meldete, daß ihr Befinden ebenso wie ihre Stimme bis vorgestern sehr gut gewesen sei. Immerhin schon ein Erfolg, wenn man bedenkt, daß die Patientin zwei Monate hindurch ununterbrochen und zwei Jahre morgens und abends aphonisch war. Gestern (14. Jänner) wurde sie heiser. Heute ist sie völlig aphonisch. Sie hatte im Verlaufe des gestrigen Tages auch Erstickungsanfälle (Spasmen). Kehlkopfbild: Adduktorenparese.

Hypnose. Suggestion. Erwachen mit Stimme.

Am 29. kam sie wieder. Zehn Tage vorher hatte sie eines Nachmittags einen Anfall von heftigen krampfartigen

Schmerzen im Kehlkopf (kein typischer Erstickungsanfall), nach welchen sie auf einige Stunden stimmlos wurde und ihrer Angabe nach einen unangenehmen Geruch aus dem Munde verspürte. Heute hat sie ihre Stimme wieder.

Hypnose. Die Patellarsehnenreflexe erscheinen während des hypnotischen Schlafes gesteigert. Die Sensibilität der Haut ist ohne darauf hinzielende Suggestion erloschen. Ich stelle Fragen an sie, die sie anfangs nicht beantwortet. Ich richte sie auf. Sie bleibt stehen. Die Arme bleiben in der jeweilig von mir gegebenen Lage (Flexibilitas cerea). Ich frage sie nun: Wo sind sie? In einem Zimmer. Bei wem? Sie nennt meinen Namen. Ich suggeriere ihr hierauf das Verschwinden ihrer heute angegebenen Beschwerden, hierauf erst, daß sie sich an nichts mehr von dem während des Schlafes Vorgefallenen erinnern solle. Das war ein offenbarer Fehler. Ich hatte ihr die Heilsuggestion wieder wegsuggeriert. Obwohl sich dieser Irrtum, wie man in anderen Fällen sehen kann, nicht immer durch ein Ausbleiben des Heilerfolges rächt, so muß doch, wie mir scheint, darauf geachtet werden, daß man die Heilsuggestion erst macht, nachdem man in bezug auf die anderen Vorgänge (Experimente) Amnesie suggeriert hat. Doch tritt, wie bekannt, gewöhnlich nach häufiger angewandter Hypnose Amnesie auf, ohne daß diese durch Suggestion gefordert wird, und nur die Heilsuggestion als posthypnotische Suggestion rettet die Kranke aus dem künstlichen Schlafzustand in ihr natürliches Leben herüber, auch wenn sie für andere posthypnotische Suggestionen nicht empfänglich ist.

Ich wecke sie nun durch leichtes Anblasen auf. Sie hat „fest geschlafen", hat keine Ahnung, daß sie mit mir gesprochen. Ihrer Ansicht nach hat sie zwei Stunden geschlafen; tatsächlich waren es nur fünf Minuten.

Am Tage darauf (30. Jänner) kam sie mit der Klage, daß sie nachmittags wieder jene krampfartigen Schmerzen im Kehlkopf verspürt habe. Sie hatte ihre Stimme. Ich

188

hypnotisiere sie. Auf mein Verlangen steht sie auf, geht nach vorwärts und rückwärts. Ich frage: Wo befinden sie sich? Sie: Auf der Poliklinik. Mit wem sprechen Sie? Sie antwortet mit meinem Namen. Andere der anwesenden Doktoren fragen: „Wer bin ich?" Sie antwortet stets mit der Nennung meines Namens. Eine nicht uninteressante Abänderung jenes weit gewöhnlicheren Vorganges, wo die Hypnotisierten die Fragen und Befehle der anderen überhaupt nicht apperzipieren und demzufolge reaktionslos verharren. Auch die Suggestion, daß sie jetzt an einem anderen Orte oder daß sie eine andere Person wäre, was bei anderen der bis zu diesem Grade hypnotisierten Personen so häufig zu erreichen ist, gelang bei der W. nicht. Wieder entwickelt sich eine lebhafte Röte des Gesichtes; sie sagt spontan: Es ist mir sehr heiß. Die Suggestion einer kalten Dusche blieb völlig unwirksam. Man sieht, daß bei dieser Patientin bisher kein hoher Grad der Suggestibilität erzielt worden war, daß bis zu einem gewissen Grad die Logik der Tatsachen ein stärkeres war als der Wille des Hypnotiseurs. Ich hatte ihr diesmal (nach erfolgter Heilsuggestion) suggeriert, sie werden sich an alles nach dem Erwachen erinnern und allmählig – ein paar Minuten nach dem Erwachen – wußte sie mir alles, auch meine mißglückten Suggestionen zu erzählen.

Am Tag darauf, 31. Jänner, kam sie etwas heiser, doch mit der Angabe, daß kein Schmerz und kein Erstickungsanfall aufgetreten sei.

In der diesmal eingeleiteten Hypnose sagte ich ihr: Schlafen Sie weiter, aber öffnen sie die Augen. Sie machte vorerst vergebliche Versuche; erst als ich sagte: „Es geht ja ganz leicht", öffnete sie die Augen. Beide Bulbi sind nach innen und unten eingestellt, konvergieren in einem ganz extremen Grade. Ich frage sie: Sehen Sie etwas? Sie: Nein. – Ich: Wie spät ist es? Sie: Zehn Uhr abends. – Ich: Warum? Sie: Weil es ganz dunkel ist. – Der Versuch einer Suggestion von Tageshelle mißlingt.

Suggestionen, sie möge nach dem Erwachen von einem Herrn den Hut, vom andern das Augenglas verlangen, gelingen zwar; doch erklärt sie, sie habe es tun müssen, weil ich's ihr gesagt. Die Stimme, die bereits in den Antworten während der Hypnose keine Spur von Heiserkeit mehr zeigte, ist auch nach dem Erwachen vollkommen rein und schön. Sie fühlt sich heute nach der Hypnose weitaus frischer als vorher.

Bei Gelegenheit ihrer Angaben, daß sie an Erstickungsanfällen leide, wurden ihre Nasenhöhlen wieder einer genaueren Inspektion unterzogen, und da zeigte sich, daß eine hypertrophische Rhinitis, insbesondere eine Hypertrophie der linken unteren Muschel bestand. Es ist bekannt, wie häufig derartige Affektionen gefunden werden, ohne daß reflektorische Erscheinungen auftreten, und zweifellos ist die eigentliche letzte Ursache für eine sich entwickelnde Aphonia spastica, für einen Spasmus glottidis, für Asthma-Anfälle, nicht in der Nasenkrankheit, sondern in irgendeinem Mittelglied zu suchen, das in der Individualität der Kranken gegeben ist. Es scheint nun, daß man häufig in der Lage sein wird, durch Hypnose und Suggestion diese gesteigerte Reflexerregbarkeit zu überwinden, daß man also durch eine richtig angewandte Hypnose z. B. in einem Falle von nasalem Asthma dasselbe erreichen wird wie durch Behandlung der Nase selbst. In den angedeuteten Fällen, wo der notwendige chirurgische Eingriff von keiner besonderen Bedeutung ist, hat man freilich damit nicht viel gewonnen. Bei anderen Reflexneurosen aber, wo man an das betreffende Organ schwerer herankann und wo der Eingriff ein wichtigerer sein müßte, wird man es sicherlich vorziehen, die gesteigerte Reflexerregbarkeit, als das angeschuldigte Organ zu behandeln; man denke z. B. an die Operationen, die zuweilen an dem weiblichen Genitalsystem wegen Reflexneurosen vorgenommen werden müssen!

Immerhin ließ ich in dem vorliegenden Falle die linke

untere Muschel am 6. Februar galvanokauterisieren; ich tat dies, nachdem ich die Patientin hypnotisiert hatte und ließ sie während des kleinen Eingriffes in ihrem kataleptischen Zustande selbst den Nasenspiegel halten. Beim Aufwecken klagte sie über leichte Schmerzen in der gebrannten Gegend, was kaum geschehen wäre, wenn ich ihr vorher Schmerzlosigkeit beim Erwachen suggeriert hätte. Ich glaube dies aus Analogie einen Fall annehmen zu müssen, den ich von Prof. *Weinlechner* auf dessen Abteilung operieren sah (Dr. *Jul. Fürth* hat ihn seinerzeit veröffentlicht), und wo die Hypnotisierte auch nach der Operation (es handelt sich um Exzision eines Narbenkeloids der einen Gesichtshälfte) auf erfolgte Suggestion auch keine Spur von Schmerzen empfand.

Die Schlüsse, die sich an den soeben mitgeteilten Fall knüpfen lassen, ergeben sich von selbst. Ein anämisches junges Mädchen von skrophulöser und epileptischer Vorgeschichte leidet durch Jahre an Aphonie; zwei Jahre hindurch ist sie allmorgendlich und allabendlich aphonisch; zwei Monate vollends. Die ersten hypnotischen Sitzungen geben ihr die Stimme auf einige Stunden wieder, die nächsten geben sie ihr auf Tage und Wochen. Laryngospastische Anfälle, die unterdessen auftreten, werden gleichfalls durch hypnotische Suggestion zum Verschwinden gebracht. Sie fühlt sich heute frisch und wohl, und sollte, was nicht ausgeschlossen ist, wieder einmal die Aphonie oder ein laryngospastischer Anfall auftreten, so kann man sie zweifellos in wenigen Minuten auf lange Zeit davon befreien. Das leichte Hitzegefühl, das meist gegen Schluß des hypnotischen Schlafes auftrat, als Schaden der Hypnose den aufgezählten Vorteilen im vorliegenden Fall ernstlich entgegenhalten zu wollen, wird kaum angehen. Eine andere meiner Patientinnen, die an nervösen Atembeschwerden litt (und die sich, wie in Paranthesi bemerkt sei, nach zwei hypnotischen Sitzungen wohler fühlte als in den abgelaufenen drei Jahren), hatte stets ein ausgesprochenes Kältegefühl im Verlauf des hypnotischen Schlafes und auch einige Minuten nach dem Aufwachen. Doch war es möglich, durch Suggestion diese unangenehme Nebenerscheinung aufzuheben, was bei der W. nicht gelang.

III.

[Sp. 494–499]

II. R. R., 27 Jahre, ledig, Bedienerin, menstruiert seit dem 16. Jahre regelmäßig. Eltern leben und sind gesund. Ein Bruder ist im 26. Jahre an „Blutbrechen" nach vorhergegangener Lungenkrankheit gestorben. Drei andere Geschwister leben und sind gesund. Patientin, die wenig intelligent und sehr herabgekommen ist, kränkelt von Jugend auf. Vom 10. bis 14. Jahre hat sie an „Kopffraisen" gelitten. Nach Übersiedlung zu einer Tante kehrte die Gesundheit wieder. Doch bald begann Patientin zu husten, an Brustschmerzen zu leiden. Vor sieben Jahren bereits stand sie an der Poliklinik in Behandlung; damals wurde die doppelseitige Tonsillotomie ausgeführt; und noch an demselben Tage will sie plötzlich die Stimme verloren haben. Sie bekam sie nach einiger Zeit wieder, um sie neuerdings zu verlieren; ein Wechsel, der sich außerordentlich häufig wiederholte. Drei Jahre hindurch ist sie immer heiser oder stimmlos; zuletzt war sie drei Monate hindurch im Besitze ihrer Stimme, die allerdings auch in den letzten Tagen rauh klingt. Ich bekam die Kranke erst am 16. Dezember, wo sie die Stimme plötzlich wieder verlor, in Beobachtung. Man teilte mir mit, daß sie an einer Blennorrhoe des Larynx und der Trachea gelitten habe. Heute klagt die Patientin über ein Gefühl von Schwere auf der Brust, insbesondere in der Sternalgegend. Sie leidet an Schlaflosigkeit, da sie besonders nachts ein starker Husten mit manchmal profusem eitrigem Auswurf quält. Manchmal ist, wie die Patientin erzählt, das Sputum blutig tingiert.

Seit drei Wochen Nachtschweiße, Frösteln des Abends. Gegen abends Kopfschmerzen. Die bisherige Behandlung des Kehlkopfleidens bestand in Bepinselungen mit einer 10–20perz. Lapislösung und in Elektrisation des Larynx, die aber von keinem unmittelbaren Erfolg auf die Herstellung der Stimme gewesen sein soll.

Die Untersuchung der Lunge ergab eine leichte Dämpfung L. H. O. sowie einen diffusen Bronchialkatarrh; der Larynx im Zustand eines chronischen Katarrhs; die falschen Stimmbänder erheblich geschwellt, die wahren verdickt, von graulicher Farbe. Im Laufe der Beobachtung ergab sich eine zunehmende Schwellung der subglottischen Larynxschleimhaut, die auf die im Abklingen begriffene Blennorrhoe zurückzuführen ist. Für Syphilis ergaben sich keine Anhaltspunkte. Bei der Phonation schließen die Stimmbänder in ihrem membranösen Teile; und die geschwellten falschen legen sich über dieselben; im cartilaginösen Teil bleibt ein dreieckiger Spalt.

Am 19. Dezember wird bei der vollkommen aphonischen Patientin die Hypnose zum ersten Male versucht. Sie gelingt niemals vollkommen. Man bringt die Patientin so weit, daß sie die Augen nicht öffnen kann. Sind die Augen nun durch Suggestion geschlossen, so kann man sie durch einen einige Male wiederholten Befehl zum Sprechen bringen. Wenn man diese Suggestion versucht, ohne vorher Verschluß der Augenlider erzielt zu haben, so mißlingt sie regelmäßig. Tiefere Grade der Hypnose zu erreichen, hat sich bisher nicht als möglich erwiesen. Der Erfolg bei der Patientin hielt stets nur wenige Tage an, wobei wohl die anderweitigen Störungen der erkrankten Organe zu berücksichtigen sind. In den letzten Tagen gelang es auch einmal, durch extralaryngeale Faradisation die Stimme auf einige Stunden herzustellen. Rauh ist die Stimme der Patientin immer, wofür die Ursache jedenfalls in der Schwellung der Kehlkopfschleimhaut liegt. Die Existenzbedingungen der Patientin sind äußerst ungünstig, und ich zweifle an einem dauernden Erfolge.

Von Interesse ist für unsere Frage an diesem Falle der Umstand, daß man doch von Tag zu Tag wenigstens die Stimme durch *ein* Mittel zuversichtlich herstellen kann, nachdem alle anderen sich als unzuverlässig erwiesen, und weiters, daß die Suggestion der lauten Stimme erst dann wirkt, wenn die Augen durch Suggestion fest geschlossen sind.

Nach der Suggestion bietet das Kehlkopfbild bei der Phonation das Bild einer einfachen leichten Adduktorenparese.

III. A. St., Schlossermeisterstochter, 16 Jahre alt, ledig. Die Mutter an Lungentuberkulose gestorben; Vater lebt, gesund. Zwei Geschwister totgeboren. Ein Bruder starb im Alter von zehn Monaten an „Fraisen". Zehn Geschwister leben.

Die Patientin hat als 6jähriges Kind eine Diphtheritis mitgemacht, ebenso angeblich im Juli 1888. – Menstruiert seit dem 11. Jahre, meist unter Krämpfen. Vom Dezember 1887 bis Ende Februar 1888 lag sie auf der Abteilung des Prof. v. *Schrötter* mit Typhus; vom März bis Mai soll sie Blut gespuckt haben; einmal erinnert sie sich, Blut erbrochen zu haben. Wegen Bauchschmerzen ließ sie sich am 25. Juli neuerlich auf der oben genannten Abteilung aufnehmen; am Tage nach ihrem Eintritt hat sie, wie sie erzählt, plötzlich die Stimme verloren; sie wurde mit Insufflationen und Elektrizität behandelt. Einige Male sei sie auch hypnotisiert worden. Die mir von der Klinik des Herrn Prof. v. *Schrötter* in liebenswürdigster Weise zur Verfügung gestellten Notizen enthalten die Bemerkung, daß die Patientin an einem chronischen Larynxkatarrh leichteren Grades litt. Beim Intonieren klonischer Krampf der Adduktoren mit darauffolgendem Spasmus der Ab-

duktoren. Zeitweise bloß Internus- und Transversusparese. Neuerlichen Mitteilungen entnehme ich, daß sie
einige Male hypnotisiert wurde, daß jedoch nur nach dem
ersten Male ein Erfolg auftrat, indem die Patientin am
Tage nach der Hypnose nicht ganz aphonisch war, sondern mit einer ziemlich heiseren Stimme sprechen konnte.
Weitere Versuche blieben in bezug auf die Heilsuggestion
völlig erfolglos; das Erwecken aus dem hypnotischen
Schlafe war sehr schwierig.

Am 16. Oktober kam sie auf die Poliklinik, über Stimmlosigkeit klagend, die seit dem 26. Juli besteht.

Die Patientin ist für ihr Alter gut entwickelt. Die Ge-
sichtsfarbe gesund. Das Exspirium an der linken Lungenspitze etwas verschärft. Milz etwas vergrößert. Schmerzhaftigkeit auf Druck in der linken Darmbeinkammge-
gend; keine Ovarialgie. Keine Haut- oder Schleimhautan-
ästhesien. Der Larynx im Zustande eines chronischen Katarrhs, die Stimmbänder graulich verfärbt, die falschen
Stimmbänder leicht geschwellt und gerötet. Es ergibt sich,
daß bei dem Versuch zu phonieren, die Stimmbänder,
nachdem sie sich bis zu einem gewissen Grade genähert,
sich rasch wieder voneinander entfernen.

16. Oktober. Hypnose. Suggestion, sie werde mit wie-
dererlangter Stimme erwachen. Tiefer Schlaf, in welchem
sie auf Anreden absolut nicht reagiert. Sie wacht mit heftigen Kopfschmerzen und stark gerötetem Gesichte auf;
doch aphonisch wie früher. Die Kopfschmerzen dauerten
bis abends an.

19. Oktober. Hypnose. Weder sie noch ich brachten
dem Versuche besonderes Vertrauen entgegen. Suggestion, sie werde im Vollbesitze ihrer Stimme erwachen.
Sie wacht auf, mit gerötetem Gesichte und Kopfschmerzen; hat *ihre Stimme wieder.*

20. Oktober. Die Patientin hat gestern leichte Kopfschmerzen gehabt. Leichte Heiserkeit. Internus- und
Transversusparese. Keine perverse Stimmbandaktion.

23. Oktober. Hat bis 20. Oktober nachts sprechen können. Mit ihrer Familie und Freunden derselben in einem dumpfen Gasthauslokal beisammen, verlor sie die Stimme plötzlich, als sie gute Nacht sagen wollte. Das Laryngoskop zeigt perverse Stimmbandaktion, Patientin ist völlig aphonisch. – Hypnose. Verlust der Sensibilität. Suggestion, Stimme wieder zu bekommen. Patientin ist schwer zu erwecken. Weder Anrufen noch Schütteln wirkt. Durch einen leichten Schlag auf das Nasenbein wecke ich sie sofort auf. Sie stöhnt und hat Kopfschmerzen. Ihre Stimme war völlig wiedergekehrt. Am Tage darauf war sie ein klein wenig heiser, zwei Tage darauf völlig im Besitze der Stimme. Mitte Dezember kam sie einige Mal in die Ambulanz mit der Angabe, etwas Brennen im Halse zu verspüren. Keine Spur von Adduktorenparese; leichter Katarrh, der entsprechend behandelt wurde. Erst am 4. Februar kam sie wieder – völlig aphonisch. Sie gibt an, vor drei Tagen plötzlich die Stimme verloren zu haben. Starke tiefe Röte der Pharynx- und Larynxschleimhaut; beim Versuch zu phonieren ein klaffender Spalt im cartilaginösen Bereich der Stimmbänder, während sie im ligamentösen schließen. Sie klagt, daß sie starke Schmerzen habe, und erklärt, daß das Hypnotisieren diesmal nichts nützen werde. Wie ich sie genauer inquiriere, erklärt sie, vor drei Tagen aus Versehen eine sehr verdünnte Laugenessenzlösung getrunken zu haben; seither bestehen die heftigsten Schlingbeschwerden, Schmerzen im Rachen; auch sei die Stimme sogleich verschwunden. Die nun vorgenommene genauere Inspektion der Mund- und Rachenhöhle ergibt kaum Neues außer der bereits bemerkten starken Rötung. Eine Erosion an der Zunge, nirgends Verätzungen. Die Aphonie muß natürlich als funktionelle aufgefaßt werden. Die Patientin wird mit den nötigen Verhaltungsmaßregeln entlassen und angewiesen, nächsten Tag wiederzukommen. Sie erscheint tatsächlich am nächsten Tage mit vollkommen normaler Stimme; bei der

Einführung des Kehlkopfspiegels verliert sie sofort die Stimme, und das laryngoskopische Bild zeigt die Adduktorenparese. Entfernt man das Laryngoskop, so ist die Stimme wieder normal.

Am 8. März kommt sie wieder. Sie ist seit fünf Tagen aphonisch. Sie wird auf der Klinik des Prof. *Albert* wegen einer nach der Laugenessenzvergiftung zurückgebliebenen Oesophagusstriktur sondiert. Laryngoskopisches Bild: Internus- und Transversusparese mit zeitweiliger Andeutung perverser Stimmbandaktion. – Hypnose. Sie wacht unter Kopfschmerzen und ohne Stimme auf – beide Suggestionen waren fehlgeschlagen. Am Tage darauf erzählt sie mir, daß sie eigentlich „immer" an Kopfschmerzen leide und meist bevor sie ihr Frühstück genommen, heiser sei. Hypnose. Diesmal gelingt die Suggestion, und sie wacht mit völlig klarer Stimme auf. Sonderbarerweise wirkte auch vor fünf Monaten, als ich den ersten Versuch mit ihr vornahm, erst die zweite hypnotische Sitzung.

Resümieren wir den Fall, so handelt es sich um eine funktionelle Aphonie, bei einem durch vorhergegangene schwere Krankheit geschwächten jungen Mädchen, die nicht ganz drei Monate bestand. Die erste hypnotische Sitzung blieb erfolglos, die zweite stellt die Stimme auf drei Tage wieder her, die dritte auf mehr als drei Monate, nach welcher Zeit ein stark depressiver psychischer Effekt wieder eine Aphonie in der Dauer von dreimal 24 Stunden erzeugt. Eine weitere Rezidive wird in zwei hypnotischen Sitzungen geheilt. Auch sind neue Rückfälle nicht ausgeschlossen; doch ist die Therapie sofort gegeben. Die Kopfschmerzen, welche nach den verschiedenen hypnotischen Sitzungen auftraten, konnten in diesem Falle durch darauf hinzielende Suggestionen leider nicht vermieden werden; doch fällt dieser Nachteil dem großen Gewinn gegenüber kaum ins Gewicht. In Berücksichtigung ist zu ziehen, ob wir hier nicht einen anderen Effekt vor uns sehen als den der hypnotischen Suggestion. Nachdem hier nämlich jede andere Suggestion fehlschlägt als die, welche auf Wiederkehr der Stimme hinzielt, wäre die Frage am Platze, ob es nicht der *psychische Effekt der Hypnose als solcher* ist, welcher deren wirksames Moment vorstellt. Es wird überhaupt geraten sein, sich dieser Idee in manch ähnlichen Fällen nicht von vornherein zu verschließen.

IV. K. N., 25 Jahre alt, ledig, kleine schwächliche und wenig intelligente Person. Hat immer in ungünstigen Verhältnissen gelebt. Im Alter von 17 Jahren menstruiert. Im 19. Lebensjahre machte sie angeblich eine Pneumonie durch, verblieb in häuslicher Pflege. Seither datieren Brustschmerzen, schweres Atmen, sowie Herzklopfen. Im März 1886 angeblich Pleuritis; lag im Allgemeinen Krankenhause; zur selben Zeit soll sie ikterisch gewesen sein. Seit dem Herbste 1886 ist sie zeitweilig heiser; manchmal ganz stimmlos. Sie klagt auch über stechende Schmerzen im Larynx, die besonders des Morgens auftreten sollen. Sie fühlt sich matt, klagt über Stechen zwischen den Schulterblättern, Frösteln des Morgens und langsame, aber konstante Abmagerung.

Man wandte gegen ihre Halsbeschwerden bereits verschiedene Mittel an; sie bekam Insufflationen mit adstringierenden Mitteln, wurde elektrisiert, worauf manchmal eine rasch wieder vorübergehende Besserung in Betreff der Heiserkeit erfolgt sein soll.

Die Untersuchung am 25. November 1888 ergibt über der Lunge links oben, sowohl vorn wie hinten kürzeren Schall und unbestimmtes Atmen. Das laryngoskopische Bild zeigt eine leichte Blässe der ganzen Kehlkopfschleimhaut; die Stimmbänder erscheinen leicht verdünnt; bei der Phonation schließen die Stimmbänder nicht in der normalen Weise, indem ein elliptischer Spalt zwischen ihnen bleibt, welcher auf eine Parese der thyreo aryt. interni hinweist. Die Verdünnung der Stimmbänder wollte anfangs zu dem Schlusse verleiten, daß therapeutische Versuche nur wenig Erfolg erwarten ließen. Als die Patientin ein paar Tage später wieder erschien, wieder vollkommen aphonisch, ergab die laryngoskopische Untersuchung das typische Bild der Internus- und Transversusparese.

Ich hypnotisierte nun die Kranke, welche sich anfangs sehr ängstlich zeigte, sie schlief jedoch rasch ein. Die Hautsensibilität erschien während der Hypnose vollkommen erloschen. Ich suggerierte ihr nun, daß sie sich beim Erwachen im Vollbesitze ihrer Stimme befinden solle. Nach wenigen Minuten weckte ich sie auf. Sie wachte auf – so stimmlos als vorher; hatte die Kopfschmerzen, die sie vorher quälten, verloren, und klagte über Schmerzen in der linken Schulter.

Am nächsten Tage, 27. November, hypnotisierte ich sie von neuem. Die in der Hypnose eingegebene Suggestion, sie solle mit volltönender Stimme erwachen, hatte diesmal Erfolg; doch kam die Patientin am nächsten Tage neuerdings aphonisch auf die Poliklinik. Das laryngoskopische Bild war wie tags vorher. Ich hypnotisiere sie nun von neuem. Sie deutet durch Kopfbewegungen an, daß sie meine Worte versteht; kann mir aber nicht antworten. Ich sage ihr nun: „Wachen sie auf, und sprechen sie laut!" Sie schlägt die Augen auf, fühlt sich etwas müde, sonst wohl und beantwortet meine Fragen mit vollkommen normaler Stimme.

Am 30. November erscheint die Kranke wieder, nicht aphonisch; doch klingt die Stimme nicht mehr so voll als das letzte Mal unmittelbar nach der Hypnose. Im Laufe der von verschiedenen Herren vorgenommenen laryngoskopischen Untersuchungen verliert sie die Stimme wieder vollends. Ich erwähne hier in Parenthese die Untersuchungen *Bolands* (Verviers) „Extrait des annales de la societé medico-chir. de Liège 1887", der sechs Fälle von hysterischer Aphonie heilte, indem er seinen Patientinnen suggerierte, daß die Einführung des Kehlkopfspiegels die Stimme wieder hervorrufen werde.

Ich hypnotisiere die Kranke; suggeriere Wiederkehr

der Stimme und Lähmung des rechten Armes. Sie wacht mit besserer, aber nicht ganz reiner Stimme auf, klagt, ohne darüber gefragt zu werden, über die Schwäche des rechten Armes, den sie nur mit Mühe bewegen kann. Im Verlaufe ihres hypnotischen Schlafes hatte ich ihr auch zu suggerieren versucht, daß sie alles spüre; doch blieb die schon früher erwähnte Anästhesie bestehen.

Am 3. Dezember kam die Patientin mit einer Stimme, die etwas voller klang als das letzte Mal nach der Hypnose. Die nun in der Hypnose vorgenommene Suggestion hatte eine noch weitere Besserung der Stimme zur Folge. Auch diesmal war beim Erwachen der rechte Arm schwer beweglich; offenbar hatte in der Hypnose die Suggestion vom letzten Male neuerdings ihre Wirkung entfaltet, wie dies an einem anderen später zu beschreibenden Falle gleichfalls beobachtet wurde.

Am 9. Februar erst, also nach fast 70tägiger Pause, erschien die Kranke wieder auf der Poliklinik mit der Angabe, im Laufe dieser ganzen Zeit ihre Stimme gehabt zu haben. Sie klagt über Schmerzen im Larynx sowie Schmerzen beim Schlucken. Sie wird von einigen Herren untersucht und verliert im Laufe dieser Untersuchungen ihre Stimme völlig. Ich hypnotisiere sie; sie deutet mir durch Kopfnicken an, daß sie mich versteht, kann jedoch den Mund nicht zum Sprechen öffnen. Sie wacht mit normaler Stimme auf, fühlt sich ganz wohl.

Am 11. Februar kam sie aphonisch wieder. Sie hat ihre Stimme bis gestern morgens gehabt. Auch die Schmerzen im Larynx waren wiedergekehrt. Leichter Katarrh. Internus- und Transversusparese. Sensibilität der Schleimhaut vollkommen erhalten. Hypnose. Sie reagiert auf meine im gewohnten Tone gestellten Fragen absolut nicht; erst wie ich mit überlauter Stimme rufe: „Antworten Sie", da schlägt sie die Augen auf. Sie zittert am ganzen Körper und sagt, sie fühle sich schlecht. Sie verbirgt ihr Gesicht in den Händen, klagt über Kopfweh.

Ich hypnotisiere sie nun, während sie sich in liegender Stellung befindet. Ich suggeriere ihr Stimme und das Verschwinden der Kopfschmerzen. Sie wacht in völligem Wohlsein auf; spricht vollkommen laut, aber nur einige Minuten lang – ist plötzlich wieder aphonisch. Ich versuchte die Suggestion in wachem Zustande: „Sie können sprechen." Die Stimme gewinnt an Klang, hat aber noch nicht die normale Fülle. Ein Fehler war es wahrscheinlich gewesen, daß ich es unterlassen hatte, die Zeit zu bestimmen, durch welche hindurch sie die Stimme behalten müsse.

Am Tage darauf kommt sie in demselben Zustande, in welchem sie uns gestern verlassen, um neuerdings im Untersuchungssaale ihre Stimme zu verlieren. Ich will den Versuch machen, sie in der Hypnose zu untersuchen; sie schläft tief, reagiert auf mein Anreden nicht, kann den Mund nicht öffnen. Ich experimentiere mit dem faradischen Strom. Sie reagiert durch Muskelzuckungen im Fazialisgebiete, in den Muskeln der Hand, ohne jede Schmerzäußerung. Wie ich nun einen etwas stärkeren faradischen Strom an den Nacken appliziere, beginnt ihr ganzer Körper zu zittern, sie stürzt vom Sessel herunter, mir zu Füßen, und beginnt laut zu schluchzen, ohne anfangs ein Wort hervorbringen zu können. Dann frägt sie weinerlich: „Wo bin ich?" Es gelingt nun rasch, sie wieder einzuschläfern; und ich suggeriere ihr, daß sie mit guter Stimme, ohne Kopfschmerzen und ohne sich an die vorhergegangene Szene zu erinnern, aufwachen müsse. Alles verläuft nach Wunsch; sie erwacht völlig wohl, hat ihre Stimme und hat keine Ahnung davon, was in der Zwischenzeit vorgegangen ist.

Acht Tage später kam sie wieder mit einer leidlich guten Stimme. Sie teilte mir mit, daß sie sich sehr wohl befinde. Sie hatte diesmal guten Grund dazu; in der Zwischenzeit war sie glückliche Gattin geworden.

Der hier beschriebene Fall kann wohl kaum als sehr er-

mutigendes Beweismittel für die Heilwirkung der Suggestion bei funktioneller Aphonie angeführt werden. Jedenfalls aber war der Erfolg auf Tage und Wochen nach
einigen Sitzungen ein ganz evidenter. Immerhin muß
noch in Betracht gezogen werden, daß wir es mit einer
herabgekommenen Person mit Zeichen der Lungentuberkulose zu tun hatten, daß die Aphonie keine rein funktionelle war, da es sich wohl auch um eine durch den Kör-
perzustand der Patientin gegebene Schwäche gewisser
Kehlkopfmuskeln handelte, über welche, wenn diese Hypothese gestattet ist, für gewisse Zeiträume den Einfluß
der Suggestion hinwegtäuschte. Man kann glauben, daß
durch psychischen Einfluß für Stunden und Tage die ge-
schwächte Muskulatur eine Summe von Kraft aufbringen
konnte, die ihr normalerweise gar nicht mehr zu Gebote
stand. Vielleicht tut die Ehe mehr, als die Hypnose vermochte.

IV.

[Sp. 583–586]

V. G. O., 17jähriges Mädchen, für sein Alter ziemlich
klein und wenig entwickelt, kam zum erstenmal am
22. Februar auf die Poliklinik. Ihr Vater lebt, ist gesund,
die Mutter starb an einer „Frauenkrankheit", ein Bruder
an einer Lungenkrankheit, vier Geschwister leben. Die
Patientin hat nie eine schwere Krankheit durchgemacht.
Im Sommer v. J. wurde sie plötzlich aphonisch, ein Zustand, der nach fünf Wochen ebenso plötzlich schwand,
als er gekommen war. Nun ist sie volle neun Wochen vollkommen stimmlos.

Die Untersuchung der Lunge und des Herzens ergab
normale Verhältnisse. Das laryngoskopische Bild war ein
sehr wechselndes. Im Verlaufe weniger Minuten konnte
man bei den Phonationsversuchen eine einfache Lähmung, dann wieder einen ausgeprägten Spasmus, schließ-

lich Andeutung einer perversen Stimmbandaktion beobachten. Außerdem war ein leichter chronischer Katarrh vorhanden.

Die Hypnose gelingt, und die Patientin verfällt in einen leichten Schlaf. Ich frage sie um ihren Namen; sie antwortet mit vollkommen tonloser Stimme. Ich sage: „Sprechen sie lauter", indem ich zugleich mit meiner Hand einen leichten Druck auf den Schildknorpel ausübe, und sie beginnt lauter zu sprechen. Wiederholte Suggestionen bessern ihre Stimme von Sekunde zu Sekunde, bis ich ihr sage: „Wachen Sie auf und sprechen Sie vollkommen laut." Sie schlägt die Augen auf und hat eine völlig normale, klangvolle Stimme. Sie behielt dieselbe zehn Tage, während welcher sie sich sehr wohl befand; nur am Nachmittage nach der Hypnose hatte sie etwas Brustschmerzen empfunden. Ursache davon war vielleicht die Anstrengung, welche Patientin angewendet hatte, um die spastische Aphonie zu überwinden.

Am 4. März hatte sie die Stimme plötzlich verloren und kam in sehr gedrückter Stimmung auf die Poliklinik. Ich versuchte die Suggestion in wachem Zustande, indem ich einfach auf ihren Schildknorpel einen leisen Druck ausübte und sagte: „Sie können ja sprechen". Sie gewann nun innerhalb weniger Sekunden die Stimme vollkommen wieder. Es ist bisher (2. April) keine Rezidive eingetreten.

Der Fall ist zu einfach, um zu besonderen Bemerkungen Anlaß zu geben; das Resümee lautet einfach: Ein schwächliches Mädchen ist neun Wochen aphonisch; die erste hypnotische Suggestion gibt ihr die Stimme wieder; nach zehn Tagen neuerlich Aphonie; Suggestion im wachen Zustande wirkt augenblicklich.

VI. A. R., Beamtensgattin, 36 Jahre alt, verheiratet. Der Vater starb an einem Schlaganfall, die Mutter an einer Pneumonie; einige Geschwister der Patientin starben in ganz jugendlichem Alter; fünf leben. Die älteste

Schwester soll brustleidend sein, während eine andere ledige Schwester zeitweise an Stimmlosigkeit leidet.

Patientin hat angeblich bereits im 11. Lebensjahre menstruiert; späterhin kamen die Menses nicht ganz regelmäßig. In den Jugendjahren entwickelte sich eine überaus häufig auftretende Hemikranie mit Übelkeiten und Erbrechen. Patientin heiratete im 19. Lebensjahre, im Jahr 1872 und 1877 gebar sie Kinder; beide leben. Vor sieben Jahren Pneumonie; seither traten die Kopfschmerzen (stets nur rechtsseitig) weniger heftig und seltener auf. Seit einigen Jahren bestehen häufig leichte brennende Schmerzen in der Sternalgegend. Im Frühjahre 1886 wurde Patientin plötzlich stimmlos, doch kehrte die Stimme unter Gebrauch von Medikamenten allmählich wieder. Ein Jahr später neuerdings Verlust der Stimme. Häusliche Behandlung: Elektrizität, worauf manchmal auf ein paar Stunden geringe Besserung auftrat. Im Frühjahre 1888 begann Patientin zu husten, abzumagern; manchmal soll dem Sputum etwas Blut beigemischt gewesen sein. Im Sommer 1888 diagnostizierte der behandelnde Arzt Lungentuberkulose und Geschwüre im Kehlkopfe, prognostizierte der Patientin auf ihre Frage eine Lebensdauer von höchstens vier Monaten, welche sie aber nun schon sehr beträchtlich überschritten hat. Seit dem Frühjahre wurde sie auf der Poliklinik gegen ihre Aphonie mittelst Elektrizität behandelt, ohne daß der geringste Erfolg eintrat. Anfangs Oktober 1888 wurde sie durch Prof. *Schnitzler* das erste Mal hypnotisiert, worauf die Stimme völlig – aber nur auf wenige Stunden wiederkehrte.

Status praesens Anfangs Oktober 1888: Blaß, ziemlich abgemagert. Über der linken Spitze vorn und hinten kurzer Schall, rechts hinten oben kurzer Schall, das Atmen etwas abgeschwächt; kein Rasseln, Herztöne rein. Leichte Ovarialgie. Kehlkopfbild: Bei der Phonation kommen die beträchtlich geschwellten und geröteten falschen Stimmbänder über die wahren und in ihrem vorderen Anteil völlig aneinander zu liegen; im hinteren Glottisanteile sind die wahren Stimmbänder teilweise zu sehen, die sich gleichfalls krampfhaft in einem schmalen Anteil aneinander legen. Bei der Respiration ganz normaler Vorgang. Diagnose: Aphonia spastica.

Mitte Oktober hypnotisierte ich die Patientin zum ersten Mal, und zwar, wie ich das bei meinem ersten Versuche, ohne bisher wieder darauf zurückkommen zu müssen, tat, mittelst Reflektors. Die Kopfschmerzen, welche nach dieser Methode des Hypnotisierens nur selten auszubleiben scheinen, dürften wohl auf den starken auf die Retina wirkenden Reiz zurückzuführen sein. Nach wenigen Tagen schon wandte ich auch bei dieser Patientin die harmlosere in den einleitenden Zeilen berührte *Bernheim*sche Methode an. Die Stimme kehrte nach den ersten hypnotischen Sitzungen nur auf Stunden, später auf ein bis zwei Tage wieder. Anfangs versuchte ich ihr Herstellung der Stimme für ewige Zeit zu suggerieren, was kläglich mißlang. Auch Suggestion der Stimme für acht oder fünf Tage hatte keinen Erfolg. Ja es schien fast, daß je kühner die Heilsuggestion war, um so matter der Erfolg. Wenn ich dagegen vergaß, überhaupt die Zeit der Heilungsdauer zu suggerieren, so kam die Stimme nur auf Minuten oder wenige Stunden wieder. In der letzten Zeit ging ich systematisch vor, und es läßt sich jetzt allmählich durch eine hypnotische Sitzung doch wenigstens eine Heilungsdauer von drei Tagen erzielen. Das ist nun freilich ein Fall, der sehr skeptisch machen muß, immerhin ist aber zu bedenken, daß Patientin eine schwächliche Person ist, die an einer chronisch verlaufenden Tuberkulose leidet. (Zu einer gynäkologischen Untersuchung, welche Dr. F. *Kreissl* so freundlich war, vorzunehmen, entschloß sich Patientin erst Ende März. Es ergab sich folgendes: Chronische Metritis und Anteflexion. Rechtssseitige Parametritis.) Ferner haben alle Mittel versagt, um die Stimme auch nur auf Zeit herzustellen, während die hypnotische Suggestion souverän wirkt; die Patientin verlangt dringend nach der Hypnose, welche sie wenigstens für einige Tage in den Besitz einer völlig normalen und reinen Stimme setzt, und auf ihren speziellen Wunsch setzte ich die Behandlung fort, welche ich wegen des geringen Resultates mehr als einmal aufzugeben willens war. Doch sind bei dieser Patientin noch einige andere Vorkommnisse erwähnenswert.

Die Patientin verfällt leicht in tiefen Schlaf; doch gelang es nie, Katalepsie oder Somnambulismus zu erzeugen. In der Hypnose ist vollkommener Verlust der Haut- und Schleimhautsensibilität zu konstatieren. Niemals vermag Patientin auf an sie gestellte Fragen zu antworten, und nach dem Erwachen besteht vollkommene Amnesie. Einmal machte ich den Versuch, ihr zu suggerieren, sie werde stimmlos aufwachen. Es geschah, wie ich gesagt; sie wachte vollkommen aphonisch auf, so wie sie eingeschlafen war, und konnte nicht begreifen, wieso dieses eine Mal die Hypnose keinen Erfolg gehabt hatte. Ein anderes Mal wurde sie, nachdem ich sie eingeschläfert hatte, durch einen anderen Herrn erweckt, nachdem ich bereits die Heilsuggestion gemacht hatte; sie wachte aphonisch auf, war sehr unangenehm berührt durch das Eingreifen einer fremden Person; ich mußte sie auf ihr dringendes Verlangen nochmals hypnotisieren und selbst aufwecken, worauf sofort die Stimme wiederkehrte. Wenn sie durch andere Kollegen hypnotisiert wird, so hält der Erfolg stets nur wenige Stunden an; was sie veranlaßt, fremde Versuche zurückzuweisen – ein Beweis von der Gewöhnung des Mediums an seinen Hypnotiseur.

Einige Male war es mir gelungen, der vollkommen aphonischen Patientin dadurch, daß ich ihre falschen Stimmbänder mit der Sonde berührte, eine, wenn auch sehr rauhe und nur wenige Stunden anhaltende Stimme wiederzugeben; in der letzten Zeit ist auch das nicht möglich. Es hat sich – erst in der Beobachtungszeit – eine vollkommene Anästhesie der Kehlkopfschleimhaut entwickelt (nicht nur an der Epiglottis, was bei Hysterischen nicht selten, gewiß aber nicht, wie einzelne Autoren angeben, regelmäßig vorkommt), aber sobald die Patientin durch die hypnotische Suggestion wieder ihre Stimme erlangt hat, stellt sich die Sensibilität völlig wieder her, und die leiseste Berührung irgendeiner beliebigen Stelle der Kehlkopfschleimhaut löst dann prompt Husten aus.

Am 8. Februar war die Patientin mit einer neuen Klage wiedergekommen; sie hatte abends vorher plötzlich nicht nur die Stimme, sondern die Sprache verloren; ihre Zunge war schwer, wie gelähmt; zugleich waren Erstickungsanfälle aufgetreten. *Hysterischer Mutismus und Dyspnoea spastica.* Noch am selben Abende war die Sprache, doch nicht die Stimme, wiedergekehrt. Hypnose und Suggestion, daß Anfälle der oben beschriebenen Art nicht wiederkehren dürfen. An diesem Tage eben geschah es, daß sie durch einen anderen aus ihrem hypnotischen Schlaf erweckt wurde, sie stimmlos aufwachte und ich sie nochmals hypnotisieren mußte, um ihr die Stimme wiederzugeben. Am Abend dieses Tages wiederholte sich der Anfall des gestrigen Abends. Sie bat mich am nächsten Tage ganz flehentlich, daß sie von keinem anderen aufgeweckt werde als von mir, da sie nur darauf die Wiederkehr jenes Anfalls trotz der Hypnose begründet glaubte. Hypnose und Heilsuggestion. Es ist tatsächlich weder mehr ein Anfall von Mutismus noch von Atemnot erfolgt.

Während der Dauer ihrer Aphonie klagt Patientin über die Empfindung eines üblen Geruches aus der Nase, welcher verschwindet, sobald die Stimme wiedergekehrt ist. Ich erinnere hiebei an den gleich zu Anfang dieser Mitteilungen geschilderten Fall der H. W., welcher zugleich mit ihren krampfartigen Schmerzen im Kehlkopfe einen üblen Geruch aus dem Munde zu verspüren glaubte. Es genüge die Koinzidenz dieser Geruchshalluzinationen mit spastischen Erscheinungen der Larynxmuskulatur einfach zu konstatieren.

Zum Schlusse will ich noch erwähnen, daß ich bei

einem der ersten Versuche, welche ich mit der hier geschilderten Patientin vornahm, eine Lähmung des rechten Armes suggerierte. Tatsächlich konnte die Patientin nach dem Aufwachen den Arm nur mit der größten Mühe und durchaus nicht in der gewohnten Exkursion bewegen. „Was ist denn nun mit meinem rechten Arm", fragt sie ängstlich; nach und nach durch Zureden wurde der Arm wieder beweglich. Nach den hypnotischen Sitzungen, welche der eben erwähnten folgten, war der rechte Arm stets in seiner Motilität herabgesetzt, ohne daß ich es suggeriert hatte; im Verlaufe des hypnotischen Schlafes tauchten also offenbar die Vorstellungen selbständig wieder auf, die ich bei einer früheren Hypnose suggeriert hatte. Nach und nach erst schwand diese Erscheinung.

Im Anschluß an die geschilderten sechs Fälle sei noch bemerkt, daß bei zwei funktionell aphonischen Patientinnen die Hypnose trotz mehrfacher Versuche überhaupt nicht gelang. Ferner habe ich einmal versucht, einen jungen Burschen (Kadetten) vergebens zu hypnotisieren, dessen Beeinflussung aber noch nicht außer aller Frage steht, da der erste Versuch zu rasch abgebrochen werden mußte und weitere noch nicht gemacht wurden.

* * *

Aus den in den vorstehenden Zeilen angeführten sechs Fällen Schlüsse zu folgern, fühle ich mich nicht berechtigt; ich ziehe es vor, einfach die Eindrücke zu schildern, die ich gewonnen. Vor allem scheint es, daß, sobald nur einmal die Hypnose überhaupt gelingt, auch die funktionelle Aphonie mit Sicherheit in sehr günstigem Sinne beeinflußt werden kann.

Nur in zweien meiner Fälle gelang erst der zweite Suggestionsversuch, in den übrigen hatte der erste Versuch sofortige Herstellung der Stimme zur Folge. Die Schattenseite der Frage ist: Auf wie lange kann man die Stimme herstellen? Da ist nun absolut keine sichere Antwort möglich. Die Dauer des Erfolges scheint zu dem Gesamtzustand des Individuums sowie zu dem lokalen Befunde in einem gewissen Abhängigkeitsverhältnis zu stehen; gewiß wirken mancherlei psychische Momente mit, die bislang noch unserer Beobachtung entrückt sind. So würde ich nicht wagen, unter einen meiner Fälle das kühne Wort „geheilt" zu setzen, obwohl im Augenblicke, da diese Zeilen geschrieben werden, fast alle Patienten in ihrer funktionellen Aphonie durch die suggestive Behandlung günstig beeinflußt erscheinen. Keineswegs möchte ich die Hypnose und Suggestion unter dem therapeutischen Rüstzeug, mit welchen wir gegen die funktionellen Erkrankungen zu Felde ziehen, fürderhin missen wollen. Ich würde in jedem Falle von funktioneller Aphonie, bevor ich die so unsicher wirkenden anderen Mitteln anwende, die Hypnose versuchen, welche, wenn sie überhaupt gelingt, dem Leidenden mit so überraschender Schnelligkeit die Stimme wiedergibt. Ich werde mich daran erinnern, daß auch die elektrische Behandlung uns nie eine dauernde Heilung der funktionellen Aphonie garantiert, und werde denken, daß ich in der hypnotischen Suggestion zugleich ein Mittel in der Hand habe, gewisse allgemeine neurotische Zustände, als deren Symptom die Aphonie gelten kann, günstig zu beeinflussen.

Daß wir zuweilen vorübergehende Erfolge durch die hypnotische Suggestion auch dann erzielen, wenn die sensiblen oder motorischen Störungen *nicht eigentlich funktioneller Natur sind;* wenn wir zum Beispiel den Schmerz in einem entzündeten Muskel lindern oder die Beweglichkeit eines solchen bis zu einem gewissen Grade herstellen können, so scheint dies darauf zu beruhen, daß in jedem Schmerze, wohl auch in einer großen Zahl von Lähmungen, die einen Bestandteil des Organismus befallen, sozusagen ein *Überschuß von funktioneller Beeinträchtigung* des betreffenden Organes enthalten ist, den wir eben durch die hypnotische Suggestion auszuschalten imstande sind.

Die Suggestion und ihre Heilwirkung von Dr. *H. Bernheim, Professor an der Fakultät de Médicine in Nancy.* Autorisierte deutsche Ausgabe von Dr. *Sigm. Freud,* Dozent für Nervenkrankheiten in Wien. (Verlag Deuticke, Leipzig und Wien 1888/89.) [Sp. 891–893].

Das Für und Wider um die Frage des Hypnotismus schwillt immer mächtiger an. In einer großen Zahl von umfangreichen Büchern, die allerdings größtenteils aus Frankreich kommen, in Monographien, in Sitzungsberichten treten uns die verschiedenen Erfahrungen entgegen, die von Forschern gesammelt, die Meinungen, welche von ihnen vertreten werden. Und während der eine zum Resultat kommt, daß wir aus der hypnotischen Suggestion eine der *wertvollsten therapeutischen Errungenschaften* unseres Jahrhunderts gewonnen haben, findet der andere in derselben Heilmethode etwas *für die Menschheit Entwürdigendes;* während der eine seine Begeisterung für die neue Sache der ärztlichen Welt mitzuteilen strebt, schließt sich der andere verachtend von ihr ab. Und noch andere gibt es, die mit dem ganzen Ding am allerschnellsten fertig werden; sie prüfen nicht, sie haben nie etwas gesehen, sie haben vielleicht irgendeinmal ein einschlägiges Buch flüchtig durchgeblättert und tun die ganze Frage, an deren Lösung große Männer der Wissenschaft ihre reiche und schöne Kraft gewandt haben, einfach damit ab, daß sie über den „Schwindel" lächeln, den man da mitten in ihre herrliche exakte Therapie hineinbringen will. Wenn in späteren Jahren einmal einer sich hinsetzen wird, um eine Geschichte der hypnotischen Frage zu schreiben, da kann sich wohl zu gleicher Zeit mancher tiefe Einblick in die ethischen Verhältnisse des ärztlichen Standes ergeben, und man wird sich staunend sagen, daß es auch diesmal nur wenigen gelungen, sich von dem vergänglichen Standpunkt der Partei auf den unvergänglichen der reinen Wissenschaft zu erheben. Es ist wenigen gegeben, ohne vorgefaßte Meinung in das Heiligtum der Idee zu treten. Jeder bringt etwas mit; der eine den blinden Glauben des Fanatikers, der andere die spöttische Zweifelsucht des Verstockten. Man will finden, was man ja eigentlich früher schon gewußt hat; man will in jedem Falle recht gehabt haben, und dazu gehört nur eines: sich nicht überzeugen lassen. – Es wird noch lange Zeit dauern, bis sich die zwei Parteien, die sich heute in der hypnotischen Frage befehden, die Hand reichen; bis die einen sagen: „Wir haben uns allzuviel erhofft", und die anderen: „Wir haben vieles mißdeutet und vieles mißkannt."

Den Anlaß zu den vorstehenden Bemerkungen gibt uns das Buch über die Suggestion und ihre Heilwirkung von *Bernheim*, das nun in seiner Gänze deutsch übertragen vor uns liegt. Zweifellos ist bisher kein Werk geschrieben worden, das den Gegenstand besser zusammenfaßt, keines, das auf ein reicheres Material aufgebaut ist. Wenn sie einmal dieses Werk gelesen haben, in welchem jede Seite die logische Schärfe, die tiefe Beobachtung und den schönen Lehrwillen ihres Verfassers kundgibt, so werden sich wohl auch die Skeptiker fragen, ob es denn angeht, an den Wahrheiten auch weiterhin flüchtig vorbeizugehen, die einen so bedeutenden Gewinn für unsere Wissenschaft vorzustellen scheinen. Man wird sich endlich einmal von dem ungünstigen Eindruck emanzipieren müssen, welcher die laienhafte Verwertung und die ungeschickte Popularisierung einer rein naturwissenschaftlichen Lehre hervorbrachten. Gelehrte der strengsten Gilde haben die Sache heute in der Hand, und ein Diamant wird nicht darum wertlos, weil einmal Kinder und Narren damit gespielt haben.

Es kann hier nicht unsere Sache sein, auf den Inhalt des ausgezeichneten Werkes in extenso einzugehen. Bevor nicht einer kommt, der noch mehr, noch Wichtigeres und dieses in besserer Anordnung zu sagen weiß, wird doch jeder Arzt, dem es ernst ist mit seiner Kunst, dem Studium des Buches einen Teil seiner Zeit widmen müssen. Beschränken wir uns denn auf einige kurze Notizen, die einen Begriff von der Anordnung des reichen Stoffes geben mögen, der im allgemeinen in zwei größere Partien geteilt ist. Die erste behandelt das Thema historisch und theoretisch; die zweite bringt eine große Anzahl von Krankengeschichten, die durch die kritische Behandlung jeder einzelnen an Interesse erheblich gewinnen.

Der allgemeine Teil beginnt mit einer Schilderung der Methode des Hypnotismus. Die, welche *Bernheim* anwendet, ist bekanntlich die suggestive. Er erregt in der Versuchsperson die Vorstellung des Schlafes und erreicht hiemit dasselbe, was manche andere durch weniger einfache und vielleicht nicht ganz unbedenkliche Methoden, z. B. das Fixierenlassen eines glänzenden Gegenstandes, erzielen. Besonders wird betont, daß die zustimmende Erwartung des einzuschläfernden Individuums eine Hauptbedingung des Gelingens vorstellt. Es werden dann die verschiedenen Grade der Beeinflussung erläutert, deren *Bernheim* neun aufzählt. Begreiflicherweise kann diese strenge Scheidung nur dann eine volle Geltung beanspruchen, wenn man sie als Mittel ansieht, die hypnotischen Phänomene in ihrer Aufeinanderfolge dem Verständnis nahezubringen, in Wirklichkeit würde sich diese Einteilung in neun Stufen der Beeinflußbarkeit durchaus nicht immer aufrechterhalten lassen, und Übergänge, welche das strenge System verwischen, kommen häufig genug vor. Die Verhältniszahlen der hypnotisierbaren Personen, welche *Bernheim* am Schlusse des ersten Kapitels bringt, sind außerordentlich hohe, und indem er sich hauptsächlich auf statistische Nachweise von *Liébault* und *Beaunis* stützt, will er insbesondere beweisen, daß Männer und Frauen fast in gleicher Weise sowohl dem Hypnotismus als dem Somnambulismus unterliegen und daß von hundert ohne Auswahl hergenommenen Personen 15 bis 18

Somnambule sich finden, während der Perzentsatz der gar nicht zu beeinflussenden Personen, d. h. solcher, die nicht einmal in leichten Schlaf verfallen, ein ganz geringer ist. So fand *Liébault* unter 1011 nur 27 Widerspenstige. Als somnambul bezeichnet *Bernheim* alle diejenigen Personen, die bei ihrem Erwachen keinerlei Erinnerung an das während des Schlafes Vorgefallene bewahren.

In den weiteren Kapiteln spricht *Bernheim* von den Suggestionen, die sich während des hypnotischen Zustandes erzielen lassen, und findet, daß sich Beeinflussungen der Motilität eher erzielen lassen als solche der Sensibilität. Geistreich durchgeführt sind die Kapitel über die Suggestion posthypnotischer Handlungen, über die negativen Halluzinationen und über verschiedene Typen der Somnambulen. Sehr anregend sind die Beobachtungen, welche sich auf die Somnambulen beziehen, denen man das Bewußtsein ihrer eigenen Persönlichkeit durch Verwandlung in eine andere Person rauben konnte. Bedeutsam für die physiologische Auffassung dieses Vorganges ist die Bemerkung, welche *Bernheim* an irgendeiner Stelle einstreut. „Bei all diesen Verwandlungen macht sich doch der jeder Person eigentümliche Charakter geltend. Jeder spielt seine Rolle mit den Eigenschaften, die er besitzt, mit den Fähigkeiten, über die er verfügt."*

Sehr lehrreich sind die Erfahrungen, welche *Bernheim*

---

* Ein recht heiteres Beispiel für die Wahrheit dieser Beobachtung erlebte Ref. unter anderem an einem ziemlich furchtsamen Mädchen F. T., das in ihrem Somnambulismus alle möglichen Rollen zu spielen vermochte. Ich verwandelte sie in einen Nordpolfahrer und behauptete, es komme ein Eisbär, worauf sie mich beim Arm faßte und ängstlich bat: „Gehen wir lieber!" ... Allerdings war gerade bei dieser Person die *Pose*, welche zur Gestaltung gewisser Rollen gehört, eine außerordentlich entwickelte. Denn nur als diese im Stadium des Somnambulismus hochentwickelte Fähigkeit der Pose und nicht als Heraustreten aus dem eigenen Charakter war es aufzufassen, wenn sie als Königin vor einem Aufstand, der in ihrem Schlosse tobte, nicht fliehen wollte, sondern, sooft diese Suggestion versucht wurde, ausrief: „Ich bleibe stark! Ich fliehe nicht!" ... Es war die Pose der Königin, die ihr wohl aus Theaterstücken gegenwärtig war.

A. S.

213

über den Widerstand mancher Somnambulen gegen die Ausführung posthypnotischer Suggestion mitteilt.*

Im sechsten Kapitel wird die Einteilung der Hypnose, welche die Schule der Salpetrière macht, nämlich die in drei Stadien, einer Kritik unterzogen, welcher man Klarheit und die Kraft zu überzeugen gewiß nicht absprechen wird. Die Bemerkungen über den Transfer, die Automatie und über das halluzinatorische Bild bilden vielleicht den bedeutendsten Abschnitt des Buches.

Die These, welche *Bernheim* aufstellt, und die er an der Hand geistvoll erdachter Versuche zu beweisen sich anschickt, ist in Hinsicht auf das halluzinatorische Bild die folgende: „Das suggerierte Bild beträgt sich nicht wie ein wirkliches, die suggerierten Farben mischen sich nicht miteinander, wie es verschiedenfarbige Strahlen, welche die Netzhaut passieren, tun müssen. Und wenn diese Mischung eintritt, so vollzieht sie sich im Widerspruch mit den Gesetzen der Optik, nach dem freien Spiel der Phantasie der Hypnotisierten."

Wir müssen uns damit begnügen, nur in Kürze noch einzelne Partien des Werkes zu erwähnen, so die über verbrecherische Suggestionen und über rückwirkende Halluzinationen.

Der zweite Teil behandelt die Heilwirkung der Suggestion, und nachdem in einem ersten Kapitel, das füglich als

---

* Auch hier sei es mir gestattet, ein Beispiel, das ich bei einer Somnambule A. K. beobachtete, anzuführen. Dieser hatte ich suggeriert, von einem im Nebenzimmer sitzenden Militärarzte ein Veilchenbouquet zu verlangen ... Als sie nach dem Erwachen in's Nebenzimmer trat, befand sich niemand da; scheinbar erleichtert ging sie nun die Treppen hinab, alsbald aber verlangsamten sich ihre Schritte. Der Militärarzt trat in das Stiegenhaus, und als sie sich umwandte und ihn erblickte, wollte sie ihm entgegen ... Einige Schritte weit von ihm entfernt, wandte sie sich wieder weg und eilte, so rasch sie konnte, die Stiegen hinunter ... Nach fünf Minuten kam sie wieder, suchte den Arzt und verlangte aufgeregt und gebieterisch nach dem Veilchenbouquet ... Noch die nächsten Tage wirkte diese Suggestion nach; sie verlangte immer Veilchen; endlich erschien sie eines Morgens mit einem Veilchenbouquet an der Brust.

A. S.

Einleitung gelten könnte, Ansichten und Erfahrungen über die Heilkraft der Phantasie vorgetragen, die Magnetotherapie, die Wunderheilungen von *Lourdes* und ähnliche merkwürdige und therapeutische Effekte in ihren Beziehungen zur Suggestion erläutert werden, bringt ein zweites eine große Anzahl von Krankengeschichten, in welchen sich der mächtige, nicht mehr anzuzweifelnde Erfolg der suggestiven Heilmethode erwiesen. *Bernheim* führt uns da Fälle von Hysterie, Neurosen, dynamischen Lähmungen, Affektionen des Magen-Darm-Kanales, Schmerzen, rheumatischen Affektionen, Neuralgien, Menstruations-Anomalien, Neuropathien, ja selbst von organischen Erkrankungen des Nervensystems vor, in denen durch hypnotische Suggestion (oder Suggestion allein) der Zustand der Leidenden günstig, ja manchmal überraschend günstig beeinflußt wird. – Wir wiederholen es: Dieses Buch muß gelesen werden; es ist das Brevier des Hypnotismus, und selbst über jene Lippen, die sonst das skeptische Lächeln umspielt, wird wohl ein Wort der Anerkennung für das ausgezeichnete Werk dringen, mit dem der Forscher von Nancy die ärztliche Welt beschenkt hat.

Dr. *Freud*, der das Buch in ganz mustergiltiger Weise ins Deutsche übertragen, hat sich damit ein besonderes Verdienst für die Sache erworben, die er auch in einem trefflichen Vorwort persönlich zu vertreten weiß.

Dr. Arthur Schnitzler.

Der Hypnotismus, seine Bedeutung und seine Handhabung. In kurzgefaßter Darstellung von Dr. *August Forel,* Professor der Psychiatrie und Direktor der kantonalen Irrenanstalt in Zürich. (Verlag Ferdinand Enke, Stuttgart 1889.)

Über den Hypnotismus und seine Verwertung in der Praxis von Dr. *W. Brügelmann,* Direktor der Kuranstalt Inselbord-Paderborn. (Verlag Heuse, Berlin – Neuwied 1889.) [Sp. 1230–1231].

Zu den letzten im Laufe dieses Jahres erschienen Schriften über den Hypnotismus sowie über die suggestive Therapie gehören die vorstehend angegebenen. Prof. *Forel* hat uns schon mit einer Reihe von Schriften beschenkt, welche sich auf die hypnotische Frage beziehen, und hat sich in jeder derselben als ein tiefer Beobachter gezeigt, der an seine Aufgabe mit dem Ernst des Forschers und mit der schönen Begeisterung des humanen Arztes herantritt. Er gehört zu den eifrigsten Anhängern der Nancyschen Schule auf deutschem Gebiete, und man wird ihm stets Dank wissen müssen, daß er durch die Bedeutung seines Namens, durch die Macht seiner Überzeugung und durch die Klarheit seiner Argumente eine feste Wehr bildet den zahllosen und gar häufig ungerechten Anfechtungen gegenüber, welche die hypnotische Sache diesseits des Rheins erleiden muß. Man wird dem Manne, der über den Hypnotismus und seine strafrechtliche Bedeutung geschrieben, nicht vorwerfen dürfen, daß er ein blinder Enthusiast, ein Verkenner jeglicher Gefahr sei, und es wird, so wie uns, auch manchem anderen eine größere Befriedigung gewähren, die bedeutungsvolle Frage des Hypnotismus in leidenschaftsloser, durchdachter und insbesondere in praktisch-prüfender und erfahrener Weise durchsprechen, als sie von einem einseitigen Standpunkte aus mit sophistischen Witzeleien abtun zu hören.

Das kleine Büchlein von *Brügelmann* beansprucht insofern einen Wert, als zur Zeit, wo das letzte Wort in einer wissenschaftlichen Kontroverse noch nicht gefallen ist, jeder neue Beobachter, der seine Erfahrung mitteilt, mit Interesse gehört werden muß. *Brügelmann* teilt einige Krankengeschichten mit und macht einige allgemeine Bemerkungen dazu, die uns gewiß sehr anregend erschienen wären, hätten wir uns nur mit dem Stile des Verfassers inniger befreunden können.

A. S.

VI

Internationale Klinische Rundschau 4. 1890

Die Frage des Überganges gutartiger Kehlkopfgeschwülste in bösartige, speziell nach intralaryngealen Operationen. Ergebnisse einer Sammelforschung unter den Laryngologen der Welt, veranstaltet vom internationalen Centralblatt für Laryngologie, Rhinologie und verwandte Wissenschaften, redigiert von Dr. *Felix Semon,* prakt. Arzt, Fellow of the Royal College of Physicians London etc. (Verlag August Hirschwald, Berlin 1889.) [Sp. 203–205].

Es ist bedeutend mehr, was in dem hier angezeigten Buche vor uns liegt, als das, was sein erstes Blatt ankündigt. Nicht ein einfacher Bericht über die Ergebnisse einer Sammelforschung zur Lösung der im Titel angedeuteten Frage wird uns erstattet; wir erhalten vielmehr eine überaus wertvolle Monographie über das Larynxkarzinom, welcher die scharf ausgeprägte Individualität des Verfassers ein erhöhtes Interesse verleiht. Eine Streitschrift ist dieses Buch, und zwar eine solche im besten Sinne des Wortes, eine von denen, welche nicht um eines persönlichen Sieges, sondern um der Wahrheit willen polemisiert, und die Art und Weise, mit welcher der Verfasser gleich im Eingange seiner Erörterungen an die Beleuchtung der ethischen Seite seines Themas geht, stellt ihn auf einen uns überaus sympathischen Standpunkt.

Zur Zeit, als *Felix Semon* die Idee zu seiner Sammelforschung faßte, stand die Frage des Überganges gutartiger Kehlkopfgeschwülste in bösartige im Vordergrunde des laryngologischen Interesses; sie war schon früher rege geworden, doch äußere Umstände, die in ihrer traurigen und weltgeschichtlichen Bedeutung dem Gedächtnis unserer Leser noch nicht entschwunden sind, machten sie vor etwa zwei Jahren zu einer besonders aktuellen. Es handelte sich nicht allein darum, den Einfluß äußerer Reize an sich auf die Entstehung gewisser Formen des Karzinoms festzustellen, wie sie z. B. bei dem Skrotalkrebs der Schornsteinfeger, dem Lippenkrebs der Pfeifenraucher etc. kaum in ihrer verderblichen Wirkung bestritten werden können; das wertvolle, das praktisch unendlich wichtige war in der auf unser Gebiet beschränkten Frage die Lösung der folgenden Punkte:

1. Kommt ein Übergang gutartiger Kehlkopfgeschwülste speziell nach intralaryngealen Operationen oft vor?

2. Kann in den nach intralaryngealen Operationen beobachteten Fällen eines solchen Überganges die Operationsmethode selbst für denselben verantwortlich gemacht werden?

Daß durch eine bejahende Beantwortung der letzteren Frage die intralaryngeale Chirurgie einen argen Stoß erhalten hätte, steht wohl fest, und es war wahrlich überaus notwendig, darüber Klarheit zu verbreiten, um so mehr, als durch unwahre und mißverstandene publizistische Erörterungen auch in das Laienpublikum die ernstesten Besorgnisse hineingetragen wurden. – Man mußte daher den Gedanken *Semons*, eine Sammelforschung einzuleiten, um Klarheit in dieses Gebiet zu bringen, nur mit Freude begrüßen, und die rege Teilnahme der Fachgenossen war eine beredte und begeisterte Zustimmung zu der glücklichen Idee ihres Londoner Kollegen. Allerdings hat die Redaktion kaum in besseren Händen ruhen können als in den bewährten *Felix Semons*. Es gehörte der ganze wissenschaftliche Ernst, die volle kritische Schärfe, die außerordentliche Literaturkenntnis dieses Mannes dazu, um einer Aufgabe, wie der hier vorliegenden, mit solcher Objektivität gerecht zu werden. Die vollendete Dartellungsweise, welche dem Verfasser eigen ist, macht außerdem das Studium des Buches nicht nur zu einem lohnenden, sondern auch zu einem genußreichen.

Semon geht nach einer kurzen Einleitung auf die Geschichte unserer Frage ein. Er beginnt mit einer scharfen und gerechten Zurückweisung einiger von *Lennox Browne* vorgebrachten Thesen, aus denen eine häufige Transformation gutartiger Geschwülste in bösartige in Folge intralaryngealer Eingriffe hervorginge. Er weist nach, daß sich nirgends in der Literatur vorläufig eine Begründung für diese Annahme finden lasse. Nun aber wird es notwendig, „das Verhältnis genau zu ermitteln, hinsichtlich der berichteten Fälle eines angeblichen Überganges die Spreu vom Weizen zu sondern".

Im Jänner 1888 wurden nun Fragebogen mit dem Zentralblatt versandt, welche die folgenden Kolumnen enthielten: Name und Wohnort des Beobachters. – Periode, über die sich seine Beobachtungen erstrecken. – Gesamtzahl der von ihm beobachteten gutartigen Kehlkopfgeschwülste. Von diesen waren Papillome? (Anzugeben, ob mikroskopisch bestimmt oder nur nach Aussehen geschlossen.) – Gesamtzahl der von ihm intralaryngeal operierten gutartigen Neubildungen. – Gesamtzahl der von ihm intralaryngeal operierten Papillome. – Von diesen Papillomen rezidivierten, resp. machten wiederholte Entfernungen notwendig? – Hat der Beobachter je spontanen Übergang gutartiger Kehlkopfneubildungen in bösartige (d. h. *ohne* vorhergegangene intralaryngeale Operation) gesehen? – Hat der Beobachter je Übergang gutartiger Geschwülste in bösartige nach intralaryngealen Operationen gesehen, resp. wie oft? – Gesamtzahl der von dem Beobachter gesehenen primär bösartigen Kehlkopfgeschwülste. – Hat er Fälle bösartiger Kehlkopfgeschwülste beobachtet, in denen die mikroskopische Untersuchung entfernter Fragmente keinen Aufschluß gab? – Beschreibung etwaiger Fälle vom Übergang gutartiger Kehlkopfgeschwülste in bösartige nach intralaryngealen Operationen.

Es wurden auch Einwände gegen die Idee der Sammelforschung laut; z. B. ob die Frage überhaupt einer eingehenden Erörterung bedürfe – ein Einwand, der, wie *Semon* sehr richtig bemerkt, durch die Geschichte der Frage genügend widerlegt war. Ein zweiter Einwand war der, daß vielfach ein und derselbe Fall durch verschiedene Hände gegangen und daher wiederholt aufgezählt sei, und in Berücksichtigung der hiedurch entstandenen Fehlerquelle betont *Semon*, daß die Gesamtzahl der von den Beitragenden beobachteten gutartigen Kehlkopfgeschwülste und vorgenommenen intralaryngealen Operationen vermutlich *etwas*, die der bösartigen Kehlkopfgeschwülste wahrscheinlich *nicht unbeträchtlich* geringer anzuschlagen sei, als die Zahlen der Sammelforschung es anzeigen. Den wichtigeren Fällen jedoch wurde speziell nachgeforscht. Dem dritten Einwand, man müsse die Fälle wägen und nicht zählen, wird wohl am ehesten durch den Hinweis auf die kritische Umsicht der Redaktion begegnet, von welcher uns die Bearbeitung des Themas eine Fülle der glänzendsten Beweise liefert.

Der Autor bespricht weiterhin die laryngoskopische Differentialdiagnose zwischen gutartigen und den früheren Stadien bösartiger Kehlkopfneubildungen, ein Kapitel, das auch ganz losgelöst von dem Buche vollwertig bestehen dürfte. In dem nächsten Abschnitt handelt es sich um die Bedeutung der mikroskopischen Untersuchung intralaryngeal entfernter Fragmente für die Differentialdiagnose zwischen gutartigen und bösartigen Kehlkopfneubildungen, welche der Verfasser als eine wertvolle, aber nicht unfehlbare Hilfsmethode der klinischen Diagnose betrachtet und die in allen Fällen vorgenommen werden sollte, in denen sie möglich ist. In diesem Kapitel entwickelt der Autor auch seine Ansichten über Mischgeschwülste. – Im hierauf folgenden Kapitel werden anderweitige differentialdiagnostische Anhaltspunkte, so: Alter, Heredität, Schmerz, Druckempfindlichkeit, Lymphdrüsenschwellung, Heiserkeit, Dyspnoe, Dysphagie und vermehrte Schleimabsonderung gründlich erörtert.

Endlich wendet sich der Autor der eigentlichen Frage zu, wobei er zu betonen nicht unterläßt, daß er selbst *niemals* die *Möglichkeit* eines Überganges gutartiger Kehlkopfgeschwülste in Abrede gestellt hat. Darauf jedoch, daß es sich in manchen Fällen, wo man an eine Umwandlung zu denken geneigt ist, um einen diagnostischen Irrtum gehandelt haben mag, wird von dem Autor mit Recht ein besonderes Gewicht gelegt. Er weist nach, wie außerordentlich die Schwierigkeiten sind, welche sich einer bestimmten Aussage in speziellen Fällen entgegenstellen, er zeigt uns jedes Kriterium von seiner angreifbarsten Seite, ja, geht schließlich so weit, einzugestehen, daß wir ein *allgemein gültiges* Kriterium für die Beurteilung *aller* Fälle anscheinenden Überganges gutartiger Kehlkopfneubildungen in bösartige gegenwärtig nicht besitzen, daß jeder einzelne Fall individuell beurteilt werden muß. Immerhin würden Länge des Verlaufes und allmählich atypischerer Charakter der Geschwulst sowie immer kürzere Intervalle zwischen den Rezidiven als die wertvollsten Anhaltspunkte bei Beurteilung eines speziellen Falles zu gelten haben.

Einige Mitteilungen über diagnostische Irrtümer auf diesem Gebiete, welche der Autor beifügt, geben seiner Mahnung zur Vorsicht im weitesten Sinne recht.

Den nächsten Abschnitt bildet eine tabellarische Übersicht der Resultate der Sammelforschung. 107 Beobachter, deren Beobachtungsperiode sich auf die Zeit von 1862 bis 1888 erstreckt, haben zusammen 10 747 gutartige und 1550 primär bösartige Kehlkopfgeschwülste gesehen. Spontaner Übergang gutartiger Kehlkopfgeschwülste in bösartige wurden 12 beobachtet; beinahe alle sind jedoch zweifelhaft.

8216 gutartige Neubildungen wurden intralaryngeal operiert. – 31mal wird ein Übergang gutartiger Geschwül-

221

ste in bösartige nach intralaryngealen Operationen berichtet. In 16 Fällen ist dieser Übergang tatsächlich erfolgt oder doch als wahrscheinlich anzusehen. Die anderen 15 sind sehr fraglich, teilweise als ganz unwahrscheinlich aufzufassen. 12 von diesem 15 werden von den Beobachtern selbst als zweifelhaft bezeichnet.

Semon läßt nun eine ganz genaue Beschreibung aller dieser Fälle von Übergang, sowohl der anscheinend sicheren als der zweifelhaften und unwahrscheinlichen folgen, und hier zeigt sich die kritische Meisterschaft des Autors am bewunderungswürdigsten. Alle diese Krankengeschichten sowie die sich anschließenden Bemerkungen sind lesenswert und zum Teile selbst hochinteressant; man überzeuge sich im Texte, und man wird es nicht bereuen. Den Schluß des Buches bildet ein Überblick über das Gesamtergebnis der Sammelforschung.

Das Resultat derselben ist vor allem die, wie *Semon* sagt, *denkbarst emphatische* und *unanfechtbare Verneinung* der Frage, ob ein Übergang gutartiger Kehlkopfgeschwülste speziell nach intralaryngealen Operationen „oft" vorkomme. Die Proportion 1:685 stellt das Verhältnis des „sichern" plus „wahrscheinlichen" Fälle von Degeneration nach intralaryngealen Operationen der Gesamtzahl der letzteren gegenüber; zugleich stellt sich heraus, daß etwas mehr spontane Degenerationen in den nicht operierten Fällen als postoperative Degenerationen in den intralaryngeal operierten erfolgt sind. Der Autor darf also mit vollem Rechte behaupten, daß ein Einfluß der Operation auf das Zustandekommen der Degeneration absolut nicht existiert. *Semon* schließt seinen Bericht mit einem herzlichen Dank für die Bereitwilligkeit der Teilnehmer an der Sammelforschung. Sie alle jedoch sind *ihm* zu noch wärmerem Danke verpflichtet, indem er sich der Mühe unterzogen, die Einläufe zu ordnen, das Allgemeine aus dem Speziellen abzuleiten, und sich nicht mit einer einfachen statistischen Verwendung des eingesandten Materiales begnügt, sondern es verstanden hat, in großen Zügen das Bild einer hochwichtigen Frage aufzurollen, die er der Lösung sehr nahebrachte.

Dr. Arthur Schnitzler.

Vorlesungen über experimentelle Pharmakologie und klinische Therapie von Dr. *Mariano Semmola,* ordentl. Professor der experimentellen Pharmakologie und Therapie, Vorstand der therapeutischen Klinik an der Universität zu Neapel etc., etc. Deutsche autorisierte Ausgabe von *Alfred del Torre.* Mit einer Vorrede des Hofrates Professor Dr. *H. Nothnagel.* (Verlag Alfred Hölder, Wien 1890.) [Sp. 533–534].

Zu den bedeutendsten italienischen Klinikern unserer Tage zählt zweifellos Dr. *Mariano Semmola,* der Neapolitaner Gelehrte, dessen Name seit lange auch im Auslande schon zu den populären zählt. Seine Arbeiten gehören zu denjenigen, deren Verfasser man sofort erkennt: eine scharf ausgeprägte Individualität offenbart sich sowohl in der Auffassung als auch in der Behandlung jeder einzelnen Frage, an die der genannte Forscher herantritt.

Die kürzlich erschienen *Vorlesungen über experimentelle Pharmakologie und klinische Therapie* reihen sich den bisherigen Arbeiten *Semmolas* würdig an, und der Geleitbrief, welchen die deutsche Übersetzung in der Vorrede *Nothnagels* mitbekommt, wird das Interesse an denselben gewiß noch erhöhen. Diese Vorrede bietet zugleich in ihren wenigen Worten eine treffende Charakteristik des Werkes. Zwei Dinge werden darin vorwiegend betont. Erstens, daß der Verfasser seinen Gegenstand stets mit biologischen Auffassungen in Zusammenhang bringt; zweitens, daß neben dem theoretischen Standpunkte auch der des Praktikers durchwegs zur Geltung kommt. Wenn man die einzelnen Kapitel des *Semmola*schen Werkes durchstudiert, so wird man finden, daß diese zwei Vorzüge gleichsam als Programm desselben gelten können. Vielleicht ist diese Tendenz sogar manchmal etwas zu stark unterstrichen, und der große Wert der klinischen Beobachtung wird vom Verfasser häufig genug an Stellen betont, wo kein denkender Arzt je daran zu zweifeln wagte. Da aber *Semmola* einer der rührigsten und befähigsten Streiter für diese eminent praktische und humane Auffassung der Heilmittellehre ist, so wird man es begreiflich finden, wenn seine Worte manchmal zu voll klingen und sich zuweilen wiederholen. Er ist eben ein begeisterter Vertreter seines Standpunktes und weiß, daß es keine eindringlichere Phrase gibt, als jene bekannte: Es kann nicht genug betont werden, daß ... usw.

Das Buch ist an schönen und tiefen Anregungen überreich. Die Auseinandersetzungen über die chemische Beschaffenheit und die biologische Wirkung der Arzneimittel, über die Wahlverwandtschaft derselben zu einigen Geweben, über die Ausscheidung der Medikamente, über die Veränderungen, welche dieselben auf ihrem Durchgange durch den Organismus erleiden, über den therapeutischen Antagonismus, dann insbesondere die Vorlesungen über die Leberzirrhose, über die Ptomaine usf. sind Muster praktisch-wissenschaftlicher Darstellung und verdienen mit Sorgfalt gelesen zu werden. Man wird dem Verfasser vielleicht nicht überall recht geben, niemals aber wird man an seiner großen und echt wissenschaftlichen Durchdringung der einzelnen Probleme zweifeln können. Ein menschenfreundlicher Arzt, ein großer Gelehrter, ein vornehmer Denker spricht hier zu uns. Diese Vorlesungen, welche durch die seltene Klarheit der Darstellung und die meisterhafte Behandlung des Gegenstandes sich auszeichnen, sind dazu berufen, in mancher Beziehung neue Horizonte für die Pharmakologie und Therapie zu eröffnen.

Zwei Vorträge, die nicht mehr in den Rahmen der therapeutischen Vorlesungen gehören, sind dem Buche beigegeben, und wir gewinnen daraus eine nach mancher Richtung hin dankenswerte Ergänzung zu der Anschauungsweise unseres Autors; die Antrittsvorlesung anläßlich der Eröffnung der therapeutischen Klinik an der Universität in Neapel 1886 und der Vortrag auf dem internationalen medizinischen Kongreß in Washington 1887.

Am Schlusse der letztgenannten Rede ruft *Semmola* aus: *„Es lebe in der Heilwissenschaft für immer der Bund der Experimentalmethode und der wissenschaftlichen Unabhängigkeit"*; ein Satz, den man dem Werk als Motto voransetzen könnte.

In der Antrittsvorlesung wird die Bedeutung der *therapeutischen Kliniken* besprochen. Diese wichtige Institution, deren Aufgabe es ist, die über die Wirkung der Arzneimittel im Laboratorium gewonnenen Resultate direkt auf den kranken Menschen anzuwenden, bezeichnet einen außerordentlichen Fortschritt der medizinischen Pädagogik.

Die Übersetzung hat *Alfred del Torre* besorgt; eine schwierige Aufgabe, die vortrefflich gelungen ist. Sie verdient ein ganz besonderes Wort der Anerkennung, dem sich gewiß die Leser des *Semmola*schen Werkes einmütig anschließen werden. – Ausstattung und Druck sind sehr schön.

Manches aus dem Buche wird dem Leserkreis unseres Blattes bekannt erscheinen, wir waren schon in der Lage, einiges aus diesen vortrefflichen Vorlesungen noch vor dem Erscheinen der deutschen Ausgabe mitteilen zu könen.

Dr. Arthur Schnitzler.

Über psychische Therapie innerer Krankheiten von Prof. Dr. *Rosenbach,* Breslau. Berliner Klinik, Heft 25. (Fischers medizinische Buchhandlung, Berlin 1890.) [Sp. 1248–1249].

Daß die Suggestion lange vor der Aufnahme der Hypnose in den therapeutischen Schatz der Ärzte eine große

Rolle bei der Heilung mancher Krankheitssymptome spielte, darf wohl als ein vollkommen einwurfsfreier Satz gelten. System in diese psychische Therapie hineinzubringen, wird wohl noch lange eine schwierige Aufgabe bleiben. Der Autor der vorliegenden kleinen Broschüre – sie faßt 33 Seiten – unternimmt einen recht ansprechenden Versuch in dieser Richtung, den wir der Lektüre der Praktiker bestens empfehlen. Daß der Verfasser seine theoretischen Erörterungen und Schematisierungen nicht durch einige Krankengeschichten dem allgemeinen Interesse nähergebracht hat, liegt in dem engen Rahmen seines Aufsatzes begründet. Eine Bemerkung jedoch, welche sich gleich zu Anfang des Buches befindet, scheint uns einer Richtigstellung zu bedürfen. Es heißt dort: „Auch muß hervorgehoben werden, daß ein einmaliges Mißlingen der hypnotischen Beeinflussung nicht bloß *einen* Patienten, sondern auch andere, die davon vernommen haben, ungeeignet macht für das weitere Verfahren nach diesem Prinzip." – Wenn es hier hieße „ungeeignet machen kann", so wäre dagegen nichts einzuwenden; „macht" ist entschieden unrichtig. Bekanntlich ist bei manchem Patienten der erste hypnotische Versuch mißlungen, dagegen glückte der zweite oder nach mehreren mißglückten Versuchen ein späterer, in vollkommener Weise.

Sehr schön und durchdacht ist das System der Haupttypen von Erkrankungen, bei denen die Funktionsstörung wesentlich auf einer Beeinflussung und Erregung gewisser Vorstellungen beruht.

Den Abschluß der kleinen Arbeit bildet eine etwas lang geratene Zurechtweisung derjenigen, welche „den bescheidensten Skeptizismus in therapeutischen Dingen mit dem für jeden Arzt so unsympathischen Namen des Nihilismus" belegen. Wer sind diese Leute? – Diejenigen, welche den Nihilismus in der Medizin verdammen, werden gegen den Skeptizismus nichts einzuwenden haben, und gegen diejenigen, welche diese beiden Begriffe verwechseln, braucht man doch wohl nicht zu polemisieren. Das ist so, wie wenn man mit einem Farbenblinden über Farben streiten wollte.

Dr. A. S.

Die sexuelle Hygiene und ihre ethischen Konsequenzen. Drei Vorlesungen von Dr. med. *Seved Ribbing.* Deutsch von Dr. med. *Oskar Reyher.* (Verlag Hobbing, Leipzig 1890.) [Sp. 1937–1939].

In den Worten dieses Buches, das uns durch eine vortreffliche Übersetzung vermittelt wird, spricht ein gewissenhafter Arzt und ein vornehm empfindender Mensch zu uns. Und was er uns erzählt – wenn es auch sicher nicht allzuviel Neues ist – trägt er uns interessant und streitbar vor. Er stellt nicht nur dar, er polemisiert auch. Und solange er mit seiner Polemik, die der Frische gewiß nicht entbehrt, auf seinem ureigenen Gebiete bleibt, folgen wir ihm gerne; leider aber streift dieser so hochgebildete Arzt auch in ein anderes Gefild hinüber, auf dem ihn seine Ruhe vollkommen zu verlassen scheint. Es ist beinahe wunderlich, wie in diesem nicht nur gelehrten, sondern auch verständigen Kopfe von Zeit zu Zeit atavistische Vorurteile auftauchen, die ihm über manche moderne Ideen einen Nebelschleier breiten.

Wir würden von den drei Vorlesungen besonderen Wert der ersten und letzten zuerkennen; Physiologie, Pathologie und Sozialgeschichte beherrscht der Verfasser in vollkommener Weise, und wir finden in diesen Kapiteln viele gesunde Ideen. Dagegen bietet die zweite Vorlesung eine Fülle von Angriffspunkten dar. Es ist da nicht mehr der Gelehrte *Ribbing*, welchen wir vernehmen, sondern ein kritischer Dilettant, der von seiner sozialhygienischen Höhe aus sich vermißt, eine ganze Literaturrichtung zu bekämpfen, von deren wahrem Sinne er nur ganz dunkle Vorstellungen zu besitzen scheint. Im übrigen würden wir ihm ja das zugute halten, wenn er sich entschlösse, uns eine ausführliche Analyse zu geben, mit welcher er seine Ideen begründet. – Aber Herr Dr. *Seved Ribbing* hat, und wenn er sich selbst auf den allerstrengsten moralischen Standpunkt stellt – den unserer Ansicht nach ein sehender und denkender Arzt überhaupt nicht einnehmen kann –, er hat, sagen wir, nicht das Recht, in ein paar flüchtigen, einem doch jedenfalls gemischten Lesepublikum hingeworfenen Worten über Männer wie *Zola, Strindberg, Garborg, Maupassant, Ola Hansson,* abzuurteilen. – Man sollte doch einmal damit fertig sein, an ernstgemeinte Bücher mit der Frage heranzutreten, ob durch ihre Lektüre irgendein dummer Junge „verdorben" werden könnte. Zweifellos – und kein Mensch wird für diese eine Lanze brechen wollen – gibt es laszive Schriften, die nur um der Laszivität willen geschrieben sind, so wie es unzüchtige Bilder gibt, die nur um ihrer Lüsternheit willen in den Handel gebracht werden. Mag man all diese Dinge konfiszieren. Man täte recht, weil man Überflüssiges und künstlerisch Niedriges damit vertilgte. Aber es muß energisch dagegen Stellung genommen werden, daß ein Arzt sich herausnimmt, vom „sexuellhygienischen Standpunkt" aus bedeutende Männer, die das Beste wollen und bereits Großes geleistet haben, in einer unerhörten Weise anzugreifen.

Man mißverstehe uns nicht: es mag selbst zugegeben werden, daß in den Werken der eben genannten Autoren manche für die Schönheit des Werkes entbehrliche Stellen vorkommen, die auf sexuellen oder sexuell anregenden Schilderungen verweilen. – Wir bedauern, daß wohl dem größten Teil unserer Leser *Strindberg* und *Garborg* bis auf die Namen fremd sein dürften; sie müßten sonst mit uns staunen, wenn sie bei Dr. *Ribbing* zu lesen bekämen: „So schädlich auch die Einwirkung der Vorgenannten war

(Boccaccio, Casanova, Faublas, Paul de Kock), halte ich die letzteren *(Zola, Strindberg, Krohg, Garborg)* doch für noch gefährlicher, nicht so sehr an und für sich, als vielmehr deshalb, weil ihre Anhänger sich eines großen Teils der literarischen Kritik in der periodischen Presse bemächtigt haben und nun derartige Machwerke und die darin enthaltene Weltanschauung als etwas Vortreffliches und Nachahmungswertes ausposaunen. Etwas Ähnliches las man über erstgenannte Autoren in meiner Jugend niemals, im Gegenteil machte es sich damals die Zeitungspresse zur Aufgabe, bei passender Gelegenheit ihr abweisendes Urteil darüber auszusprechen . . ." usf.

Nun darf ja Dr. *Ribbing* zweifellos sagen: „Diese Bücher gefallen mir nicht" – aber, um es ruhig in der zweiten Vorlesung über sexuelle Hygiene und ihre ethischen Konsequenzen auszusprechen, *Zola, Strindberg* etc. produzieren Machwerke, dazu gehört eine Kühnheit, welche uns in dem künsterlischen Verständnis des Verfassers keine genügende Begründung zu finden scheint. Im übrigen vergleiche man doch einmal die verschiedenen Autoren, die *Ribbing* in Beziehungen bringt – man lese *Boccaccio, Casanova, Faublas, Paul de Kock* – und dann *Zola, Strindberg, Krohg, Garborg* – und man wird sehen, wie verschieden sich bei diesen beiden Schriftstellergruppen der Geschlechtsgedanke (wenn uns der Ausdruck verstattet ist) gestaltet. Während bei den Erstgenannten eine naive Lüsternheit in künstlerischer Form auftritt und ein süßer Leichtsinn frivol und abenteuerlich waltet, treten uns die anderen mit einem düstern Ernst entgegen, der selbst das Verlockende in ihren Schriften mit einem schweren Schatten überdeckt. Man vergleiche doch einmal die Liebeständeleien, von denen uns *Boccaccio, Paul de Kock* und *Faublas* erzählen, mit den Verhältnissen zwischen Mann und Weib, wie sie uns in *Zolas* „Assomoir", *Strindbergs* „Verheirateten", *Arne Garborgs* „Aus der Männerwelt" dargestellt werden. Man lese doch einmal diese Werke und suche sich über die Weltanschauung klar zu werden, die darin entwickelt wird. Für die albernen Jungen, welche den großartigen Pessimismus dieser Werke übersehen und sich durch die in denselben enthaltenen erotischen Szenen „zur Sünde verlocken" lassen – für diese haben freilich *Zola* und *Strindberg* nicht geschrieben. Aber hätten sie um dieser „Leser" willen – die wohl noch andere bequemere Arten der Verlockung finden mochten – das künstlerische Ganze ihrer Produktionen verzerren sollen? – Wie wenig sich Herr *Ribbing* übrigens über die Grenzen einer erlaubten Kritik Rechenschaft gegeben hat – ganz abgesehen von der Richtigkeit oder Unrichtigkeit seines persönlichen Standpunktes –, zeigt die Bemerkung betreffend *Ola Hansson,* einen hochbegabten jungen Schriftsteller, über dessen Helden er nach Zitierung einzelner Stellen aus den „Sensitiva amorosa" folgendes sagt: „Ich stelle es den Eltern und anderen Pflegern der Jugend anheim, ob ein solches Individuum noch das Recht hat, sich unter der anderen Gesellschaft frei zu bewegen, oder ob es nicht, sich selbst und der Allgemeinheit zum Frommen, in eine Pflege- und Besserungsanstalt interniert werden sollte."

Ich kann hier nicht alle Stellen *Ola Hanssons* anführen, auf welche sich Dr. *Ribbing* bezieht – ich bringe nur die letzte, welche lautet: „Ich habe vielerlei – meist billig zu erkaufenden – Umgang mit dem anderen Geschlechte gehabt, in ein paar Fällen auch aus reiner Neigung; allemal aber waren das Ziel und der Schluß dasselbe: wenn ich erreicht, was ich wollte, war die Geschichte aus – ein Gelüste, ein brutaler Akt, Erschlaffung, gewöhnlich eine Empfindung von Ekel, im besten Falle eine leise, schwermütige Erinnerung – voilà tout."

Es werden vielleicht manche ein Gefühl des innigsten Bedauerns für – den Helden, den *Ola Hansson* sprechen läßt, empfinden, aber mit dem Wunsch, diesen Helden in eine Pflege- und Besserungsanstalt zu internieren, wird Herr Dr. *Ribbing* wohl vereinzelt dastehen.

Nun, was wir bisher angeführt, sind die Dinge aus *Ribbings* Buch, die man nicht einfach bemängeln, sondern bezüglich derer man den Autor sogar mit Lebhaftigkeit in gewisse Grenzen zurückweisen kann. Aber es sind noch einige Bemerkungen innerhalb dieser Grenzen nachzutragen, strittige Punkte zu beleuchten, bezüglich derer man sich schwerlich den kühlen Nordlandsträumen *Ribbings* wird anschließen können, wenn sie auch durchaus edlen Anschauungen und vielleicht auch tiefdurchdachten Erfahrungen entsprechen.

So dürfte wohl die Frage der Abstinenz in Hinblick auf unsere Zivilisationsverhältnisse mit zuviel Strenge aufgefaßt sein. Auch teilen wir die Meinung nicht, welche der Verfasser gegenüber den durch Abstinenz entstehenden Krankheiten einnimmt. Daß diese Krankheiten verhältnismäßig seltener sind, als die durch geschlechtlichen Verkehr, das liegt wohl darin, daß die im geschlechtsreifen Alter abstinenten jungen Leute bedeutend seltener vorkommen als solche, welche dem sexuellen Verkehre huldigen.

Über den moralischen Inhalt der Frage müßte man freilich Bände schreiben – nun ist dies freilich schon geschehen –, und er hat sich stets als nutzlos erwiesen. Über den Widerspruch in den Gesetzen, welche einerseits die Natur und andererseits die Gesellschaft fordert, können wir niemals endgiltig schlüssig werden. Individuell empfinden heißt ja – diesen Widerspruch nach seiner Weise zu versöhnen suchen.

Björnson hat vor nicht langer Zeit die Forderung, daß der Mann seiner künftigen Gattin ebenso rein entgegentreten müsse als sie ihm, dramatisch formuliert, und das betreffende Stück „der Handschuh" hat einen lebhaften Widerstreit der Meinungen hervorgerufen. Daß die Männer die in dem Drama ausgesprochene Forderung als übertrieben und fast unmöglich belächeln, mag in einer durch jahrhundertelange Gewohnheit begründete Anmaßung liegen; und aus diesem Verhalten darf man kaum einen berechtigten Schluß ziehen. Daß aber auch die Frauen im allgemeinen eine leichte Heiterkeit über die Forderung des stolzen Mädchens in dem *Björnson*schen Drama nicht unterdrücken können – das muß uns nachdenklich machen. Denn die wissen sicher, warum sie lächeln.

Dr. Arthur Schnitzler.

VII

Internationale Klinische Rundschau 5. 1891

Der geniale Mensch von *Cesare Lombroso, Professor der Psychiatrie an der Universität Turin.* Autorisierte Übersetzung von Dr. *M. O. Fraenkel.* (Verlagsanstalt und Druckerei-Aktiengesellschaft, Hamburg 1890.) [Sp. 21–24].

„Genie ist eine wirkliche Degenerationspsychose aus der Gruppe des moralischen Irreseins, die zeitweilig innerhalb anderer Psychosen sich bilden und deren Form annehmen kann, dabei aber gewisse besondere Kennzeichen behält, die sie von allen anderen unterscheidet."

Dies ist der Wortlaut einer Stelle, welche sich im letzten Teile des *Lombroso*schen Werkes findet, und wir könnten kaum eine nennen, die den Inhalt des ganzen Buches markanter und trockener wiedergäbe. Es ist ein wunderbares Buch. Man muß es von Anfang bis zu Ende lesen – und nirgends wird man müde. – Ist es aber nicht auch ein trauriges Buch – wenn es tatsächlich zu einem Schluß kommt, wie der oben zitierte, wenn es uns mit aller seiner Weisheit nur lehren will, daß dieses hohe Unbegreifliche, das wir den Genius heißen, nicht etwa der höchste Ausdruck menschlicher Vollkommenheit ist, sondern – „eine wirkliche Degenerationspsychose aus der Gruppe des moralischen Irreseins?" Nein. Denn für uns hat das Genie die Bedeutung seiner Leistungen. Es existiert in Beziehung auf uns nur insofern, als es auf uns mit seinen Hervorbringungen wirkt. Die Leiden, welche diesen Großen beschieden waren, der Wahnsinn, der sie überfiel, das Martyrium ihres ganzen Lebens haben sie mit sich genommen. Was uns von ihnen bleibt, ist das Herrliche, daran wir uns erbauen. Es ist unser glückseliger Egoismus, der uns nur mehr das gesunde, große Erzeugnis sehen läßt, nicht den kranken Geist, daraus es entsprungen. Im übrigen – es hat ja *Nietzsche* schon das Land jenseits von Gut und Böse entdeckt, oder wenigstens den Weg gezeigt, auf dem man es entdecken könnte – ein Pfadfinder auf dem Gebiete der Ethik. Vielleicht hat *Lombroso* als einer der ersten den Weg gewiesen zu einer neuen Auffassung intellektueller Verhältnisse, und man kann sich wohl auch in diesem Sinne ein Buch des nächsten Jahrzehntes geschrieben denken: Jenseits von Gesund und Krank.

Wo sind denn eigentlich die Grenzen? In Wahrheit hat sie ja doch noch niemand gefunden, und man hat oft genug schon eigentümliche Verwandtschaft entdeckt, wo man starren Gegensatz vermutet. Wir sind so rasch mit dem Systemisieren bei der Hand; wir bringen aber eigentlich viel öfter Ordnung in unsere Gedanken als in die Sachen. Und dann kommt eben von Zeit zu Zeit einer, der uns auf diesen Irrtum aufmerksam macht, der mit den Vorurteilen aufräumt, die Schablonen zerbricht und – dann – ja dann! Das ist nun eben die Frage. Wir warten auf die Wahrheit und bekommen wohl bestenfalls nur eine neue Schablone? – Dies ist nun einmal der Weg, den wir gehen. Das letzte Bestreben, die Wahrheit zu finden, müssen wir für eine Zeit als die Wahrheit selbst gelten lassen. – So ist ja wohl auch kein Zweifel, daß in einer späteren Zeit auch *Lombroso* überholt werden wird. Er hat viel zur Psychologie des Genies beigetragen; erklärt hat er es uns nicht. Man merkt auch wohl, wo die Lücken sind, wenn man die paar Worte, mit denen wir diese Zeilen eingeleitet haben, näher besieht. „Die besonderen Kennzeichen; welche das Genie von anderen Degenerationspsychosen unterscheidet…" Was heißt das? – In diesen Worten steckt das Buch, welches vorläufig noch nicht geschrieben ist. Diese besonderen Kennzeichen sind angegeben, gedeutet, in Beziehungen gebracht worden; erklärt worden sind sie noch nicht. Es ist schön, aber beinahe wohlfeil, Erscheinungen der Manie und solche der Inspiration künstlerisch in Vergleich zu bringen und ihr Verwandtes aufzudecken – man lehre uns doch das Geheimnis ihrer Verschiedenheit erkennen. Und die entfesselten Assoziationen (in der Ideenwelt), die wir ebensowohl als eines der hauptsächlichen Kriterien des Verrückten während seiner Gedankenflucht, als des Künstlers während seines begeisterten Schaffens annehmen dürfen, was bringt sie denn in eine so mannigfaltige Erscheinung, daß wir das eine Mal den baren Wahnsinn, das andere Mal das gewaltige Werk des Genius vor uns zu haben glauben? Vor vielen Hunderten von Jahren hat man manche Wahnsinnige bewundert, angebetet, als Propheten und Götter verehrt; auch das Gegenteil ist unzählige Male geschehen, und die genialen Menschen wurden für verrückt angesehen. Nun denke man sich – soweit dies möglich, um viele Jahrtausende voraus, wie wird einem Gelehrten dieser fernen Zeit unser Jahrhundert zusammen mit den früher verflossenen erscheinen? Als ein Zeitalter enormer Unklarheit in der Auffassung von Wahnsinn und Genie. – Wir wollen in dieser Abschweifung innehalten, die uns zu weit führen würde. – Kommen wir wieder auf *Lombrosos* Werk zurück, das eine Fülle der merkwürdigsten Tatsachen zugunsten einer geistvollen Theorie in Zusammenhang zu bringen trachtet. Der Nachweis der zahlreich bestehenden Berührungspunkte zwischen dem genialen Menschen und dem Geisteskranken ist dem Autor gelungen; so vollendet ist die unheimliche Verwandtschaft zwischen den beiden Menschengruppen, die einerseits das tiefste Elend und anderseits den herrlichsten Glanz menschlichen Geistes vorstellen, noch niemals dargelegt worden. – *Lombroso* weiß überall die Sonnenflecken des Genies zu finden. Wir haben uns gewöhnt, manchen von den Großen als den Ausbund geistiger Vollkommenheit zu betrachten; *Lombroso* zeigt uns die Stelle, wo auch jener Große sterblich war. Zuweilen haben wir das Gefühl, als besäße dieser Mann ein Geheimmittel, mit welchem er uns gerade das geistig Krankhafte in irgendeinem genialen Menschen klarmacht, während das übrige Wesen eine Zeitlang im Dunkel bleibt. Es sind nur krankhafte Keime, aber sie existieren, wenn auch zuweilen die Veranlassungen ausbleiben, welche diese Keime zum Reifen bringen.

Manchmal hat man immerhin den Eindruck, als wenn *Lombroso* von seinem Forschertrieb zu weit geführt würde; das wird besonders in dem Kapitel über Genie und Degenerationszeichen klar. Man lese beispielsweise die Absätze über Wuchs, Magerkeit und Schlankheit, Unähnlichkeit, frühzeitige Entwicklung und späte Entwicklung, Albernheiten und Schnitzer und man wird finden, daß *Lombroso* da gar oft mit demselben Rechte von der Verwandtschaft des Genies mit dem geistig normalen Menschen als mit dem wahnsinnigen sprechen könnte.

Auch die Stellen über mangelndes Vaterlandsgefühl bei einzelnen Genies sind nur interessant, ohne im geringsten im Sinne des Verfassers beigezogen werden zu dürfen. Vaterlandsliebe als etwas Angeborenes, ihren Mangel als eine Art Neurose oder Geistesstörung herausstellen, geht doch nicht an; sie ist wohl im besten Fall die edelste unter unseren Gewohnheiten. Heine gehörte keinesfalls hieher. Man lese doch einmal seine Werke; dieser Mann sollte Deutschland *gehaßt* (so lautet das Wort bei *Lombroso*) haben? Er hat sich unter bitteren Schmerzen von seiner Liebe zu demselben heilen wollen: Das ist die Wahrheit.

Der Einfluß von Atmosphäre und Klima, Rasse und Erblichkeit auf Genie und Wahnsinn ist in mehreren Kapiteln mit Hilfe statistischer Tabellen in höchst anregender Weise abgehandelt; es ist begreiflich, daß es hier an Vollständigkeit gebricht. Für unsere Zeit ganz besonders interessant ist die Stelle über den Wahnsinn bei den Juden. Da heißt es: „Es ist wirklich höchst merkwürdig, daß die Juden ein vier-, ja sechsmal größeres Kontingent an

Geisteskranken stellen als ihre anderen Mitbürger." Dann weiter: „Das sind ganz auffällige Verhältnisse oder vielmehr Mißverhältnisse für eine Bevölkerung, wo die Greise, die eine große Zahl von Greisenwahn liefern, sehr zahlreich, die Alkoholiker dagegen sehr selten vorkommen. An dieses unselige Vorrecht haben wohl die Vorkämpfer des Antisemitismus, dieser ‚Schmach' des gegenwärtigen Deutschlands nicht gedacht. Sie würden sich weniger über die Erfolge dieser Rasse erhitzen, wenn sie bedächten, um welchen Preis dieselben heute noch erkauft werden" usf. An einzelnen Partien des Buches verwischt sich das Strengumschriebene des Themas aus einem leicht ersichtlichen Grund: der Verfasser (und zuweilen der Übersetzer in seinen Anmerkungen) vergißt die Grenze zwischen großer Befähigung (Talent) und Genie auseinanderzuhalten, gewiß eine unendlich schwierige Aufgabe, aber der Wert einzelner statistischer Angaben, die ja über die Verwandtschaft von Genie und Wahnsinn Aufschluß geben sollen, verliert so beträchtlich an Wert. Hier ist noch ein gutes Stück Arbeit zu leisten. In manchen Fällen grenzt die Entscheidung nach unserer vorläufig doch noch beschränkten Kenntnis von den wissenschaftlich feststehenden Unterscheidungsmerkmalen zwischen Genie und Talent ans Unmögliche; zuweilen aber zeigt *Lombroso* eine so ausgesprochene Liberalität im Verleihen des Titels Genie, daß jeder vorurteilsfreie Leser aus eigenem Antrieb manchen Namen wird streichen wollen. In einer Anmerkung wird der berühmte Wiener Psychiater *Meynert* als Arzt jüdischer Abkunft aufgeführt, dies scheint auf einem Irrtume des Übersetzers zu beruhen.

In aller Kürze wollen wir noch die Einteilung erwähnen, welche *Lombroso* seinem Buche zu geben für gut befunden hat. Es zerfällt in vier größere Abteilungen, die erste „Physiologie und Pathologie des Geistes", die zweite „Ätiologie des Genies", die dritte „das Genie bei den Ir-

237

ren", die vierte „die Entartungspsychose des Genies". Die Angabe der Kapitelüberschriften wird ein weiterer Behelf sein, um die Methode des Autors zu versinnlichen. In der Physiologie und Pathologie des Geistes finden sich vier Abschnitte: 1. Geschichtliches. 2. Genie und Degenerationszeichen. 3. Abortivformen von Neurosen. 4. Geisteskranke Genies. In der „Ätiologie des Genies" spricht der Verfasser vom 1. Einfluß der Atmosphäre auf geistige Arbeit, 2. klimatischen und sozialen Einfluß auf Entstehung großer Geister, 3. vom Einfluß von Rassen und Erblichkeit auf Genie und Wahnsinn, Einfluß von Krankeiten, vom Einfluß der Zivilisation und der Gelegenheit. In der Abteilung „das Genie bei den Irren" handeln die vier Kapitel über 1. Beispiele von Schöngeisterei, Hexenmeister, 2. Kunst bei Irren, 3. halb verrückte (mattoide) Künstler und Literaten, 4. politische und religiöse Irre und Mattoide. In dem vierten Teil „Die Entartungspsychose der Genies" spricht der Autor 1. über den Charakter geisteskranker Genies, 2. Ähnlichkeit mit nicht irren Genies, 3. epileptoiden Charakter des Genies, 4. über die Heiligen, über das lautere Genie, um mit den „Schlußfolgerungen" zu enden. In dem reichen anekdotischen Beiwerk, welches das Werk *Lombrosos* enthält, wird das Interesse begründet liegen, welches es auch für Laien in hohem Grade besitzen dürfte; die Gelehrten werden sich mit den allgemein giltigen Sätzen zu beschäftigen haben, die der Autor zu entwickeln versucht. Wohl einzusehen ist, daß der Inhalt dieses Buches leicht ins Ungemessene zu vermehren war, vielleicht wäre es aber sogar in der Ordnung gewesen, einzelne Partien, wo der wissenschaftliche Wert gegenüber dem belletristischen zu sehr in den Hintergrund tritt, zu kürzen, dagegen wieder in anderen Partien die Reihen der Beispiele zu ergänzen.

Was die Lektüre des (überdies ganz ausgezeichnet übersetzten) Buches zu einer so besonders genußreichen macht, ist jedoch ganz hauptsächlich die Zwanglosigkeit, in der *Lombroso* seine Ansichten und seine Geschichten vorträgt. Hie und da streut er Bemerkungen ein, die wenig zur Sache, aber um so mehr zum Autor gehören, wodurch eine schöne Lebendigkeit des Ausdrucks erzielt wird. Und was für eine Arbeit, was für ein Wissen steckt zu alldem in dem Buch! Und welche Selbständigkeit der Betrachtung, welche systematische Begabung. Dabei fühlt man ganz wohl heraus, daß *Lombroso* selbst sein Werk nicht als vollendet betrachtet; man sieht sein Bestreben, neue Beispiele zu finden, weitere Erfahrungen zu sammeln. Eine Reihe von Forschern auf verschiedenen Gebieten sollte ihm hier behilflich sein. Ganz besondere Anregung wird der Völker- und Weltgeschichtspsychologe bei *Lombroso* finden, wie er wohl auch viele bei ihm gefunden. Ein sonderbarer dämmeriger Glanz fällt auf die Philosophie der Geschichte. „Das häufige Vorkommen von Genialen unter den Irren und von Irren unter Männern von Geist erklärt uns, wieso das Schicksal der Völker so oft in den Händen von Geisteskranken liegt und wieso diese zum Fortschritt des Menschengeschlechts beitragen konnten." So *Lombroso.* Wir also müssen zum mindesten vorsichtig sein in unserer Bewunderung vor dem Genialen, manchmal wohl auch in unserem Bedauern gegenüber dem Wahnsinnigen.

Dr. Arthur Schnitzler.

Neue Forschungen auf dem Gebiete der Psychopathia sexualis. Eine medizinisch-psychologische Studie von Dr. *R. v. Krafft-Ebing,* o. ö. Professor für Psychiatrie und Nervenkrankheiten an der k. k. Universität Wien. (Verlag Ferdinand Enke, Stuttgart 1890.) [Sp. 69–70].

In der vorliegenden Schrift liefert uns der ausgezeichnete Gelehrte eine Reihe von Beobachtungen, die als Ergänzung seiner bekannten „Psychopathia sexualis" gelten dürfen. Der erste Abschnitt handelt über Masochismus und Sadismus. Unter Masochismus versteht der Verfasser eine Anomalie des geschlechtlichen Empfindens, deren Charakteristikon darin besteht, „daß der Mann auf Grund von sexuellen Empfindungen und Drängen sich von dem Weibe mißhandeln läßt und in der Rolle des Besiegten statt der des Siegers sich gefällt". Betreffs der breiteren Ausführung dieser interessanten, allerdings seit jeher bekannt gewesenen, nur noch nicht als Abnormität sui generis geschilderte Perversität müssen wir auf die Vorbemerkungen zu der Krankengeschichte verweisen. Den Namen Masochismus wählt *Krafft-Ebing* nach dem Romanschriftsteller Sacher-Masoch, in dessen Schriften sich tatsächlich eine Fülle von hiehergehörigen Perversionen künstlerisch verwertet findet. – *Krafft-Ebing* behandelt weiters den Masochismus des Weibes in sehr geistreicher Weise; nur folgt ja schon aus der auch vom Verfasser gemachten Bemerkung, „die willige Unterordnung des Weibes unter das andere Geschlecht ist eine physiologische Erscheinung", daß es sich beim Masochismus des Weibes eigentlich um einen ganz anderen Krankheitstypus handelt. Während sich der Masochismus des Mannes als eine Art psychischer Rollenverwechslung im Verkehr der beiden Geschlechter auffassen läßt, stellt sich der Masochismus des Weibes als ein krankhaft gesteigerter Zustand dar, dessen geringere Grade eben noch an der Grenze normaler psychologischer Verhältnisse liegen; wir möchten darum den Masochismus des Weibes nicht gerne als wissenschaftliche Nomenklatur akzeptieren.

Der Sadist wird von *Krafft-Ebing* charakterisiert als ein Individuum, welches aus origineller Perversion der Vita sexualis den Koitus perhorresziert oder entartet und impotent geworden, in Akten der Grausamkeit ein Äquivalent für jenen sucht und findet; auch für den weiblichen

Sadismus zieht der Verfasser interessante Beispiele aus der belletristischen Literatur herbei.

Das zweite Kapitel des Buches bringt eine klinische Kasuistik zur konträren Sexualempfindung. Zwei Beobachtungen handeln über psychische Hermaphrodisie, sieben über Homosexualität, drei über Effemination – lauter höchst wertvolle Krankengeschichten, in der Mehrzahl Autobiographien, die uns einen tiefen Einblick in das Seelenleben der konträr Sexualen gewähren. Manche von diesen Selbstbeobachtungen sind wahrhaft ergreifend, und das ethisch Bedeutungsvolle an den auch wissenschaftlich so reichen Untersuchungen *Krafft-Ebings* liegt offenbar darin, daß sie auf die falsche Stellung hinweisen, welche das Gesetz noch immer gegenüber diesen in ihrem sexuellen Empfinden kranken Individuen einnimmt. – Hier ist mitten in unserer modernen Gesetzgebung noch ein Überbleibsel aus jener Zeit, in welcher die Irren wie Verbrecher behandelt wurden.

Dr. A. S.

Klinische Vorlesungen über Psychiatrie. Auf wissenschaftlichen Grundlagen für Studierende und Ärzte, Juristen und Psychologen von Hofrat Prof. Dr. *Theodor Meynert, Wien.* (Verlag Wilhelm Braumüller, Wien 1890.) [Sp. 162].

Ein Buch voll individueller Anschauungen und voll Individualität des Stils. *Meynert* wird wohl für alle Zeiten als einer der führenden Geister auf dem Gebiete der naturwissenschaftlichen Auffassung der Psychiatrie zu gelten haben, und insbesondere hat er einzelne Verbindungen zwischen einer anatomischen und psychologischen Betrachtung der Geisteskrankheiten aufgefunden, von denen aus sich noch lange wird weiter forschen lassen. Die „Klinischen Vorlesungen" sind kein Buch, das vollständig sein will; was sie aber bieten, wenn auch „die Anordnung nur auf die Gelegenheit für klinische Besprechung von Kranken gestellt" ist, das ist im höchsten Grade lesenswert; es ist ganzer *Meynert*. Bei gewissen überflüssigen Dunkelheiten, die nur im Stile, nicht in der Sache liegen, ist das nicht einmal ganz angenehm – doch sind diese Stellen selten und gehen in einer Reihe von Kapiteln unter, welche durch Gedankenneuheiten und Originalität der Behandlungsweise das Studium des Buches zu einem in hohem Grade genußreichen machen. Von den „Juristen und Psychologen", die auf dem Titelblatte erwähnt sind, scheint der Verfasser eine gewisse medizinische Vorbildung vorauszusetzen, die sich nicht immer finden dürfte. Wir glauben, daß *Meynerts* treffliche Broschüre „Zur Mechanik des Gehirnbaues", für diese Schüler eine gute Einleitung bilden möchte, und halten es nicht für untunlich, wieder einmal auf diese kleine Schrift hinzuweisen, die im Jahre 1874 erschienen ist, zu einer Zeit, wo *Meynert* noch in seinen Ideen weniger tief, wohl aber auch in seiner Darstellung weniger dunkel war.

Experimentelle Studien auf dem Gebiete der Gedankenübertragung und des sogenannten Hellsehens von *Charles Richet,* Professor der Physiologie an der medizinischen Fakultät in Paris. Autorisierte deutsche Ausgabe von Dr. *Albert Freiherr v. Schrenck-Notzing,* prakt. Arzt in München. Mit 91 Abbildungen im Text. (Verlag Ferdinand Enke, Stuttgart 1890.) [Sp. 760–762].

Es ist schwer möglich, in einem kurzen Referate einen Begriff von den merkwürdigen Tatsachen zu geben, welche uns in dem vorliegenden Buch mitgeteilt werden. Die Glaubwürdigkeit sowie die scharfe Beobachtungsgabe des hochgelehrten Verfassers anzuzweifeln, geht keineswegs an, und so wird man sich schon mit der Auffassung befreunden müssen, daß es wahrhaftig noch manche Dinge zwischen Himmel und Erde gibt, von denen sich unsere Schulweisheit nichts träumen läßt. Die Versuche mit dem Fernschlaf, mit Krankheitsdiagnosen, muß man selbst nachlesen, um das Überraschende derselben mit genügender Überlegung in sich aufnehmen zu können. Ebenso enthalten die Kapitel über Versuche mit Zeichnungen, über die Reiseexperimente sowie über die zerstreuten Beobachtungen so viel Fremdartiges und Neues, daß wir mit Entschiedenheit auf dieselben, als aufmerksamer Lektüre würdig, hinweisen müssen.

Wir können uns nicht versagen, einige Versuche, die in dem Buche verzeichnet stehen, wortgetreu zu zitieren:

Aus den Versuchen mit dem *Fernschlaf:* Versuch Nr. 2: Ich ziehe das Los, um zu erfahren, ob ich sie* am Freitag, den 14., oder Sonnabend, den 15., einschläfern soll. Das Los bestimmt Freitag. Was die Zeit betrifft, so konnte die Einschläferung zwischen 8 Uhr morgens und 7 Uhr abends stattfinden; das Los bestimmt 3 Uhr. Ich wirke stillschweigend von 3 Uhr 10 Min. bis 3 Uhr 45 Min. auf sie ein. Ich treffe bei Ferrari um 3 Uhr 45 Min. ein. Léonie war ausgegangen. Sie kehrt um 3 Uhr 51 Min. zurück; ihr erstes Wort, welches sie dem Dienstmädchen, das die Türe öffnet, sagt, ist: „Ich kann nicht mehr weiter, meine Beine zittern." Darauf teilt man ihr mit, daß ich dort sei. Im Schlaf erzählt sie mir, daß sie in dem Laden, in welchem sie Schürzen kaufen wollte, plötzlich von Hitze belästigt sei; darauf habe sie den Laden hastig verlassen, ohne auf die Farben der Schürzen zu merken, welche sie kaufen wollte. Unterwegs hatte sie Furcht, unter die Räder der Wagen zu kommen, denn ihre Beine zitterten und erschwerten ihr das Weitergehen. Sie gibt mir die Adresse des Geschäftes, in welchem sie diese Betäubung gefühlt hatte; dann berechnete ich die Zeit, die nötig gewesen war, um zurückzukehren. Es war ungefähr vor 20 Min.,

---

* Das Versuchsobjekt, eine Frau von 45 Jahren, namens Léonie.

243

und da sie um 3 Uhr 51 Min. zurückgekehrt ist, folgt daraus, daß sie das Müdigkeitsgefühl um 3 Uhr 31 Min. lebhaft empfunden hat. Was diesen Versuch wertvoll macht, ist zunächst der Umstand, daß Tag und Stunde der Einwirkung vom Los bestimmt waren, ferner daß ich Léonie in der Zwischenzeit nicht gesehen hatte; sie konnte also weder die Stunde noch den Tag ahnen. Außerdem kam es während ihres Aufenthaltes in Paris nur dieses einzige Mal vor, daß sie sich in einem Laden unwohl fühlte. Endlich erklärte sie bereits beim Eintritt in das Haus, bevor sie meine Anwesenheit erfuhr, daß sie eine Betäubung gefühlt habe.

Aus den Versuchen mit *Krankheitsdiagnosen:* Versuch Nr. 15: 17. März 1887 mit Héléna.* Ich frage sie: „An was denke ich?" Sie schweift ab und gibt nichtssagende Antworten. Ich spreche zu ihr: „Ich habe ein krankes Kind." Sie antwortet: „Ich werde es Ihnen sagen." – „Nun wohl, was fehlt ihm?" – „Es hat heftige Kopfschmerzen." Dann, nach etwa 10 Minuten, fügt sie hinzu: „Es hat die Masern." Das war wirklich der Fall, und ich bin überzeugt, daß sie es vorher nicht wissen konnte, denn die Masern meines kleinen Knaben waren erst am Tage zuvor aufgetreten und nur ich und drei oder vier andere Personen, die Héléna alle nicht kannten, wußten davon.

Dann frage ich: „Warum haben Sie Masern gesagt?" Sie antwortet: „Weil ich sein Gesicht ganz rot sehe, und dann verschwand diese Röte sofort wieder."

Dieser Versuch erscheint mir als einer von den besten, wenn nicht gar als der beste von allen, die ich mit der Diagnostik von Krankheiten anstellte. Sie zögerte gar nicht, sondern sagte das Wort „Masern" mit leiser Stimme, wie die Magnetisierten immer sprechen, wenn die Antwort genau ist. Sie sprechen dann schnell und halblaut, wie wenn eine fremde Macht ihnen die Antwort diktierte.

---

* Eine Frau von 38 Jahren.

Aus den *zerstreuten Beobachtungen:* 6. und 7. Beobachtung: Bei Héléna konnte ich zweimal Proben des Gedankenlesens oder des Hellsehens beobachten.

Eines Abends frage ich sie, was ich diesen Tag getan hatte. Sie antwortete mir: „Sie haben eine ältere Dame magnetisiert." Sie hatte recht und konnte es nicht erfahren haben.

Folgende Beobachtung ist bemerkenswerter. Einmal stellte ich ein gewiß ungewöhnliches Experiment an. Ich machte nämlich physiologische Versuche an einem Individuum, um die chemische Zusammensetzung der ausgeatmeten Gase zu studieren. Gerade an jenem Tage hatte ich es in ein sehr heißes Bad gesetzt, um den Einfluß der warmen Bäder auf die Respiration zu beobachten. Am Abend sagt Héléna plötzlich, ohne daß sie aus meinen Worten meine Tätigkeit entnehmen konnte: „Sie waren heute in Ihrem Laboratorium und haben dort ein Glied verbrüht." Mehr konnte sie darüber nicht angeben, und ich wollte nicht weiter fragen, aus Furcht, ich könnte sie durch die Form meiner Fragen meine Gedanken erraten lassen. Das ist gewiß etwas mehr als Zufall; denn dieses war das einzige Mal, daß ich meinen Patienten ein warmes Bad nehmen ließ, und das einzige Mal, daß Héléna, wie man wohl glauben wird, mit mir von verbrühten Gliedern redete.

Zu den eigentümlichsten Beobachtungen gehört wohl die folgende: Unter meinen Freunden stehen mir am nächsten *Henri Ferrari* und *Jules Héricourt.* Sie nehmen an fast all meinen Freuden und Leiden teil. In der Nacht vom 14. auf den 15. November 1887 um 3 Uhr morgens wird mein physiologisches, in der Straße Vauquelin gelegenes Laboratorium durch eine Feuersbrunst zerstört, die von einem Trockenofen ausging und zwei Säle verzehrte, bevor man zu Hilfe eilen konnte.

In derselben Nacht sieht Herr *Héricourt,* welcher $4^1/_2$ Kilometer vom Laboratorium entfernt wohnt und nie zu träumen pflegt, große Flammen. Er weiß nicht, ob er halb wach gewesen ist oder ganz geschlafen hat. Trotz der Deutlichkeit seines Traumes spricht er mit niemandem darüber.

Herr *Férrari* seinerseits träumt, was er sonst nie tut, in derselben Nacht in seiner 3 Kilometer vom physiologischen Laboratorium entfernten Wohnung und um dieselbe Zeit, er werde in das benachbarte Zimmer gerufen, stehe auf, um nachzusehen, und bemerke im Kamin ein großes, hellstrahlendes Feuer, das einen lebhaften Glanz im ganzen Zimmer verbreite. Der Eindruck war so genau, daß er ihn der Erinnerung an ein Gasfeuer zuschrieb, denn am Abend vorher hatte er mit mir ziemlich lange vor einem Gaskamin geplaudert. Obwohl der Traum ihm viel zu denken gab, erzählte er niemandem davon, bevor er die Feuersbrunst erfuhr.

Übrigens beschränkt sich dieses telepathische Ereignis nicht auf meine beiden Freunde allein. Der Brand fand in der Nacht statt, die einem Festmahl, welches meine Freunde am 15. November mir zu Ehren veranstalten wollten, vorausging. Mein Freund und Kollege *Gibert* aus Havre sollte demselben beiwohnen. Léonie befand sich zu derselben Zeit in Havre. Gewöhnlich wurde sie bald von Herrn *Janet*, bald, jedoch seltener, von Herrn *Gibert* eingeschläfert. Am 15. November um 5 Uhr abends wird sie von Herrn *Janet* in Schlaf versetzt. Sie macht sodann eine Reise, wie sie sich ausdrückt, d. h. sie geht in Gedanken nach Paris, um Herrn *Gibert* und mich zu besuchen. Dabei verfällt sie in einen Zustand völliger Lethargie, der sie so oft überkommt. Plötzlich erwacht sie, stößt einen Schrei aus und ruft sehr aufgeregt: „Es brennt, es brennt!" Herr *Janet* sucht sie zu beruhigen, indem er ihr sagt, es bedeute nichts. Dann schläft sie von neuem ein, aber wieder erwacht sie mit den Worten: „Aber Herr *Janet*, ich versichere Sie, daß es brennt!" Herr *Janet* glaubt leider an eine Täuschung, zerstreut ihre Befürchtungen und beruhigt sie. In derselben Sitzung gab sie nichts anderes mehr an. Erst am folgenden Tag, als sie durch Herrn *Janet* erfuhr, daß es in meinem Laboratorium gebrannt hatte, sagte sie zu ihm: „Aber warum haben Sie mich zurückgehalten? Ich sah ganz deutlich, daß es im Laboratorium des Herrn *Richet* brannte."

Fast nie hat Léonie ähnliche Halluzinationen gehabt. Es ist sicher, daß am 15. November, abends 5 Uhr, noch niemand in Le Havre wissen konnte, daß mein Laboratorium abgebrannt war. Um 5 Uhr brachten erst die Abendzeitungen von Paris eine Notiz darüber.

Richet

Ich berichte diese drei zusammenfallenden, unglücklicherweise sehr unbestimmten Halluzinationen, ohne einen Schluß daraus zu ziehen. Wie mir scheint, konnte weder der Zufall noch irgend etwas anderes als eine eigenartige, bei den drei Personen zugleich auftretende hellsehende Fähigkeit sie herbeiführen.

Was mich betrifft, den doch dieser Brand zunächst anging, so erhielt ich keinerlei Ankündigung. Ich schlief dieselbe Nacht ruhig und fest. Erst morgens, halb acht Uhr, bekam ich diese Schreckensbotschaft zu hören.

Von Dr. v. *Schrenck-Notzing*, der das Buch in ausgezeichneter Weise ins Deutsche übertragen hat, ist dem Werke des französischen Gelehrten eine sehr gediegene Vorrede beigegeben, die ebensowenig überschlagen werden darf, wie die Bemerkungen des Autors über die Vorsichtsmaßregeln und über den Zufall beim Experimentieren. Gerade aus diesen letzteren Abschnitten wird der echt wissenschaftliche Ernst ersichtlich, mit welchem *Richet* an seine Arbeit herangetreten, und man wird ihm die Berechtigung der Schlußworte des Buches nicht absprechen können, die lauten: „Ich habe denen Mut machen wollen, welche sich etwa zu kompromittieren fürchten, wenn sie das landläufige Gebiet der offiziellen Wissenschaft verlassen."

A. S.

Die Behandlung der Hysterie, der Neurasthenie und ähnlicher allgemeiner funktioneller Neurosen von Dr. *V. Holst* in Riga. Dritte umgearbeitete Auflage. (Verlag Ferdinand Enke, Stuttgart 1891.) [Sp. 1111].

Ein gutes Buch, wohlgelungen in der Form, von eigener vorurteilsloser Beobachtung zeugend, das im ganzen nichts besonders Neues enthält. Gleich im Anfang befremdete uns eine Stelle, die lautet: *„Ich muß im Gegenteil, wohl zum Entsetzen der meisten meiner Kollegen erklären, daß ich die Hysterie auch wissenschaftlich für eine der interessantesten Krankheiten halte."* – Wozu diese wohlfeile Rhetorik? Welcher Kollege entsetzt sich da eigentlich? – Sehr klar und übersichtlich hat der Autor die Charakteristika der Hysterie zusammengestellt; man lese nur auf Seite 14 nach. Der Anstaltsbehandlung spricht der Verfasser vielleicht allzu begeistert das Wort. Einen sehr liberalen aber wohl gerechtfertigten Standpunkt nimmt er in Hinsicht auf die Diätetik der Neurosen ein, den balneo-, hydro- und elektrotherapeutischen Methoden weist er ihren gebührenden Rang ein, der äußerlichen Behandlung steht er im ganzen skeptisch gegenüber. Den Schluß des Büchleins bildet der bekannte *Gerhardt*sche Ausspruch: *„Diese Krankheit heilt nicht die Arznei, sondern der Arzt."* Es gibt bald kein Buch mehr über die Therapie der Hysterie und Neurasthenie, wo wir nicht diesem Satz oder einem seiner Paraphrasen begegnen; er hat uns bereits eingeleuchtet.

A. S.

Die Syphilis, deren Wesen, Verlauf und Behandlung von Dr. *Schuster,* prakt. Arzt und Badearzt in Aachen. Dritte vermehrte Auflage. (Verlag Th. Chr. Fr. Enslin [Richard Schoetz], Berlin 1891.) [Sp. 1190].

Das vorliegende Buch bildet ein – besonders praktischen Ärzten – empfehlenswertes Kompendium; daß es sich bereits einer großen Anerkennung erfreut, zeigt die in verhältnismäßig kurzer Zeit notwendig gewordene dritte Auflage. Allerdings stehen nicht alle Abschnitte auf gleicher Höhe, und sosehr beispielsweise das Kapitel über die Therapie befriedigen kann, sowenig wird man sich mit der flüchtigen Behandlung einverstanden erklären, welche das Thema der Kombination der Syphilis mit anderen Krankheiten oder das der Prophylaxe erfährt. Auch verdienen die paar aphoristischen Bemerkungen über Rheumatismus gonorrhoicus nicht die klangvolle Überschrift: die Gonorrhoe; doch gehört dies eher zu den buchtechnischen Fehlern, da ja eine wissenschaftliche Besprechung der gonorrhoischen Erkrankungen vom Verfasser kaum geplant war.

Dr. *Schuster* versucht in der Neuauflage seines Buches eine neue Bezeichnung der Syphilis einzuführen, er nennt sie Virulose; ob die Scheu vor den Worten Syphilis und Lues im Laienpublikum diese Umtaufe rechtfertigt, möchten wir bezweifeln; sollte nun die Bezeichnung Virulose populär werden, was ja in des Autors Absicht liegt, so dürften im Verlaufe einiger Jahre dieselben Bedenken gegen dieses Wort auftauchen, und man müßte, um konsequent zu sein, von Lustrum zu Lustrum an eine Namensänderung dieser „anstößigen" Krankheit schreiten.

In demselben Kapitel, wo Dr. *Schuster* den erwähnten Vorschlag macht, findet sich übrigens ein Satz, der wohl einzuschränken sein wird, derselbe lautet: „Indes geht ihre (der Syphilis) Erwerbung fast ebenso häufig auf anderen Wegen und anderer Weise vor sich, als wie durch geschlechtlichen Umgang." Allerdings sind von Jahr zu Jahr in den statistischen Arbeiten über diesen Gegenstand die Perzentualzahlen extragenitaler Infektion beträchtlicher angegeben, aber vorläufig steht es noch immer fest, daß die Lues nicht nur „gern", sondern (um in der vom Autor beliebten Redewendung zu verharren) „am lieb-

sten" durch außerehelichen geschlechtlichen Umgang erworben wird.

A. S.

64. Versammlung der Gesellschaft deutscher Naturforscher und Ärte in Halle a. S.

(Original-Korrespondenz der „Internationalen Klinischen Rundschau".)

[Sp. 1520–1524]

22. September 1891

Seit dem Bestehen der Gesellschaft (1822) ist es das
zweite Mal, daß sie ihre Versammlung in der alten Uni-
versitätsstadt an der Saale abhält. Im Jahre 1823, also im
zweiten Jahre ihres Bestandes, tagte sie hier zum ersten
Mal. Sie zählte damals 34 Mitglieder. Seitdem hat sich die
Gesellschaft der deutschen Naturforscher und Ärzte weiter entwickelt, und das kleine Halle von dazumal ist eine
große Stadt geworden, deren Einwohnerzahl das erste
Hunderttausend überschritten hat. Auch ist sie eine Stadt,
freundlich zum Ansehen, sie gehört zu jenen, die am Ufer
eines Flusses „lieblich hingestreckt" liegen, zeigt in einzelnen Straßen ein wohlerhaltenes altdeutsches Gepräge,
und weiß dafür in anderen ein höchst neuzeitiges Wesen
zur Schau zu tragen, so daß uns eine eigentümliche Atmosphäre umgibt, die nach vermodernden Gebäuden und
neuangestrichenen Häusern duftet, und so schön sich
auch die alte Saalestadt in ihr heiteres Festkleid drapiert
hat, so lustig die Flaggen wehen, so gastesfroh die Hallenser uns Fremden entgegenlächeln – eine untrügliche
Ahnung sagt uns, daß wir hier durch eine jener kalten
deutschen Städte wandeln, die aller Glanz der Gelehrsam-

250

keit und aller Reiz des Studentenlebens und alle Süßigkeit der Volkslieder von dem Nebel der Langeweile nicht befreien kann, der über ihren Mauern lasten muß –, wenn nicht gerade innerhalb dieser Mauern eine Naturforscherversammlung abgehalten wird.

Denn dann unterhält man sich, das ist ja bekannt. Man kommt zusammen, der „Wissenschaft zum Ruhm, der leidenden Menschheit zum Heil" (so besagen alle Begrüßungsreden seit bald 70 Jahren), man wird von Universitätskuratoren, Oberpräsidenten, Oberbürgermeistern und Rektoren herzlich bewillkommt; Leute, die sonst nie etwas waren, sind plötzlich etwas geworden, nämlich Teilnehmer, und zarte Kokarden, die an der Brust prangen, belehren den staunenden Eingeborenen, daß er soeben an einem jener ausgezeichneten Männer vorbeispaziert ist, die von fern und nah hergewallt kamen – um – nun der Wissenschaft zum Ruhm und der leidenden Menschheit zum Heil (siehe oben). Außerdem gibt es Festkommerse, Festausflüge, Festessen, Festtheater, natürlich ebensoviel Gelegenheiten, um alte Freundschaften aufzufrischen, neue zu schließen und sich in ernstem Gespräch über gelehrte Themen oder in heiterem Geplauder über alle möglichen Interessen des einzelnen und der Gesamtheit zu verbreiten. Und dann die Sitzungen selbst! Die großen allgemeinen mit den offiziellen Reden, der weihevollen Stimmung und dem Damenflor auf der Galerie! Und die Sektionssitzungen, in denen jeder etwas Neues zu sagen weiß und noch niemals ein überflüssiges Wort gefallen ist!

Ist es nicht eine merkwürdige Tatsache, daß sich, wo sich nur ein halbes Dutzend sonst höchst Gebildeter zusammenfindet, sofort ein Bedürfnis nach Phrasen einstellt? Mit der Zahl wächst auch dieses Bedürfnis, so daß gewisse tönende Worte, die einem einzigen gegenüber angewandt, von diesem kaum beachtet, von zehn Personen wahrscheinlich belächelt, von hundert höchstens gleichgiltig angehört würden, daß diese Worte – in eine große

Versammlung von tausend oder mehr Personen hineinge-
schleudert, des begeisterten Beifalles gewiß sind und bedeutend zu wirken vermögen. Man läßt sich gern begei-
stern, und das ist schön; aber man hat sich schon zu oft
begeistert, und das macht müde. Wäre es nicht an der
Zeit, ruhiger und geschmackvoller zu werden? Könnte
man sich nicht mit der milden Sprache der Wahrheit bescheiden, statt die klirrende Phrase zu brauchen, die ja
niemandem frommt? – Gerade Gelehrte könnten damit
den Anfang machen, und wenn einmal eine Versammlung
von Naturforschern und Ärzten sich entschlösse, ohne
den großen und verblaßten Pomp der überlauten Eröff-
nungsreden aufzutreten, so wäre damit kaum viel verloren. Wir wissen ja, was die jährliche Versammlungen der
Gesellschaft zu bedeuten haben.

Einige mehr minder bekannte Gelehrte aus allen Län-
dern deutscher Zunge kommen zusammen, darunter wohl
auch viele treffliche und einige große. – Sie wollten eine
kleine Reise machen, sie wollen sich nun ein bißchen erholen, zerstreuen, plaudern, was Neues sehen, alte Bekannte wiederfinden. – Manche wollen vielleicht selbst ihr
Wissen bereichern. Auch ist es wohl möglich, daß irgendeiner einmal bei Gelegenheit einer solchen Versammlung
eine Anregung fand, die dann zu Hause, in der stillen Ge-
lehrtenstube ihre Früchte trug – mag sein – wirkliche *wissenschaftliche Leistungen,* das liegt in der Natur dieser Zu-
sammenkünfte, darf man hier weder sich versprechen,
noch sind sie zu erwarten.

Wer hatte das Heil der Menschheit im Sinne, als er
nach Halle fuhr? Aber man nehme doch dieses hübsche
Stelldichein, welches sich die deutschen Naturforscher
und Ärzte allherbstlich geben, als das, was es ist: als den
liebenswürdigen Ausdruck eines leicht erklärlichen Gesel-
ligkeitstriebes. Viele, die nicht nach Halle gegangen wären, wenn ihre drei besten Freunde hier lebten, sind herge-
reist, weil sie wußten, daß sie hier tausend Menschen fin-

den werden, die ihnen zwar fremd sind, die aber *zusammen* gelehrt und *zusammen* fröhlich – die überhaupt *zusammen* sein werden, und das ist so vielen schon genug. Und haben sich alle diese Männer nicht verständnisvoll mit den Augen zugezwinkert, als man ihnen am ersten Tage so feierlich verkündete, warum sie eigentlich gekommen seien! Nein, mit unerschütterlichem Ernst saßen sie da, die Großen wie die Kleinen, und hörten es mit bedächtigem Stolze an: „Zum Ruhm der Wissenschaft und zum Heile der Menschheit."

Läßt man sich aber durch die klingenden und überflüssigen Worte weiter nicht verstimmen, so ist diese 64. Versammlung aller Ehren wert, wie die meisten ihrer Vorgängerinnen.

Man hat bis jetzt eine geistreiche Rede *Nothnagels* und einen lehrreichen Vortrag von *Lepsius* angehört; in den Sektionen wird bereits fleißig gearbeitet, und ein Kommers sowie eine gelungene Vorstellung im Theater sorgten am gestrigen Abend für die Unterhaltung der Gäste.

Und jetzt eben geht ein herrlicher Herbsttag zur Neige; da ist des Nachmittags eine lange Reihe von Dampfschiffen und Gondeln, bewimpelt und von Musik begleitet, von der Peißnitzfähre aus auf die Saale hinausgefahren, und in der Saalschloßbrauerei gab es nebst einem Konzert gutes Bier, „Naturforscherwürstchen" (die Wirte sind so neckisch!) und eine Masse anderer guter Dinge. Dabei ein Lärm, ein Gedränge und ein Durst! Die wahre Festesfreude mit einem Worte! Am Abend waren die Ufer während der Rückkehr beleuchtet, was ein wirklich schönes Bild gab. Überhaupt ist hier alles aufs beste arrangiert, die Zuvorkommenheit und Rührigkeit des Komitees ist gar nicht genug zu rühmen. Die Stadt und die Behörden geben sich alle Mühe, den Fremden den Aufenthalt so angenehm wie möglich zu machen, und man könnte sogar die Umgegend der Stadt hübsch finden, wenn nicht einige unberufene Schwärmer sie um jeden

Preis entzückend heißen wollten. Kurz, man kann heute schon sagen, daß die Tage in Halle den Teilnehmern „unvergeßlich" bleiben werden. Bekanntlich haben die regelmäßigen Besucher der Naturforscherversammlungen das beste Gedächtnis auf der ganzen Welt: wie könnten sie sich sonst so viel Unvergeßliches merken?

A. S.

* * *

Am 21. September, 9 Uhr, fand im großen Saale der „Kaisersäle" die erste allgemeine Sitzung statt. Nachdem sie Vorstandsmitglieder, unter ihnen die Herren: Geh.-Rat *v. His* – Leipzig, Vorsitzender; Geh.-Rat *Quincke* – Heidelberg, stellvertretender Vorsitzender; die Geschäftsführer Geh.-Räte *Knoblauch* – Halle und *Hitzig* – Halle; sowie die Herren Geh.-Räte *v. Bergmann* – Berlin, *v. Hofmann* – Berlin, *Leuckart* – Leipzig, *v. Siemens* – Berlin, Professor E. *Suess* – Wien, Geh.-Rat *Virchow* – Berlin, ihre Plätze eingenommen, eröffnete Geh.-Rat *v. His* die Sitzung. In der Wahl zwischen Frankfurt und Halle habe letzteres den Sieg davongetragen. Die Zahl der wissenschaftlichen Anstalten dieser rasch und schön aufblühenden Stadt, die hervorragenden Vertreter aller wissenschaftlichen Fächer, die ihre Universität zähle, verbürge für die Verhandlungen des Vereines die Förderung, wie sie im Interesse desselben zu erwünschen sei. – In einer Ansprache zog sodann Herr Geh.-Rat *Knoblauch* – Halle, einen Vergleich zwischen der Versammlung vom 18. bis 20. September 1823 in Halle und der gegenwärtigen und zeigte an ihm den gewaltigen Aufschwung der Wirtschaft in den letzten Jahrzehnten. Als Vertreter des Kultusministers ergriff weiter der Kurator der Universität, Herr Geh. Ober-Regierungsrat Dr. *Schrader* das Wort zur Begrüßung. Namens des Oberpräsidenten der Provinz Sachsen begrüßt sodann Herr Oberpräsidialrat *v. Arnstedt* die Versammlung. Herr Oberbürgermeister

Staude spricht namens der Stadt Halle und der derzeitige Rektor der Universität, Herr Prof. Dr. *Kraus,* der Versammlung die Grüße der Universität. – Als erster Redner nahm Herr Hofrat Prof. Dr. H. *Nothnagel* – Wien, das Wort. (Wir bringen den Vortrag des gefeierten Klinikers an erster Stelle.) Hierauf hielt Doktor *Lepsius* aus Frankfurt a. M. einen zeitgemäßen Vortrag über das alte und neue Pulver. Er sagt unter anderem: Im vorigen Jahre sei er auf den friedlichen Schlachtfeldern des märkischen Sandes Zeuge von der gewaltigen, durch die Chemie neuerdings hervorgerufenen Wandlung der modernen Kriegskunst gewesen, durch welche das alte Schießpulver aus jahrtausendelanger Herrschaft verdrängt wurde. In knappen Zügen entwarf er die Geschichte des Schießpulvers. Die Frage: „Wer hat das Pulver erfunden?" sei viel schwerer zu beantworten, als die: „Wer hat das Pulver nicht erfunden?" Sicher nicht erfunden haben es der Dr. *Mirabilis* des 13. Jahrhunderts, der Dominikaner Roger Baco, ebensowenig der Franziskaner Berthold der Schwarze, von welchem man nicht genau weiß, ob, wann und wo er lebte. Ebensowenig der byzantinische Schriftsteller Marcus *Graecus,* welcher das Pulver im 12. Jahrhundert nach Christi erwähnte und von dem wir die frühesten Nachrichten über den Gebrauch von Salpetermischungen haben. *Lepsius* meint, daß die Chinesen die ersten waren, welche die explosiven Eigenschaften der Mischungen von Salpeter mit Kohle und Schwefel kannten, und daß von ihnen die Araber sie kennenlernten, welche ihrerseits diese Kenntnis nach Byzanz brachten. Aber diese Völker benützten das Pulver lediglich in der Form, in welcher es als „griechisches Feuer" im Mittelalter berühmt wurde. Die Byzantiner warfen es in irdenen oder eisernen Töpfen brennend auf den Feind oder schleuderten es an Pfeilen oder in lanzenartigen kupfernen Röhren auf feindliche Schiffe. Das Geheimnis wurde jahrhundertelang aufs sorgsamste bewahrt, da sein Verrat mit fürchterlichen himmlischen und irdischen Strafen bedroht war. Erst Jahrhunderte später wendeten auch die Sarazenen die Mischung an, die nach Mitteilungen des Markus *Graecus* nicht viel anders als das Pulver der neueren Zeit zusammengesetzt war, nämlich aus 11 Perzent Schwefel, 22 Perzent Kohle, 67 Perzent Salpeter, während das neuere preussische Pulver 10 Perzent Schwefel, 16 Perzent Kohle, 74 Perzent Salpeter enthielt. Aber das, was die welthistorische Bedeutung des Pulvers ausmachte, die treibende Kraft, wurde erst im dreizehnten Jahrhundert erkannt, und damit war erst die Erfindung des Schießpulvers gemacht. Die erste Form ihrer Anwendung war die der Rakete; am unteren Ende entzündet, verfolgt sie ihren Weg aus eigener Kraft. Zum erstenmale hatte der Mensch gelernt, außerhalb des Organismus chemische Energie in mechanische Arbeit nutzbringend umzuwandeln. Es war für kriegerische wie für friedliche Zwecke eine gigantische Kraft gewonnen, mörderisch, wenn sie zu Tausenden blühende Leben hinwegrafft, eine wohltätige Helferin, wenn sie Berge versetzt und Felsen durchbohrt, um den Verkehr zu erleichtern. Bald wurde, nachdem die Expansionskraft des Pulvers erkannt war, die Anwendung auf das Werfen von Geschossen gemacht. In Florenz goß man schon 1326 metallene Kanonen und eiserne Kugeln. 1338 wird in Frankreich das für eine beabsichtigte Landung in England nötige Pulver hergestellt, in der Schlacht von Crecy (1346) fahren die Engländer eine Batterie von drei Kanonen auf, in Augsburg läßt sich die Pulver-Fabrikation auf das Jahr 1340, in Spandau auf 1344 zurückführen. Die neue Artillerie des *Jean Bureau* verdrängte schließlich die Engländer aus Frankreich, und Konstantinopel fiel durch seine eigene Erfindung unter türkischen Kanonenschüssen 1453. Allein viel länger dauerte es, ehe die Handfeuerwaffe sich verallgemeinerte. Lange mußten die Schützen durch Speerträger vor dem Feind geschützt werden. Erst im vorigen Jahrhundert wurde die Waffe so

weit vervollkommnet, daß mit dem Bajonett-Gewehr jene
Spießträger entbehrlich wurden. Bis dahin war das Laden
so schwierig, daß die Schützen in 37 Gliedern aufgestellt
werden mußten. Hatte das erste geschossen, so lief es hinter die Front und war erst wieder schußbereit, wenn die
übrigen 36 Glieder gefeuert hatten. Erst unter Friedrich
dem Großen wurde die Entscheidung der Schlachten allein mit dem Infanterie-Gewehr versucht. Durch die na-
poleonische Taktik wurde allmählich auf die Präzision
des Schusses größerer Wert gelegt. Damit ging die allmähliche Vervollkommnung der Schußwaffe Hand in
Hand.
Um die Schußgenauigkeit zu erhöhen, die Flugbahn zu
vergrößern, verkleinerte man immer mehr das Kaliber der
Gewehre. Im 14. Jahrhundert gab es noch Handgewehre
von 35 Millimetern Kaliber; im 17. Jahrhundert hatte die
Muskete 18,6, 1847 hatte das französische Gewehr noch
eine Öffnung von 17,5 Millimetern. Doch wendete die
Schweiz schon in den vierziger Jahren kleinere Kaliber
an; indessen blieben die meisten Staaten bei dem sogenannten Mittelkaliber von 14 Millimetern. Dabei verdop-
pelte man die Leistungsfähigkeit der Gewehre durch Ein-
schneiden von Zügen und Anwendung von Langgeschos-
sen statt der früheren Kugeln. Wiewohl es schon 1360
Hinterlader gab, wurden ihre Vorzüge erst durch die
enormen Verluste der Österreicher 1866 gegenüber dem
Zündnadelgewehr erkannt. In den letzten Jahrzehnten
wurde die vermehrte Feuergeschwindigkeit einerseits
durch Magazingewehre, andererseits durch erhöhte
Schußpräzision angestrebt und die größten Anstrengungen in der Verbesserung des alten Pulvers durch eine
gleichmäßige Struktur gemacht. Allein den stets gesteiger-
ten Anforderungen, durch ein kleineres Kaliber bei gleich-
bleibender lebendiger Kraft die Flugbahn immer gestreck-
ter zu machen, genügte das Schwarzpulver nicht mehr.
Seit der Entdeckung der Schießbaumwolle 1846 durch

Schönbein in Basel und *Bötger* in Frankfurt, welche beide in der Verbindung der Baumwolle (Cellulose) mit einem Gemisch von Salpetersäure und Schwefelsäure einen Stoff von ungeheurer Sprengkraft fanden, ruhten die Anstrengungen nicht, unter Zuziehung von Stoffen der organischen Chemie einen zu Schießzwecken geeigneten Sprengstoff zu finden. Die Schießbaumwolle versagte hiefür, weil sie sich überaus leicht zersetzte und furchtbare Explosionen hervorrief. Ende der vierziger Jahre verbesserte der österreichische Artillerie-General *v. Lenk* die Schießbaumwolle, da er gefunden, daß ihre leichte Zersetzlichkeit von ihrer mangelnden Reinigung herrührt. Es gelang ihm auch, ein haltbares Produkt zu finden und durch Verdichtung der Schießbaumwolle ihre Brisanz zu verringern. Aber die völlige Vernichtung eines Magazins bei Wien, wo 200 000 Kilo Schießbaumwolle explodierten, machte ferneren Versuchen ein Ende. Jedoch die Engländer setzten diese Bestrebungen fort; Sir Frederick *Abel* verbesserte *Lenks* Methode und fand, daß man komprimierte Schießbaumwolle aufbewahren, ja sogar im nassen Zustande mit Hilfe einer durch Knallquecksilber hervorgerufenen Explosion – der sogenannten Initialzündung – zu wirksamster Detonation bringen könne. Mit diesem Stoffe sind die neueren Torpedos gefüllt. Merkwürdig genug ist der erste Torpedo, der wirklich ernsthaft gebraucht wurde, derjenige gewesen, der in diesem Sommer das Kriegsschiff der chilenischen Kongreßpartei „Blanco Encalada" zerstörte, wiewohl die Torpedos fast so alt sind wie unser Jahrhundert. Nach vorbereiteten Erfindungen von Sir Frederick *Abel* und dem preussischen Offizier *Schultze* war das erste rauchfreie Pulver, welches zu Kriegszwecken erzeugt wurde, das sogenannte Poudre B Frankreichs für das Lebel-Gewehr 1886. Hier ging man zum ersten Male vom Schießpulver, der Salpeterverbindung, zu einer neuen Klasse von Explosivstoffen, den Nitroverbindungen, über. Sie hatten alle das Gemeinsame, daß, sei es bei der Cellulose (Schießbaumwolle), sei es beim Glycerin (Nitroglycerin) oder bei der Pikrinsäure, die Gruppe NO_2, die Nitrogruppe an die Stelle der Hydroxylgruppe HO trat. Bei der Verbrennung zerfiel das ganze Molekül und hinterließ bloß rasch verschwindenden Wasserdampf, während das alte Pulver im schwarzen Rauch feste Bestandteile zurückließ. Nach *Lepsius* gelangte das aus Pikrinsäure hergestellte französische Poudre B bald zur Kenntnis der englischen und der deutschen Regierung, aber seine Einführung erwies sich auch darum als verfrüht, weil es nicht haltbar genug war. Die höchste Vervollkommnung erreichte das neue Pulver erst dadurch, daß man die Schießbaumwolle löslich machte, wozu neuerdings der schwedische Ingenieur Alfred *Nobel* kühnerweise selbst einen Sprengstoff, das ölige Nitroglycerin, verwendete. Heute ist man bereits so weit, daß innerhalb gewisser Grenzen für ein bestimmtes Gewehr ein bestimmtes Pulver konstruiert werden kann. „Sind die ballistischen Elemente gegeben, der Kammerraum, der Gasdruck, die Anfangsgeschwindigkeit und das Gewicht des Geschosses, so muß der Chemiker imstande sein, ein Pulver zu konstruieren, welches auf den Meter genau die Bedingungen erfüllt." Kein Wunder, wenn der Redner seinen inhaltreichen Vortrag mit den Worten schloß: „Wehe dem Staate, welcher in diesem Wettstreite der angewandten Naturwissenschaften zurückbleibt!" Er hofft aber, daß eine jede Vervollkommnung in der Kriegskunst einen Fortschritt der Kultur bedeutet. „Nur im Frieden", schloß er, „können die Wissenschaften, können die Künste gedeihen; für den Frieden aber ist ein gerüstetes Heer die beste Gewähr. Si vis pacem, para bellum." – Am 22. September gab abends die Stadt ihren Gästen die erste Festvorstellung, das Fuldasche Lustspiel „Unter vier Augen", „Post festum" und „Cavalleria Rusticana". Am selben Abend fand ein Kommers im Saale der „Concordia" statt, zu dem über 400 Teilnehmer erschienen waren. Herr

Geh.-Rat Dr. *Maercker* – Halle präsidierte. Er eröffnete denselben mit einem Hoch auf den Kaiser, als den Freund der akademischen Jugend, worauf Herr Prof. Dr. *Nothnagel* – Wien, und Prof. Dr. *Hitzig* sprachen. Zum Schluß redete Herr Prof. Dr. *Pott* auf die Kolleginnen der Zukunft, die Damen. – Der Titel der Festschrift lautet: „Die Stadt Halle a. S. im Jahre 1891. Festschrift für die Mitglieder und Teilnehmer der 64. Versammlung der Gesellschaft deutscher Naturforscher und Ärzte. Herausgegeben im Auftrage der städtischen Behörde von *Staude*, Oberbürgermeister, Dr. *Hüllmann*, Geh. Sanitätsrat, Dr. Freih. *v. Fritsch*, ord. Professor an der Universität Halle a. S., Gebauer-Schwetschkesche Buchdruckerei, 1891." Nach einem von Prof. Dr. *Hertzberg* verfaßten Überblick über die geschichtliche Entwickelung der Stadt Halle a. S. und einer die Naturverhältnisse, insbesondere den geologischen Bau der Gegend unserer Stadt untersuchenden Abhandlung gibt Herr Geh. Sanitätsrat Dr. Hüllmann ein Bild von der Bewegung der Bevölkerung, ihrer Mortalität und Morbidität, während Herr Handelskammer-Sekretär Dr. Wermert die Grundzüge der wirtschaftlichen Entwicklung von Halle schildert. Der Abschnitt über den Verkehr enthält zwei Arbeiten, über die Hallesche Straßenbahn und die Stadtbahn Halle. Das Kapitel über die Einrichtungen der öffentlichen Gesundheitspflege haben *Lohausen*, *Schrader* und *Holly* bearbeitet. Der Abschnitt über die Universität und ihre Anlagen stammt von Prof. Dr. *Bernstein*. Das Schlußkapitel ist der Pflege der Kunst gewidmet.

Die Grundsätze der Medizin von Dr. *P. Jatschenko*, Rostow am Don. (Verlag J. Koblizek, Wien 1891.) [Sp. 1603–1605].

Ich bitte, das muß man lesen. Darüber läßt sich nicht ernsthaft schreiben, jede Kunst nähme sich aus wie boshafte Übertreibung. Einiges aus diesem Büchlein anzuführen, kann ich mir aber doch nicht versagen. Das kleine Kapitel über die Ursachen der Krankheiten stehe als Ganzes hier:

„Man muß die nähere und die entfernte Ursache der Krankheit unterscheiden. Die entfernten Ursachen können verschieden sein; die nähere Ursache ist aber immer eine und dieselbe – die Reizung. Es gibt angeborene und erworbene Prädisposition für Krankheiten. Die erworbene Prädisposition ist teilweise das Resultat der nicht beendeten Behandlung der Krankheiten. Wenn die Krankheit den Kranken lästig zu sein aufgehört hat, so hält man sie gewöhnlich schon für geheilt: sie hat sich aber nur vermindert.

Die Ursachen der Krankheiten bestehen gewöhnlich in Nichterfüllung der hygienischen Regel. Folglich genügt in der Mehrzahl der Fälle, die erzeugende Ursache zu entfernen. Aber um die Entfernung der Ursache der Krankheit kümmern sich die Ärzte gewöhnlich nicht viel; sie geben sich meistenteils nur die Mühe, Rezepte zu schreiben. Die Patienten sind auch an die Rezepte gewöhnt und darum bleiben sie gewöhnlich unzufrieden, wenn man ihre Aufmerksamkeit nur auf die Entfernung der Ursache lenkt und keine Medizin verschreibt. Was kann man aber mit dem Rezept machen, wenn die Ursache nicht entfernt ist? – Meistenteils nur schaden. Dort, wo wir die Ursache nicht finden, wie dies nicht selten in den chronischen Fällen geschieht, müssen wir den Kranken in die besten hygienischen Bedingungen stellen.

Die entfernten Ursachen der Krankheiten sind folgende: 1. Die schädliche Art der Beschäftigung; 2. die Schwangerschaft, die Entbindung (der Abort usw.); 3. die Extreme in der Ernährung und Getränke, in sexualen Verrichtungen, in körperlicher und geistiger Tätigkeit; 4. die Extreme in der Temperatur; 5. Die Vergiftungen (spirituöse Getränke, Tee, Kaffee, Quecksilber, Blei, Harnstoff usw.); 6. die Parasiten (die Würmer, pflanzliche Parasiten usw.); 7. un-

reine Luft; 8. die Erschöpfung nach Krankheiten, Verlust des Blutes und anderer Säfte (Milch usw.), die mangelhafte Ernährung (Scorbutus); 9. die Verengungen, Kompressionen, Verwachsungen (der Pleurablätter usw.); 10. Thrombosis, Embolie; 11. traumatische Veranlassungen, Steine usw. "

Aus dem Kapitel über die Schnelligkeit des Pulses führen wir folgende Stellen an:

„Der Unterschied zwischen den einzelnen Schnelligkeiten des Pulses macht gewöhnlich die Zahl 6 aus. Darum findet man gewöhnlich die Schnelligkeit des Pulses 60, 66, 72, 78 usw. "

Aus dem Kapitel über roborierende Behandlung:

„Die Leute, welche in einem kalten Zimmer wohnen oder längere Zeit in sehr kaltem Wasser bleiben, bekommen beständiges Frieren, welches manchmal einige Wochen lang dauert. Ich heilte solche Kranken in 2–3 Tagen, vermittels des Liq. Ammon. acet.; 30 Tröpfchen 2–3 mal des Tages in warmem Wasser. – – – – –

Die Erkältung der Beinhaut der Augenhöhle und der Muskeln der Augen führt zur vorzeitigen Bildung der Runzeln um die Augen und zu Änderung der Sehschärfe derselben usw. Diese Zustände erkennt man und behandelt sie am besten durch die Massage. – – – – –

Durch die Massage kann man oft sehr leicht die Stelle des Leidens der Schleimhaut des Larynx und der Trachea erkennen und schnell auskurieren. Was man gewöhnlich Bronchitis nennt, ist am öftersten und primär das Leiden der Schleimhaut des Larynx oder des an sie grenzenden oberen Teil der Trachea oder des Pharynx: in diesem kann man sich leicht durch die Massage überzeugen. Man findet dabei auf einigen, bestimmten Stellen – auf den Rändern und den Höckern der Knorpel – beschränkte schmerzhafte Punkte, welche beim Massieren den Husten hervorrufen. Beim Untersuchen setzt man einen Finger der Hand auf die linke Seite der Luftröhre und einen auf die rechte derselben. Gewöhnlich sitzen die schmerzhaften Punkte (zwei oder vier) auf der hinteren Oberfläche des Larynx (hintere und innere Seite des oberen Horns des Schildknorpels, hintere obere Seite des Ringknorpels usw.). Man schiebt bei der Untersuchung den Larynx, so viel es möglich ist, auf die Seite. Man kann nur sich selbst mit diesem Mittel behandeln."

Aus dem Kapitel über die Wirkung des schwachen elektrischen Stromes:

„In den letzten Jahren gebrauchte ich beinahe in allen Fällen nur ein oder zwei Elemente und bin damit ganz zufrieden. Nicht selten geschah es, daß ich das erste Mal den Kranken z. B. mit 7 El. helfen konnte; nächstes Jahr ertrug er, bei Wiederholung der Krankheit, nur 1 El., und später konnte man ihn gar nicht mit Elektrizität behandeln. Etwas ähnliches bemerkte Prof. Leyden beim Gebrauch des Digitalis. Dasselbe ist auch bei den übrigen differenten roborierenden Mitteln der Fall."

Weiter unten:

„Die Gonorrhoe heilte ich immer mit Glück vermöge der Auflösung des schwefelsauren Zinks (6 Gr. auf 6 Unc. Wasser, 3mal des Tages). Wenn nach einiger Verbesserung dem Kranken von dieser Dosis schlechter wurde, so nahm ich eine schwächere Lösung (3 Gr.). Damit wurde die Verschlimmerung beseitigt und der Kranke genas bald. Wenn ich während der Verschlimmerung statt der schwächeren die stärkere Dosis (12 Gr.) nahm, so verschlimmerte sich die Krankheit noch mehr. Daraus schließe ich, daß auch die gerbenden Mittel die allmähliche Verminderung der Dosis, wenn die Lösung im Anfang der Krankheit die stärkste war, fordern."

Aus dem Kapitel über die Lues:

„Bei der Behandlung der sekundären Erscheinungen mit Quecksilber bilden sich nicht selten, wie es bekannt ist, die tertiären Erscheinungen. Alle Ärzte, welche mit den lokalen Mitteln behandeln, behaupten, daß sich nach dieser Behandlung die tertiären Erscheinungen nicht bilden. Folglich befördert das Quecksilber sozusagen die Kultivierung der Parasiten im menschlichen Organismus. Das Quecksilber setzt *sich nach seiner Aufnahme in das Bindegewebe nieder. Gerade dort bilden sich die tertiären Erscheinungen. Es ist aber sonderbar, daß manchmal (selten) auch die tertiären Erscheinungen mit Quecksilber auskuriert werden. – – – – –*

Folglich, wenn die sekundäre Lues eine lokale Krankheit ist, welche mit lokalen Mitteln auskuriert wird, so fragt es sich, warum behandelt man sie denn mit den inneren Mitteln und dabei so differenten, wie das Quecksilber, welches nicht selten zu der Bildung der tertiären Erscheinungen führt. Was die Folgen der lokalen Behandlung betrifft, so hat noch niemand bewiesen, daß nach dieser Behandlung sich die tertiären Erscheinungen bilden können. Die neuen inneren Mittel (wie Chrom und andere) müssen darum schon nicht Aufmerksamkeit verdienen, weil sie innere Mittel sind. Die Drastica und das Hungern helfen hier gar nicht. – – – – –

Nicht selten wollen die Kranken nicht mit lokalen Mitteln behandelt werden; sie behaupten dasselbe wie die Ärzte, daß sich diese Krankheit im Blute befindet."

Aus dem Kapitel über die Phthysis (wir behalten die Orthographie des Verfassers bei):

„Die Phthysis bildet sich oft sprungweise; z. B. im Herbst oder im Winter entsteht der Husten, welcher sich durch Hartnäckigkeit auszeichnet. Nach einigen Wochen vergeht er. Im Sommer bekommt das Subjekt ein gutes Aussehen und man glaubt, daß es ganz gesund geworden ist. Nächsten Herbst oder Winter erkältet es sich wieder. Dieses Mal entdeckt man schon evidente Zeichen der Phthysis. Manchmal wieder im Sommer befindet sich der Kranke zusehends ganz gut. Daraus folgt daß man immer sehr aufmerksam auf die Brust sein muß. – – – – –

Ich habe bemerkt, daß die Bildung in kleinen, mittleren oder sogar großen Rasseln in den Lungen meistenteils ein Zeichen nicht der Bronchitis, sondern der Phthysis oder Tuberkulose ist. Diese Rasseln unterscheiden sich gewöhnlich durch die Hartnäckigkeit ihres Bestehens. – – – – –

*Was die Behandlung der phthysischen Kranken betrifft,
so muß man nicht viel auf die spezifischen Mittel allein rechnen, weil die Prädisposition zu dieser Krankheit das Ihrige
nehmen würde. Darum muß man solche Kranke jedenfalls
noch in die besten hygienischen Bedingungen setzen."*

Aber warum zitiere ich gerade diese Stellen? Warum
nicht auch die über Diabetes, über die „Gewohnheit an
schädliche Sachen", über den akuten Katarrh der
Schleimhaut der Nasenhöhle? Noch ein Kapitel aber sei
in seiner ganzen Ausdehnung und Schönheit hergesetzt.
Über den Schock:

*„Prof. Holz beschreibt die Zeichen eines Schocks, welcher
den paretischen Charakter hat. Es gibt aber auch Erscheinungen des Schocks, welche die Bedeutung der negativen
Tätigkeit besitzen. Von der letzten Art des Schocks kann
man folgendes sagen: In akuten und auch im Anfang der
subakuten Fälle des Fiebers ist der Kranke sehr schwach, der
Appetit fehlt, er hat Delirien oder Schlaflosigkeit usw. Wenn
aber einige Zeit vergeht oder man dem Kranken beruhigende Mittel gibt, so ändert sich das Bild der Krankheit, obgleich die Temperatur des Körpers die gleiche bleibt. Die
Kräfte werden etwas stärker, der Appetit und Schlaf usw.
besser. Dieser Schock (zu große Reizbarkeit) ist für den
Kranken lästig. Dasselbe kann man auch von Entzündungen
und Verwundungen sagen; wenn man dabei eine subkutane
Morphiuminjektion macht, so hört der Schmerz gewöhnlich
sofort auf und die Krankheit fängt an zu heilen. Wo die Ursache nicht leicht zu beseitigen ist wie z. B. bei Lungenentzündung, dort muß man diese Behandlung jeden Tag wiederholen. Bei Lungenentzündung fördert sie die Beruhigung
des Hustens und vermindert die Bewegungen des Brustkor-
bes."*

Was der Verfasser mit diesem kaum 80 Seiten fassen-
den Büchlein gewollt hat? – Im Vorwort steht es zu lesen:

*„Einige wenige Ärzte sehen ein, daß die gegenwärtige
Medizin zu viel Widersprüche in sich schließt. Sie warten*

auf einen Gelehrten, welcher die Medizin verallgemeinern könnte. In dieser Schrift wird dem Leser eine solche Verallgemeinerung der Medizin vorgelegt, welche die gegenwärtig existierende Data nur erlauben; einige wenige Data müssen noch gefunden werden. Aber die Betrachtung der Tatsachen in einem strengen System kann den Begriff auch über solche Data geben, welche noch nicht entdeckt sind."

Und nun zum Schlusse erhebt sich vielleicht noch die Frage, ob der Autor dieses ganze heitere Sammelsurium am Ende gar nicht ernst gemeint? – Ob das Ganze eine feine Satire sein sollte, die wir zu verstehen nicht reif genug sind? – Auch das ist unwahrscheinlich, oder macht man auch Witze mit der Orthographie? („Empyriker, Phthysis"). Und der Stil! Wie naiv und wie unbeholfen! – Ich bitte, das *muß* man lesen! – Aber schreiben hätte man es nicht müssen.

A. S.

VIII

Internationale Klinische Rundschau 6. 1892

Handbuch der speziellen Anatomie des Menschen in topographischer Behandlung. Mit besonderer Rücksicht auf die Bedürfnisse der ärztlichen Tätigkeit von Geheimrat Dr. *Joseph v. Gerlach,* Professor der Anatomie zu Erlangen. Mit zahlreichen in den Texten gedruckten Abbildungen. (Verlag K. Oldenbourg, München und Leipzig 1891.) [Sp. 705–706].

Wenn auch ein Mangel an Lehrbüchern der topographischen Anatomie nicht besteht und eben jetzt wieder zwei große, dieses Gebiet behandelnde Werke im Erscheinen begriffen sind, so erscheint uns doch *Gerlachs* Buch nicht unwillkommen, weil es moderner ist, als die bereits bestehenden topographischen Anatomien und nicht jenen großen Umfang besitzt, den die eben erscheinenden Werke *Joessels* und *Merkels* haben. Daß letztere an Vollständigkeit und Ausführlichkeit dem Werke *Gerlachs* überlegen sind, ist ebenso selbstverständlich als daß sie für den Arzt doch ziemlich schwer erreichbar sind, da sie ja naturgemäß recht kostspielig sind. Für *Gerlachs* Buch sind diese Verbreitungshindernisse nicht vorhanden und es verdient wohl auch, von den Praktikern gewürdigt zu werden. In 7 Abschnitten wird auf zirka 920 Seiten die topographische Anatomie derart abgehandelt, daß wohl nichts Wichtigeres unerwähnt bleibt und alles besonders zu Berücksichtigende in entsprechender Weise hervorgehoben wird. Dabei wird den einzelnen Regionen, entsprechend ihrer praktischen Wichtigkeit, mehr oder weniger ausführliche Besprechung zuteil. Die Ausdrucksweise des Autors ist überall eine sehr klare, die Schreibweise eine flüssige, so

267

daß das Buch nicht nur als Nachschlagewerk, sondern auch als Lektüre durchaus verwendbar erscheint. Einzelne Wiederholungen, die sich finden, betreffen wichtige Dinge und sind daher in unseren Augen völlig gerechtfertigt. Sehr gute Zeichnungen schmücken das Werk und erhöhen seinen Wert; überhaupt läßt die Ausstattung des Buches nichts zu wünschen übrig. Es mag den Ärzten und Studenten wärmstens empfohlen sein.

Die Vererbung der Syphilis von *Alfred Fournier,* Professor an der medizinischen Fakultät in Paris. Im Einvernehmen mit dem Verfasser bearbeitet von Dr. *Ernest Finger.* (Verlag Franz Deuticke, Leipzig und Wien 1892.) [Sp. 741–742].

Der berühmte Syphilidologe hat hier eine der wichtigsten Fragen auf dem Gebiete der Syphilis, die nicht nur medizinische, sondern auch soziale Interessen aufs nächste berührt, mit Klarheit und Geist behandel. Er bietet mehr als Erörterung, er bietet Resultate, und sein statistisches Material ist mit tiefem Verständnis gesichtet. Im allgemeinen, kann man sagen, sind die modernen Forscher alle zu ähnlichen Schlüssen gekommen wie *Fournier;* nichtsdestoweniger gibt es hie und da noch mancherlei Meinungsdifferenzen, und der Übersetzer des Buches, Doktor *Finger,* hat einige von den *Fournier*schen Ausführungen nicht einfach ins Deutsche übersetzt, sondern hat seine eigenen Ansichten, die in manchen Punkten, meist theoretischer Natur, von denen des Franzosen abweichen, in trefflicher und anregender Weise zu vertreten verstanden. Wenn sich auch mancherlei im Prinzip gegen eine solche Selbständigkeit des Übersetzers einwenden läßt – in einem Falle wie in dem vorliegenden, wo der Übersetzer dank seiner eigenen Erfahrung eine gewisse Gleichberechtigung mit dem Autor beanspruchen darf, kann man sich nur damit einverstanden erklären. Am auffallendsten gibt sich die Meinungsverschiedenheit zwischen Autor und Übersetzer in der Frage über die Infektiosität des Sperma kund, welche *Finger* im Gegensatz zu *Fournier* nicht ausschließen möchte, so daß er folgerichtig einen Teil der Fälle von konzeptioneller Syphilis auf die spermatische Infektion zurückzuführen geneigt scheint. Auch in der Auffassung des *Colles*schen Gesetzes ("das vom syphilitischen Vater gezeugte syphilitische Kind infiziert nie seine Mutter") weicht *Finger* von *Fournier* ab. Während der letztere den in diesem Gesetze klar ausgedrückten Umstand damit erklärt, daß die betreffenden Mütter deshalb nichts zu fürchten haben, weil sie bereits syphilitisch seien, behauptet der Übersetzer, daß die Immunität dieser Mütter zwar zweifellos sei, daß aber diese Immunität nicht beweise, daß sie syphilitisch seien. Man lese die interessanten Auseinandersetzungen an Ort und Stelle nach.

Die wichtigste Lehre, welche der Praktiker aus dem Werke ziehen wird, ist wohl auch keine ganz neue mehr, aber es schadet gewiß nichts, wenn sie wieder einmal durch eine so lebendige und klare Arbeit in ihrer ganzen Wahrheit aufleuchtet: daß die Lues im allgemeinen viel *längere* Zeit und sorgfältiger zu behandeln sei, als es für gewöhnlich geschieht. So sprechende Beweise für die Wichtigkeit dieser Forderung, wie die Unterschiede in dem Schicksal der Kinder, die von vor langer Zeit, kurzer Zeit oder gar nicht behandelten Eltern abstammen, sind kaum noch zu finden. Eine weitere Forderung ist die, daß Syphilitikern erst nach einer gewissen, allerdings nicht bestimmt in Monaten oder Jahren anzugebenden Zeit nach der Infektion das Heiraten zu gestatten sei. Man beachte beispielsweise folgende Statistik. Von 176 Todesfällen hereditär syphilitischer Kinder fielen 139 in die ersten drei Jahre nach der Infektion der Eltern, und die Zahl der Todesfälle des ersten Jahres machte allein die Hälfte der Gesamtzahl aus.

So bietet das *Fournier-Finger*sche Buch eine ganze

Fülle trefflicher Beobachtungen und kann dem eingehenden Studium aller Ärzte aufs wärmste empfohlen werden. Es ist geradezu fesselnd geschrieben, und die Art und Weise, wie aus den Einzelbeobachtungen hier die allgemeinen Anwendungen abgeleitet werden, kann als musterhaft gelten.

A. S.

Sammlung von populär-wissenschaftlichen Vorträgen über den Bau und die Leistungen des Gehirns von Prof. *Theodor Meynert,* k. k. Hofrat. (Verlag Wilhelm Braumüller, Wien und Leipzig.) [Sp. 778–779].

Die hier gesammelten Vorträge sind größtenteils durch Einzelabdrucke bereits bekannt gewesen, doch ist die Idee, dieselben gesammelt herauszugeben, eine glückliche zu nennen; der Zusammenhang, in welchem sie hier vorliegen, kommt dem Verständnis jedes einzelnen zustatten. Man kennt die geistvolle Schreib- und Redeweise des ausgezeichneten Psychiatrikers und weiß auch den Stil in seiner ganzen Eigenart, obwohl sie sich nicht jedem Leser vollkommen erschließen dürfte, seit langem zu würdigen. So populär als man dem Titel nach erwarten möchte, gibt sich *Meynert* nun freilich nicht, es sei denn, daß er den Laien, an die er sich wendet, ein sehr günstiges Vorurteil entgegenbringt. Dem Wert des Buches kommt der Umstand, daß es mehr wissenschaftlich geblieben ist, gewiß nur zustatten. Es enthält die folgenden Kapitel: Die Bedeutung des Gehirns für das Vorstellungsleben. – Zur Mechanik des Gehirnbaues. – Über die Gefühle. – Über den Wahn. – Über die Bedeutung der Stirnentwicklung, – Mechanik der Physiognomik. – Gehirn und Gesittung. – Das Zusammenwirken der Gehirnteile. – Über künstliche Störungen des psychischen Gleichgewichtes.

In diesem letzteren Kapitel wird die Frage des Hypnotismus mehr gestreift als behandelt, und die „Künsteleien der Hypnotisierer" kommen schlecht genug dabei weg. In diesem Kapitel zeigt sich zur Evidenz, daß die tiefsten theoretischen Reflexionen ein Gebiet nicht aufzuhellen vermögen, dessen gerechte Würdigung eine größere Anzahl praktischer Versuche voraussetzt oder zum mindesten die Fähigkeit, den Erfahrungen anderer – nicht gerade gläubig, aber auch nicht voreingenommen gegenüberzustehen.

Auch möchten wir gerade diesen Vortrag über die künstlichen Störungen des psychischen Gleichgewichtes nicht gern als einen populären gelten lassen. Medizinisch gebildete Männer werden die Mittel in sich selbst finden, die dort ausgesprochenen Ansichten zu ergänzen, wenn nicht gar zu korrigieren; Laien jedoch werden aus dem Vortrag ganz einfach dunkle, wenn nicht gar unrichtige Vorstellungen über den Hypnotismus gewinnen, und es wären jenen nach den geistreichen Bemerkungen *Meynerts* als Antidot die Werke von *Forel* oder *Bernheim* anzuempfehlen, die über die Frage des Hypnotismus immerhin ohne Vorurteile und aus bedeutender praktischer Erfahrung schöpfend geschrieben haben. Außer den oben genannten Vorträgen befinden sich in dem Buche noch die zwei Nachrufe nach *Rokitansky* und *Bamberger*.

Es wird dieser reichen und schönen Sammlung gewiß an Bewunderern nicht fehlen.

A. S.

Der künstliche Schlaf und die ihm ähnlichen Zustände von Dr. *A. A. Liébault*. Autorisierte deutsche Ausgabe von Dr. med. *Otto Dornblüh,* zweiter Arzt der Provinzial-Irrenanstalt Bunzlau. (Verlag Franz Deuticke, Leipzig und Wien 1892.) [Sp. 942–943].

Dieses Buch ist, wie uns der Verfasser in der Vorrede mitteilt, vor einem Vierteljahrhundert entstanden. Und wenn man es durchliest, so ist man erstaunt zu sehen, wie weit schon damals einzelne Denker in der Auffassung der Suggestionsfrage gekommen waren, ist aber noch mehr darüber erstaunt, wie lange es dauerte, bis die zünftige Medizin sich zu einer wenigstens bedingten Anerkennung eines Gebietes entschloß, das sie kaum als zur strengen Wissenschaft gerechnet wissen mochte. Die geistreichen und tiefen Betrachtungen des ausgezeichneten Forschers *Liébault,* die uns jetzt in einer trefflichen Übersetzung aus der Feder des Dr. *Dornblüh* vorliegen, wird jedermann auch heute mit großem Interesse lesen, sie dürften ja für eine große Anzahl von Ärzten auch heute noch etwas absolut Neues bedeuten. Es wird dem Wert des Werkes gewiß keinen Eintrag tun, wenn auch Kenner und Verehrer der hypnotisch-suggestiven Lehren und ihrer Heilverwendung im speziellen vorläufig einzelnes aus dem *Liébault*-schen Buch in den Bereich geistvoller Phantastereien verweisen; denn Phantastereien wie z. B. die über eine Erziehung vor der Geburt, sind nicht nur verstattet, man muß vielmehr dem Autor Dank wissen für die ausnehmend schönen Anregungen, die er zu geben weiß, und wird gut tun zu überlegen, daß vor hundert Jahren noch manches als Phantasie galt, was heute seinen festen Platz inmitten der exakten Wissenschaft gewonnen hat.

Das hochinteressante Buch sei Ärzten wie Philosophen gleich warm empfohlen.

A. S.

Der politische Verbrecher und die Revolutionen in anthropologischer, juristischer und staatswissenschaftlicher Beziehung von *C. Lombroso* und *R. Laschi.* Unter Mitwirkung der Verfasser deutsch herausgegeben von Dr. *H. Kurella.* (Verlagsanstalt Aktiengesellschaft Hamburg, 1891/92.) [Sp. 986–987].

„Der politische Verbrecher" ... Seine Anthropologie, seine Soziologie! ... Mancher mag wohl mit Befremden dem Titel gegenübergestanden sein. Noch ist die Frage nicht völlig klargestellt, wie sich die Naturwissenschaft und die Jurisprudenz dem Verbrecher schlechtweg gegenüber zu verhalten hat, noch ist es nicht gelungen, den Typus oder die Einzeltypen festzustellen, ja je tiefer man in die Frage einzudringen sucht, um so größere Schwierigkeiten findet man. Die Individuen mit dem Verbrechergehirn und verschiedenen anderen kriminellen Kennzeichen gehen unter uns herum und begehen ihr Leben lang auch nicht das leiseste Verbrechen. Und dann wieder geschieht eine unerhörte Greueltat, und der Übeltäter sieht dem Typus des Verbrechers weder äußerlich ähnlich noch geben die postmortalen Untersuchungen irgendwelche Aufschlüsse. Jedenfalls steht eines fest, mancher ist zum Verbrecher geboren – und wird es nie, und mancher wird Verbrecher – dem es gewiß nicht physiologisch bestimmt war. Der Zufall der Geburt, der Zufall der Erziehung und der Zufall der Erlebnisse bedeuten hier ebenso viele mächtige Einflüsse, denen gegenüber oft die Bedeutung der Anlage zurücktritt. Das sagt natürlich nicht das geringste gegen den hohen wissenschaftlichen Wert der hieher gehörigen anthropologischen Untersuchungen, und daß man beispielsweise die moral insanity vielleicht in einiger Zeit schon unter die klinisch genau umschriebenen Krankheitsformen wird zählen dürfen, ist nicht unwahrscheinlich. Und wenn es gelingen sollte, einmal den Verbrechertypus schon bei Lebzeiten mit so präziser Genauigkeit diagnostizieren zu können, wie man beispielsweise die Rachitis diagnostizieren kann, oder wenn man wenigstens so weit kommen könnte, den Habitus des Verbrechers ebenso zu erkennen, wie den des Skrophulösen, dann wird eine schöne Aufgabe an den Arzt als Volkshygieniker, als Gelehrten der Prophylaxe herantreten. Vielleicht wird es dann möglich sein, wie es ja zweifellos jetzt schon, ohne daß die Absicht sich so klar aussprechen ließe, zuweilen

geschieht, dem Ausbruch der Verbrechens-Neigung vorzubeugen und so eine Latenz der Erkrankung zu schaffen, welche zugleich den Kranken wie die Gesellschaft
schützt.

Steht nun der weitbegrenzte Verbrechertypus noch
nicht fest, so gilt das auch für seine Spezialfälle; wenn
man da auch schon einige Exemplare in gewisse wissenschaftliche Scheingrenzen bannen konnte. Am schwierigsten jedoch ist sicher von allen Abarten des Verbrechers,
diejenigen begrifflich zu fassen, welche die Autoren sich
diesmal zum Gegenstand ihres Studiums gemacht haben:
der politische Verbrecher, denn hier trifft es ja unendliche
Male zu, daß ein Politiker durch die Macht der Verhältnisse gedrängt, für die Menge zum Verbrecher wird – und
ebenso hat die Politik insbesondere zur Zeit der Revolte
und Revolutionen stets die leicht zu begreifende Fähigkeit
und Macht gehabt, verbrecherische Naturen in ihre ver-
schlungenen Gänge zu locken. Und wie viele Politiker
sind seit Beginn der Geschichte geköpft worden, ohne –
Verbrecher zu sein. Und wie viele Revolutionäre hat es
gegeben und wird es geben, die mit der Politik selbst
eigentlich gar nichts zu tun haben. Gehört also schon die
Frage des geborenen Verbrechers zu den noch umstritte-
nen, so muß man sich von dem Gedanken, den Typus
eines politischen Verbrechers zu konstruieren, vorläufig
mit Entschiedenheit abwenden, und wenn sich vielleicht
sagen läßt: der Revolutionär wird geboren – vom politischen Verbrecher wird sich das gewiß nicht behaupten
lassen.

Ein Buch über den politischen Verbrecher zu schreiben, gehörte dennoch zu den dankenswerten und
interessantesten Aufgaben, die sich der berühmte An-
thropologe stellen konnte, und die Fülle des Materials,
welche darin niedergelegt ist, bietet des Fesselnden und
Geistvollen übergenug. Man liest eine Reihe trefflicher
Essays, und zum Schlusse hat man die Empfindung, daß

der Verfasser beweisen wolle, hier sei kein System aufzubauen. Diese Essays sprechen über verschiedene Dinge, immer in bezug auf den politischen Verbrecher: Sie reden über Vis inertiae, Fortschritt, Misoneismus, Revolution und Revolte – über Klima und meteorologische Verhältnisse, über Ernährung, Teuerung und Alkoholismus; über Genialität, Kultur, Kriminalität und Wahnsinn innerhalb einer Bevölkerung, über soziale, ökonomische und politische Faktoren – immer mit Bezug auf den politischen Verbrecher. Daß es da wertvolle statistische Momente und ganz bedeutende anthropologische Aufschlüsse und endlich sehr geistvolle Gedanken gibt, ist nicht anders zu erwarten. Und die Kapitel über interferierende und okkasionelle Momente sowie besonders die über individuelle Faktoren gehören nebstbei durch ihren reichen anekdotischen Inhalt zu den interessantesten Dingen, die man überhaupt lesen kann. An manchen Stellen ist auch deutlich zu merken, wie der Verfasser einer Regel, die aus dem Einzelfalle abzuleiten schien, sozusagen auf der Spur ist; aber endlich kann es naturgemäß doch nicht gelingen; hier rieseln die Fehlerquellen so reichlich, daß der feste Grund jedes Systems davon unterwaschen werden mußte.

Das Buch, dessen zweiter juristischer, von R. *Laschi* verfaßte Teil an Geist und Interesse dem ersten kaum nachsteht, ist von Dr. H. *Kurella* ganz ausgezeichnet übersetzt worden. Die Lektüre, ja das Studium desselben ist nicht allein Ärzten und Juristen, sondern allen Gebildeten zu empfehlen; es bietet eine ganze Fülle der schönsten Anregungen; es ist eines von den Büchern, mit denen man nicht fertig ist, wenn man es zu Ende gelesen hat.

A. S.

Über Gamophagie. Ein Versuch zum weiteren Ausbau der Theorie der Befruchtung und Vererbung von *Josef Müller.* (Verlag Ferdinand Enke, Stuttgart 1892.) [Sp. 1064–1065].

Der Verfasser führt in der vorliegenden geistvollen Schrift die Befruchtung und Vererbungstheorien neuerer Forscher, vor allen *Weismanns,* näher aus und bezieht sich insbesondere auf die wichtige Prämisse, daß das wesentliche der Zeugung und ihr erster Anfang nicht die Keimvermehrung, sondern die Keimbildung ist. Hieraus folgt, „daß jeder der beiderseitigen Keime für sich allein (unbeschadet der Notwendigkeit ihrer Vereinigung bei den meisten höheren Metazoen) potentiell imstande ist, den ganzen neuen Organismus in Quantum und Quale, in normaler Größe und mit allen seinen Organen aus sich heraus wieder zu entwickeln, daß mithin durch die Befruchtung, durch die Vereinigung der beiden Keimsubstanzen eine Verdopplung der Anlage des neuen Wesens erfolgen muß und daß daher auf irgendeine Weise für eine Reduktion der Summe der beiden Keimsubstanzen auf die Hälfte, für eine Ausscheidung der Hälfte aller Vererbungsanlagen gesorgt sein muß.“ Der Autor neigt sich nun der Ansicht zu, daß die Reduktion der Summe der beiden Keimsubstanzen auf die Hälfte erfolgt, indem „von je zwei homologen Elementen der vereinigten Keimsubstanzen, schließlich das eine das andere besiegt, assimiliert und aufzehrt.“ Diesen Vorgang nennt der Verfasser *Gamophagie.* Er führt dann in einem weiteren Kapitel an, daß die Annahme der Gamophagie die Annahme eines zweiten Satzes zur Folge habe, den er wie folgt formuliert: „Es gibt eine besondere Einrichtung, eine erworbene zweckmäßige Modifikation des Entwicklungs- und Vererbungsprozesses, welche bewirkt, daß gewisse Organanlagen aus dem Wettkampf der homologen Elemente, aus dem Prozesse der Gamophagie, nur als Ganzes hervorgehen können, nicht als Mischformen. Das Schicksal aller primären Elemente dieser Organe ist allemal ein gleiches; sie siegen alle zusammen oder gehen gemeinsam unter. Solche Organe, meint der Autor, könnte man ligierte oder vinkulierte nennen." An diese Sätze, deren Beweis der Verfasser nach seinen Ausführungen für erbracht hält, knüpft er einige Folgesätze an, und zwar: „1. Der Zweck der Gamophagie ist, dem Kampf ums Dasein einen günstigen Kampfplatz anzuweisen, die zweigeschlechtliche Zeugung zu einem Mittel der Selektion zu machen. 2. Die Gamophagie erklärt, weshalb Paarung zwischen nahen Blutsverwandten zur Degeneration der Nachkommenschaft führt. 3. Die Gamophagie erklärt vielleicht, weshalb der Paarungsakt zwischen Individuen zu entfernter Typen – Angehörigen differenter Arten – unfruchtbar bleiben muß oder minderwertige Resultate, unfruchtbare Artbastarde, ergibt. 4. Die Gamophagie erklärt die geringe Fruchtbarkeit jener Individuen und Rassen, die unter den günstigsten Ernährungsbedingungen leben." Man lese die Begründung dieser Sätze an Ort und Stelle nach; in den Zeilen dieses kleinen Büchleins liegt manche Anregung.

A. S.

Weibliche Ärzte. Eine Studie von *S. Binder.* (Verlag G. J. Göschen, Stuttgart 1892.) [Sp. 1152].

Eine lesenswerte Schrift, die ohne überflüssige Leidenschaftlichkeit und in einem vornehmen Stile die verschiedenen Fragen behandelt, die sich auf den ärztlichen Beruf der Frauen beziehen. Die erste Frage, ob sich die Frau überhaupt für den ärztlichen Beruf eigne, die zweite, ob eine Notwendigkeit für die Entwicklung eines weiblichen ärztlichen Standes bestehe. Diese beiden Fragen werden bejahend beantwortet, und es ist naturgemäß insbesondere die Gynäkologie, auf deren Gebiet der Verfasser aus ethischen und praktischen Gründen die Schaffung weiblicher Ärzte als geboten erachtet. Auch mit der Frage, auf *welche Weise* wir dann weibliche Ärzte schaffen könnten, hat sich der Verfasser beschäftigt, und er sieht dem schließlichen Erfolg des Bestrebens, welches er vertritt, mit Vertrauen entgegen. Das hübsch ausgestattete Büchlein verdient mit Aufmerksamkeit gelesen zu werden.

A. S.

Cesare Lombroso und die Naturgeschichte des Verbrechers von Dr. *H. Kurella.* (Verlagsanstalt Aktiengesellschaft vorm. J. F. Richter, Hamburg 1892.) [Sp. 1191].

Das vorliegende Heft ist als das 147. der Sammlung gemeinverständlicher wissenschaftlicher Vorträge erschienen. In knapper Form, auf kaum 50 Seiten, und klarer fesselnder Darstellungsweise bietet der Verfasser, der genaue Kenner *Lombroso*scher Anschauungen und ausgezeichnete Übersetzer *Lombroso*scher Werke, einen dem gebildeten Laien vollkommen verständlichen Abriß der *Lombroso*schen Theorien über den Verbrecher. Für diejenigen, welche nicht Gelegenheit haben, das große Werk des italienischen Forschers durchzustudieren, und die doch ein Interesse an der Frage haben, die so tief in soziale und anthropologische Verhältnisse eingreift, ist die Broschüre *Kurellas* von besonderem Werte; aber sie hat Selbständigkeit genug, um auch die auf dem betreffenden Gebiet Erfahrenen anzuregen.

A. S.

Die Suggestionstherapie bei krankhaften Erscheinungen des Geschlechtssinnes. Mit besonderer Berücksichtigung der konträren Sexualempfindung von Dr. *A. Freiherr von Schrenck-Notzing,* prakt. Arzt in München. (Verlag Ferdinand Enke, Stuttgart 1892). [Sp. 1232–1233].

Der Autor vorliegenden Buches, bisher durch kleinere Arbeiten meist auf dem Gebiete der Hypnose und Suggestion sowie durch seine vorurteilslosen kritischen Aufsätze, an denen unsere Leser sich schon einige Male erfreuen konnten, vorteilhaft bekannt, tritt uns hier das erste Mal mit einem größeren Werke entgegen, das die gesamten wissenschaftlichen Vorzüge seines Verfassers aufs klarste erkennen läßt. Sicherlich wird es diesem Buche ebenso ergehen, wie vielen, die sich mit ähnlichen Themen befassen: gerade aus solchen Gründen nämlich, die nicht als maßgebend zu bezeichnen sind, wird es die große Verbreitung finden, die es anderer Gründe halber verdient. Das Buch hat nach verschiedener Richtung hin unbestreitbaren Wert: erstens bietet es manche neue psychologische Daten zur Kenntnis jener sexuellen Verirrungen, auf welche in den letzten Jahren insbesondere durch die *Krafft-Ebing*schen Forschungen die Aufmerksamkeit der weitesten Kreise gelenkt wurde; und zweitens enthält es höchst schätzbare Beweise für die außerordentliche Bedeutung der suggestiven Therapie auch auf diesem Gebiete; und selbst Anhänger der Suggestionslehre sowie ihrer Verwendung zu Heilzwecken werden gestehen müssen, daß sie bei der Lektüre des *Schrenck-Notzing*schen Buches Gelegenheit fanden, erstaunt zu sein. Der Autor selbst ist aber bemüht, seine überraschenden Resultate dem Verständnis näherzubringen, indem er eine ganze Reihe von Fällen, die andere leicht als *angeborene* konträre Sexualempfindung zu deuten versucht gewesen wären, nach einer peinlichen Berücksichtigung aller anamnestischen Momente als *anerzogene* aufzufassen geneigt ist. Nun ist es ja klar: was die Suggestion gegeben, kann die Suggestion auch wieder nehmen, und ein Arzt, der Erfahrung mit Ausdauer vereinigt, wird mit der Hilfe, welche ihm die Hypnose und die Suggestion an die Hand geben, imstande sein, auch tiefe Veränderungen in der Psyche eines Patienten, wenn sie eben nicht hereditär, sondern okkasionell bedingt sind, im günstigen Sinne zu beeinflussen.

Ob nun *Schrenk-Notzing* nicht im ganzen und großen die Bedeutung der zufälligen Momente, wie sie Verkehr, Erziehung und Gelegenheit schaffen, zuungunsten der Bedeutung krankhafter Anlage überschätzt, das wird noch zu entscheiden sein; jedenfalls ist die ganze Frage auch strafrechtlich von großer Wichtigkeit, da ja krankhafte Anlage in Kriminalfällen als Strafausschließungsgrund, die schädliche Wirkung erziehlicher Momente höchstens als Milderungsgrund zu gelten hätte. Daß hier die Gerichtsärzte noch auf lange Zeit hinaus den schwierigsten Fragen gegenüberstehen werden, ist zweifellos, und es wird nicht leicht sein, die Mitte zu halten zwischen der milden Anschauung, welche alle geschlechtlichen Laster frei ausgehen lassen möchte, weil ja die armen Leidenden für ihre Natur nichts können – und jener anderen Anschauung, strenger, aber nicht minder ungerecht, die alle menschlichen Wesen, wenn sich nicht gar zu auffallende Veränderungen im gesamten ethischen Fühlen finden – in sittlich geschlechtlicher Hinsicht nach gleichem Maße messen möchte.

Schrenck-Notzing hat sein Buch in drei große Abschnitte geteilt. Sexuelle Hyperästhesie, sexuelle Impotenz (und Anästhesie) und sexuelle Parästhesie. Der letzte Abschnitt scheint uns der wertvollste zu sein, er enthält am meisten des Neuen, und das Kapitel über die ätiologische Bedeutung der Vererbung und Erziehung für die Verirrung des Geschlechtstriebes zeigt die bei aller Beeinflussung durch *Krafft-Ebing* durchaus selbständige Denkweise des Verfassers. Die Kasuistik, über die der Verfasser verfügt, ist eine sehr interessante; er berichtet zunächst nicht nur Fälle eigener Beobachtung, sondern, da dies insbesondere zur Beleuchtung des therapeutischen Einflusses der Suggestion von Wichtigkeit erschien, auch Fälle aus der Praxis anderer Autoren. Das Buch empfiehlt sich außer durch seine wissenschaftlichen Vorzüge auch noch durch seine treffliche und klare

Darstellungsweise. Über das unvermeidliche Schicksal, daß sein Buch auch von Unberufenen gelesen werden wird, wird sich der Verfasser hoffentlich trösten; daß einige überstrenge Zünftler darin eine Entweihung der Wissenschaft sehen dürften, für welche sie noch überdies den Autor verantwortlich machen werden, darauf muß er gefaßt sein.

A. S.

Tagesnachrichten und Notizen
[Sp. 1282–1285]

Vorkehrungen gegen die Cholera. Der Ministerpräsident hat an den Statthalter in Galizien am 22. d. M. einen bedeutungsvollen Erlaß gerichtet, der davon Zeugnis gibt, daß die Regierung der ernsten Gefahr, welche unserem Vaterlande vom Osten des Reiches her droht, mit energischen Maßregeln entgegenzutreten bestrebt ist. Es ist wohl zu hoffen, daß die in dem Erlaß enthaltenen Ermahnungen und Vorschriften nicht nur beim Sanitätspersonal, sondern bei der gesamten Bevölkerung die entsprechende und notwendige Würdigung finden. Der Ministerpräsident hebt hervor, wie dringend geboten es namentlich in Galizien sei, einerseits die Cholera von den Grenzen des Landes abzuhalten und andererseits im Falle ihres Auftretens im Lande ihre verderblichen Wirkungen möglichst einzuschränken, indem „diesem Lande in seiner gegenwärtigen Bedrohung von Norden und Nordosten her neuerdings, wie in so vielen Perioden seiner Geschichte, die schöne, wenn auch nicht beneidenswerte Aufgabe zuteil geworden ist, als Schutzwall für die übrigen Königreiche und Länder der diesseitigen Reichshälfte, aber auch für die Länder der ungarischen Krone und mittelbar für das

übrige Europa zu dienen". Der Ministerpräsident aner-
kennt deshalb auch, daß die Aufgabe des Statthalters und
der ihm unterstehenden politischen Behörden in diesem
Falle eine sehr schwierige und verantwortungsvolle ist. Er
sagt jedoch: „Ich zweifle nicht, daß das rege Pflichtge-
fühl, die Umsicht, die Energie und der Patriotismus Eurer
Exzellenz, welche Eigenschaften Ihnen gewiß gelingen
wird, auch den Ihnen unterstehenden Beamten aller Kate-
gorien insbesondere für die in Frage stehende Aufgabe
einzuflößen. Eure Exzellenz in dem Kampfe stählen werden, welchen gegen das Eindringen der Epidemie in das
Königreich zu führen das schon jetzt bemerkbare Heran-
rücken der Cholera an die Reichsgrenzen auferlegt." Im
weiteren Verlaufe des Erlasses setzt dann der Ministerpräsident selbst die in Galizien obwaltenden Schwierigkeiten auseinander, indem er schreibt: „Leider kann ich die
Besorgnis nicht verhehlen, daß bei der langgestreckten,
größtenteils trockenen Grenze gegen den Nachbarstaat,
bei dem Umstande, daß diese Grenze von ungewöhnlich
starken ausländischen Truppenansammlungen umlagert
ist, bei dem Schmuggel, der von einem Teile der Grenzbevölkerung Galiziens betrieben werden soll, und bei der
Beschaffenheit der Grenzbevölkerung überhaupt, welche
bisher in ihrer Mehrheit der Epidemie gegenüber sich apa-
thisch zu verhalten pflegte, während ein anderer Teil, dessen nähere Bezeichnung nicht notwendig ist, sich in
ebenso schädlichem Schrecken gegenüber der Gefahr ver-
hielt, trotz aller unter allen Umständen mit Anspannung
aller Kräfte fortzusetzender Anstrengungen der Administration das Eindringen der Krankheit in das Land sich
kaum wird gänzlich aufhalten lassen." Jedoch auch, wenn
von Seite der Administrativ-Behörden mit der größten
Opferwilligkeit versucht wird, alle Vorschriften im vollem
Umfange in Anwendung zu bringen, wird ihre Kraft allein nicht genügen zur Erreichung des von ihr so sehr ge-
wünschten und für das Königreich so dringend notwendi-

gen Zieles. Die territoriale Ausdehnung der einzelnen politischen Bezirke, die große Zahl der Gemeinden und Gutsgebiete sowie der Bevölkerung, die geringe Zahl der zur Verfügung stehenden Administrativbeamten, deren nicht immer ausreichende Kenntnis der Lokal- und Personalverhältnisse, der Mangel der Durchführung der Organisierung des Sanitätsdienstes in den Gemeinden, die unzureichende Verwendbarkeit zahlreicher Gemeindevorsteher bilden eben so viele Hemmnisse in der Erfüllung der den Administrativbeamten in diesem schwierigen und verantwortlichen Kampfe obliegenden Aufgaben. Der Ministerpräsident hebt ferner hervor, wie schwere Verzögerungen und fatale Konflikte durch eine Teilung der Aktion zwischen den autonomen Gemeinden und Gutsgebieten einerseits und den Bezirkshauptmannschaften andererseits herbeigeführt werden könnten, und er spricht die Erwartung aus, daß die autonomen Behörden höherer Ordnung, der Landesausschuß und die Bezirksvertretungen, sobald ihnen die Gefahr für das Land und die Notwendigkeit raschen und einmütigen Vorgehens durch den Statthalter klargemacht sein wird, gewiß zu einer ersprießlichen Kooperation mit den Staatsbehörden geneigt und von der Überzeugung durchdrungen sein werden, „daß es sich bei der gegebenen Situation nicht immer um den starren Buchstaben des Gesetzes, um die strikte Wahrung der Kompetenz, um die Form, sondern lediglich und ausschließlich um die schnelle und richtige Aktion im Interesse der guten Sache der von schwerem Unglücke bedrohten Menschheit, zum Wohle des Landes und des Staates handeln wird". Der Ministerpräsident zweifelt deshalb auch nicht, daß der galizische Landesausschuß auf Ersuchen des Statthalters seinen ganzen maßgebenden Einfluß auf die Obmänner der Bezirksvertretungen und auf diese selbst in Anwendung bringen wird, um dieselben zu bestimmen, sich bei der ersten und dringendsten Arbeit, nämlich der Feststellung der schwersten sanitären

Übelstände in den einzelnen Gemeinden und Gutsgebieten, mit den Bezirkshauptmannschaften in die Arbeit zu teilen. Aber der Ministerpräsident befürchtet, daß auch die – wie er zwar zuversichtlich hofft – noch so aufopfernde und mühevolle Kooperation der administrativen und staatlichen Bezirksbehörden nicht immer ausreichen werde, um das anzustrebende Ziel, nämlich die Behinderung der Verbreitung der Cholera, zuverlässig zu erreichen. Es sei hiezu auch die verständnisvolle Mitwirkung der Bevölkerung selbst innerhalb gewisser Grenzen dringend notwendig. Eine solche Mitwirkung ist allerdings bereits durch die Cholera-Instruktion vom Jahre 1886 in Aussicht genommen, indem durch dieselbe die Bildung von Sanitäts-Kommissionen in den einzelnen Gemeinden empfohlen wird. Allein diese Maßregel dürfte in sehr vielen Gemeinden Galiziens wohl kaum mit Erfolg durchführbar sein. Es dürfte an der zur Bildung einer Kommission erforderlichen Anzahl von Personen, welche die nötigen Qualitäten besitzen, mangeln, und es dürfte sich auch nicht immer empfehlen, die Gemeindevorsteher, denen zumeist das richtige Verständnis für die Cholera und die dagegen zu ergreifenden Maßregeln mangelt, mit der Leitung solcher Kommissionen beziehungsweise mit der eigentlichen Exekutive im Namen derselben zu betrauen. Es werde sich also in jenen Gemeinden, in denen die erfolgreiche Tätigkeit einer Kommission nicht erwartet werden kann, die Notwendigkeit der Verwendung einzelner Persönlichkeiten in jeder Gemeinde, eine Art von Sanitätswehr, „obrona sanitarna", als notwendig herausstellen, welche sich bereit finden lassen, die Bemühungen der Administration sowohl bei der Beseitigung der sanitären Mißstände als auch bei der Bekämpfung der Krankheit in ihren ersten Ausbrüchen zu unterstützen. Der Ministerpräsident zweifelt nicht, daß es den vereinten Bemühungen der Bezirksobmänner und Bezirkshauptmänner gelingen wird, womöglich in allen Landgemeinden einen oder zwei, das nötige Verständnis, die nötige Menschenliebe und die nötige Vaterlandsliebe und das Vertrauen und die Achtung der Bevölkerung besitzende Männer zu finden, welche sich damit befassen, vor allem die exakte und rascheste Durchführung der behördlichen Assanierungs-Verfügungen zu überwachen, auf den Gemeindevorsteher in dieser Beziehung belehrend und anregend einzuwirken und bei etwaiger Pflichtversäumnis seitens desselben der politischen Behörde behufs sofortiger Abhilfe die Anzeige zu erstatten, welche ferner bei Ermangelung eines Arztes die sanitäre Überwachung der in die Gemeinde kommenden Reisenden oder Flüchtlinge übernehmen, und welche endlich auf sich nehmen, dafür zu sorgen, daß – was das Allerwichtigste ist – der erste Cholerafall sofort telegraphisch oder mittels reitender Boten der Bezirkshauptmannschaft angezeigt, die Übertragung des Cholerakranken in das Isolierlokal, die Beistellung eines Wärters, dann die gründlichste Desinfektion der infizierten Wäsche und Gegenstände durchgeführt werde. Der Ministerpräsident hofft, daß sich in jeder Gemeinde aus den Kreisen der katholischen Geistlichkeit beider Riten, der protestantischen Pfarrer, der Schullehrer, der Beamten, Förster, Jäger, der Gutsherrschaft, vielleicht aus männlichen und selbst weiblichen Mitgliedern der gutsherrlichen Familie, aus ausgedienten Gendarmen oder Soldaten Menschenfreunde finden werden, die sich bereit erklären, die erwähnte Aufgabe auf sich zu nehmen und mit Gewissenhaftigkeit zu vollziehen. Zum Schlusse seines Erlasses ersucht der Ministerpräsident den Statthalter, dafür Sorge zu tragen, daß die Statthalterei und die unterstehenden Behörden bei Behandlung der Cholera-Angelegenheiten von bürokratischem Formalismus möglichst absehen und überhaupt die Form weniger als die Sache ins Auge fassen.

(Universitäts- und Personalnachrichten.) Die Stadt Wiesbaden enannte den Geh. Hofrat Dr. *Fresenius* anläßlich sei-

nes 50jährigen Doktorjubiläums zum Ehrenbürger. – Zum Rektor der Universität in München für das Jahr 1892/93 wurde der Professor der Chemie Dr. *v. Bayer* gewählt. – Dr. Edmund *Welney* wurde zum Professor der Pathologie und Bakteriologie an der Universität *Dublin* ernannt. – Dr. *Fenomenow* wurde zum ordentlichen Professor der Gynäkologie und Geburtshilfe an der Universität *Kasan,* Dr. *Reprew,* zum ordentlichen Professor der allgemeinen Pathologie an der Universität *Tomsk* ernannt.

(Vom Obersten Sanitätsrate.) Zu Beginn der Sitzung des Obersten Sanitätsrates vom 23. Juli d. J. gelangten mehrere Erlässe über Maßnahmen aus Anlaß der bestehenden Choleragefahr zur Mitteilung, welche seit der letzten Sitzung des Obersten Sanitätsrates ergangen sind und die Organisierung der freiwilligen Mitwirkung der Bevölkerung in Galizien bei Durchführung der Vorkehrungen gegen die Cholera, ferner über Anregung des Ministeriums des Innern seitens des Justizministeriums an die Oberlandesgerichts-Präsidien und Oberstaatsanwaltschaften und seitens des Unterrichtsministeriums an die Schulbehörden gerichtete Weisungen betrafen. Nach Übergabe des Präsidiums an den Vizepräsidenten Hofrat Professor Dr. A. *Vogl* brachte hierauf Hofrat Professor Dr. E. R. *v. Hofmann* einen motivierten *Initiativantrag* ein, in welchem die Notwendigkeit der sofortigen Bestellung tüchtiger ldf. Sanitätsorgane als *Sanitätsinspektoren* betont und dem Ministerium des Innern die *baldigste Aktivierung des Institutes der Sanitätsinspektoren anläßlich der drohenden Choleragefahr* dringend empfohlen wird. Dieser Initiativantrag fand einstimmige Annahme. Weiters wurden in bezug auf die Choleramaßnahmen noch die Modalitäten besprochen, unter denen die Amts- und Epidemieärzte zur rechtzeitigen *Anfertigung von Deckgläschenpräparaten* und *Gelatinekulturen* des *Cholerabazillus* in Lipezschen Fläschchen bei den ersten zweifelhaften Erkrankungsfäl-

286

len zur Erleichterung der nachträglichen bakteriologischen Untersuchung herangezogen werden könnten. Weitere Gegenstände der Verhandlung waren: 1. Gutachten, betreffend die *Eignung bestimmter Mineralwässer zu Heilzwecken.* 2. Gutächtliche Äußerung über die in *Rasier- und Friseurstuben* zu treffenden *Vorkehrungen gegen die Übertragung von ansteckenden Hautkrankheiten.* 3. Gutachten über die Zulässigkeit der Errichtung von zwei *Privatgrüften.* 4. Vorberatung über die *hygienischen Grundsätze,* denen in *Bauordnungen* Rechnung zu tragen ist. In der Sitzung vom 24. d. M. wurden nachstehende Gegenstände erledigt. 1. Gutächtliche Äußerung über die *Ableitung der Abwässer einer Schlachthausanlage.* 2. Begutachtung eines zur *Privilegierung* vorgelegten *geburtshilflichen Instruments.* 3. Äußerung über die Verwendung von *Lysol zu Desinfektionszwecken.* 4. Antragstellung hinsichtlich der *Sicherung der ärztlichen Behandlung* ungefügiger *Syphiliskranker* in Spitälern.

(Cholera.) Aus Rußland kommen nach wie vor ungünstige Choleranachrichten. Zwar wird eine Abnahme der Cholera an den Ufern der Wolga bemerkt, und man hofft, daß dieselbe in den Wolgagegenden bald ganz erlöschen wird. Im Süden des Reiches ist jedoch eine weitere Verbreitung der Epidemie, und zwar in Kertsch, Rostow und im Dongebiete zu konstatieren, und es werden die ernstesten Maßregeln getroffen, um einem weiteren Umsichgreifen vorzubeugen. – Bis zum 24. Juli sind in zwei Dörfern des Gouvernements Poltawa und auf den Stationen der Kursk–Charkow–Asow-Eisenbahn insgesamt dreißig Todesfälle infolge der Cholera amtlich konstatiert worden. – Der behufs sanitärer Überwachung der Messe in Nischny-Nowgorod dahin gesandte Professor *Anrep* telegraphierte: „Stimmung ruhig; die möglichsten Maßregeln sind getroffen. Die Bevölkerung läßt den Transport der Erkrankten in die Choleralazarette ruhig geschehen." –

Wie eine Depesche aus Beyrut meldet, nimmt die Cholera in Saint-Jeanne d'Arce stark überhand. – Ein Artikel des Dr. Daremberg im „Journal des Débats" sagt, die im Pariser Weichbilde herrschende Epidemie sei wohl die indische Cholera, greife aber nicht um sich und nehme merklich ab. Bis zum 20. Juli seien 400 Todesfälle mit einem Sterblichkeitsverhältnis von 90 Prozent der Erkrankten vorgekommen. – Die galizische Statthalterei traf Anordnungen, denen zufolge Gendarmerie bei der ärztlichen Visitation der aus Rußland in den Einbruchsstationen ankommenden Personen hinzugezogen wird sowie behufs Verhütung einer unerlaubten Grenzüberschreitung seitens verdächtiger Reisender. – Das Stadtphysikat hat die städtischen Ärzte und die Sanitätsorgane aufgefordert, über die in den betreffenden Bezirken befindlichen Hotels, Einkehrgasthäuser, Massenquartiere, Fremdenherbergen jeder Art etc. Verzeichnisse anzulegen und ungesäumt vorzulegen und etwaige Winkelhotels den magistratischen Bezirksämtern zur Anzeige zu bringen. – Im Falle des Ausbruches einer Seuche in Wien soll das Kaiser-Franz-Josef-Spital an der Triester Straße im X. Bezirke als Choleraspital verwendet und würden in verschiedenen Bezirken Notspitäler errichtet werden.

(Kollegentag.) Wir erhalten folgende Zuschrift: „Ein Kollegentag wird geplant. Alle jene Kollegen, welche im Jahre 1862 ihre medizinischen Studien an der Wiener Universität absolviert haben, werden höflichst gebeten, zum Zwecke weiterer Verständigung ihre Adresse dem Herrn Dr. H. *Popper,* Wien IV., Kleinschmidgasse 1, einsenden zu wollen. Das vertretende Komitee."

(65. Versammlung der Gesellschaft deutscher Naturforscher und Ärzte.) Die Geschäftsführer der 65. Versammlung der Gesellschaft deutscher Naturforscher und Ärzte, Nürnberg, 12. bis 16. September 1892, versenden ein Pro-

gramm, aus dem wir die folgenden Punkte hervorheben: Dem Beschluß der vorjährigen Versammlung in Halle gemäß wird die 65. Versammlung heuer in Nürnberg tagen und ist vom Vorstand die Zeit derselben auf die Woche vom 12. bis 16. September festgesetzt. Wer an der Versammlung teilnimmt, entrichtet einen Beitrag von 12 Mark, wofür er Festkarte, Abzeichen und die für die Versammlung bestimmten Drucksachen erhält. Mit der Lösung der Festkarte erhält der Teilnehmer Anspruch auf Lösung von Damenkarten zum Preise von je 6 Mark. Zum Zweck der Legitimation ist es notwendig, die Karte stets bei sich zu tragen. An den Beratungen und Beschlußfassungen über Gesellschafts-Angelegenheiten können sich nur Gesellschaftsmitglieder beteiligen, welche außer dem Teilnehmerbeitrag noch einen Jahresbeitrag von 5 Mark zu entrichten haben. Als Ausweis dient die Mitgliederkarte. Eine Ausstellung wissenschaftlicher Apparate, Instrumente und Präparate veranstaltet im eigenen Ausstellungsgebäude (Marientorgraben 8) das Bayerische Gewerbemuseum. Vorausbestellungen von Wohnungen in Gasthöfen sowie von Privatwohnungen – ohne oder gegen Bezahlung – nimmt der Vorsitzende des Wohnungs-Ausschusses, Herr Kaufmann J. *Gallinger* (Burgstraße 8), von jetzt an entgegen. Alle auf die Versammlung oder die allgemeinen Sitzungen bezüglichen Briefe (exkl. Wohnungsbestellungen) bitten wir an den ersten Geschäftsführer Medizinalrat *Merkel*, Nürnberg, Josephsplatz 3, alle auf die Abteilungen und die in denselben zu haltenden Vorträge bezughabenden Briefe an die einführenden Vorsitzenden der einzelnen Abteilungen zu richten.

Berlin. Die VII. Konferenz für das Idiotenwesen wird wegen der Versammlung der Naturforscher und Ärzte nicht vom 13. bis 15. September d. J., sondern vom 6. bis 8. September in Berlin gehalten werden.

Todesfälle. In Bonn ist Geheimer Sanitätsrat und Kgl. Kreisphysikus Dr. *Leo* im Alter von 78 Jahren gestorben. – Der Direktor des herzoglichen Krankenhauses in Braunschweig, Med.-Rat Dr. Otto *Völker,* ein hochgeachteter Arzt, ist am 10. d. M. im Alter von 49 Jahren gestorben. – Am 21. Juli starb in Frankfurt a. M. Dr. Georg Hermann *v. Meyer,* vormals ordentlicher Professor der Anatomie in Zürich, im beinahe vollendeten 77. Lebensjahre. – Anders Georg *Drachmann,* der Vater des Dichters Holger Drachmann, ist im Alter von 84 Jahren in Kopenhagen gestorben. Er hat die Entwickelung der Heilgymnastik und Orthopädie vielfach gefördert.

(Brockhaus Konversations-Lexikon.) In rascher Folge erscheint Band nach Band der 14. Auflage dieses ausgezeichneten Werkes. Der soeben erschienene III. Band – Bill bis Catullus – enthält außer den zahlreichen hochinteressanten Artikeln allgemeinen Inhaltes auch eine große Anzahl vortrefflicher medizinischer und naturwissenschaftlicher Artikeln, die in jedem Fachwerke am Platze wären. Wir können das auch durch seine prächtige Ausstattung hervorragende Sammelwerk nur aufs wärmste empfehlen.

Atlas der Kehlkopfkrankheiten. Enthaltend 345 Figuren auf 37 Tafeln in Farbendruck und 25 Zeichnungen. Nach der Natur gemalt, gezeichnet und erläutert von Dr. *Robert Krieg, Arzt in Stuttgart.* (Verlag Ferdinand Enke, Stuttgart 1892.) [Sp. 1509–1510].

Der Atlas hat sich zum Ziele gesetzt, dem Studierenden zu Lernzwecken, dem Dozenten zu Lehrzwecken, dem praktischen Arzt zum vergleichenden Nachschlagen fürs erste womöglich alle Krankheiten des Kehlkopfs vorzuführen, zum zweiten hielt Verf. es für wertvoll, von dieser

Gesamtheit der Krankheiten nicht nur etwa je ein Bild, nicht nur etwa ein einziges, wie es vielleicht traditionell als das betreffend typische durch die Lehrbücher hindurchläuft, zu geben, sondern womöglich sämtliche Formen, in welchen sich eine Krankheit im Bild äußert, zu zeigen, also auch die nicht typischen, auch die verwaschenen Formen, die vielleicht nicht viel Eigentümliches mehr an sich haben, wo vielleicht die Diagnose aus dem Bild allein zu stellen gar nicht mehr möglich ist, zu berücksichtigen. *Krieg* erinnert hier mit Recht, ganz abgesehen von gewissen tatsächlichen Mischformen, an die Übergänge im Bild von Syphilis, Tuberkulose, Papillom, Pachydermie, ja Karzinom ineinander.

Sämtliche Bilder sind vom Herausgeber selbst gezeichnet und gemalt, was, da Dr. *Krieg* ein ebenso tüchtiger Zeichner und Maler wie Laryngologe ist, dem Atlas unbedingt zum Vorteile gereicht. Alles in allem verdient das Werk unser vollstes Lob. Die gleiche Anerkennung für die schöne Ausstattung des Werkes gebührt dem Verleger.

Poliklinische Vorträge von *Prof. J. M. Charcot.* Übersetzt von Dr. *Sigmund Freud,* Privatdozent an der Universität Wien. Mit zahlreichen Holzschnitten im Text. (Verlag Franz Stuhlichs Wwe. Leipzig und Wien.) [Sp. 1887].

Von diesem Werk ist vor kurzem die erste Lieferung des ersten Bandes erschienen. Sie ist reichhaltig genug, um bereits ein Urteil zu erlauben. Sechs Vorträge *Charcots,* welche sich mit mehr als zwanzig Krankheitsfällen beschäftigen, und deren Klarheit und Lebendigkeit man bewundern muß, liegen vor. Auch der Umstand, daß die Auskünfte der Patienten in wörtlicher Treue wiedergegeben werden, kommt dem besonderen Wert des Buches zustatten. Man sieht das ganze Krankenexamen vor sich, hört sozusagen dem Professor und dem Patienten zu, und so wirkt dieses streng wissenschaftliche Buch zugleich mit einer Unmittelbarkeit, die jeden denkenden Arzt, nicht nur den Spezialisten auf dem Gebiete der Nervenkrankheiten, aufs höchste anregen wird. Das Buch ist voll wertvoller Beobachtungen, die man nicht alle in den üblichen Lehrbüchern finden wird, und individuell von der ersten bis zur letzten Zeile. Es erinnert in der Art und Weise, wie Anschauungen mitgeteilt und erläutert werden, an die *Trousseau*sche Klinik. Dr. *Freud* verdient für die Herausgabe dieses Werkes, auf dessen weitere Lieferungen man sich aufrichtig freuen kann, besten Dank; übersetzt hat er es in geradezu meisterhafter Weise. Die zweite Lieferung, welche uns eben zugeht, entspricht den Erwartungen, die man an das Werk knüpfen durfte, vollkommen.

A. S.

Der Hypnotismus in gemeinfaßlicher Darstellung von Dr. *Hans Schmidkunz*, Privatdozent der Philosophie an der Universität München. Mit einer somnambulen Krankengeschichte. (Verlag A. Zimmer [E. Mohrmann], Stuttgart 1892.) [Sp. 1959–1961].

Nach der „Psychologie der Suggestion", welche als ein bedeutsamer Versuch die Anerkennung von Philosophen und Ärzten fand, hat Dr. *Schmidkunz* nun ein neues Buch erscheinen lassen, das zu keiner großen Verbreitung berufen sein dürfte. Ein Werk, dessen Titel „Der Hypnotismus in gemeinfaßlicher Darstellung" lautet, ist gewiß nicht verpflichtet, Neues über die hypnotische Frage zu bringen; eines muß es aber sein: gemeinfaßlich. Die merkwürdige orakelhafte und altertümelnde Stilart des Verfassers, welche in der Psychologie der Suggestion schon stellenweise auffiel, ist in dieser neuen Schrift, die uns nun vorliegt, zur Manier geworden, und ohne daß irgendwie etwas Originelles oder Einheitliches in der Form des Vortrages geboten würde, wird das Buch zuweilen geradezu unlesbar. Am ärgerlichsten ist der Umstand, daß für die Adoption dieses Stils, für welche weiter unten Beispiele angeführt werden sollen, durchaus keine Nötigung vorlag; auch in der Individualität des Verfassers nicht, dessen Darstellungsgabe in einzelnen gut geschriebenen Partien des Buches (wie sie sich z. B. im Kapitel über die Geschichte des Hypnotismus finden) deutlich zutage tritt. Es ist für gewöhnlich mißlich, aus einem Buche Stellen herauszureißen, und solange es sich um eine Kritik des Inhalts und um die Darlegung des Sinnes in einem Werk handelt, wird diese Methode nur mit der größten Vorsicht anzuwenden sein. In einem populären Buche jedoch stellen wir an jeden Satz die Forderung, klar und leicht verständlich zu sein; – und wenn hier einige Sätze angeführt werden sollen, welche diese Forderung nicht erfüllen, so sind es zugleich solche, welche für die Schreibweise des ganzen Werkes charakteristisch erscheinen. Man lese z. B. auf Seite 68: „Wenn nun ein Kranker somnambul sagt: ,Dies ist meine Krankheit, dies wird ihr Verlauf, und dies ihr Heil sein' – mag nicht auch darin wieder der Suggestionsteufel stecken, so daß nur eben geglaubt wird, was dem Patienten grade durch den Kopf geht, und daß dies auch in die Wirklichkeit tritt? Das wäre Autosuggestion, das andere Autodiagnose. Was von beiden soll gelten?"

Oder Seite 147, wo der Verfasser über die Gefahren des Hypnotismus spricht:

„Und endlich: das Mystische liegt nicht in der Hypnose, sondern wenn schon, dann im Hypnotismus; so kommt es darauf an, zu was man diesen gestaltet. Macht ihn hell, und ihr hellt auch die Schaudernden.

Aber laßt ihr ihn dunkel, so sehen ihn die Schaudernden erst recht dunkel. Und diesem Dunkel am meisten entspringt eine eigenartige Gefahr des Hypnotismus, die, so im Laienunfug besteht, in den hypnotischen Gesellschaftsspielereien, und was sonst da getrieben wird. Sollte man nicht schon um derartiger Gefahren willen den Hypnotismus ausroden?

Es ist wahr: der Unfug lebt, und seine Schäden sind augenscheinlich. Aber auch Schießwaffen gehen allfort unter spielenden Händen mit manchem Schaden los, und doch hat man nicht Pulver noch Gewehre abgeschafft, nicht einmal gescholten. Schelten mag man die täppische Hand, nicht das täppisch Gehandhabte.

Indes ist vielleicht gerade unsere Sache verführerischer als andere für täppische Hände, wert also, aus dem Wege geräumt zu werden. Wohl mag es sein; aber da hat die eine täppische Hand die andere verführt. Schafft des großen Chemikers Hand einem Gift Erkenntnis, langt nicht sobald Laienhand nach dem Gift; aber rasch langt sie zu, wenn der Chemiker ihr das Zulangen überläßt. Und trödelt der Professor der Philosophie seinen Spinoza, tändelt der Student der Philosophie mit seinem Hypnotismus. Er tät's zwar nicht, wenn keine Spur davon aufgekommen wäre. Doch die Spuren sind da, und der Spürsinn auch, in der Menschheit nicht minder wie in der Polizei. Er sei gesegnet, und liebenswürdig ist er selbst in seinen Fehlgriffen. Und die ihn bilden sollten und es nicht wollen, die eben belasten mit den Gefahren ihr Gewissen.

Der hypnotischen Gefahren größte, vielleicht die einzige von Gewicht, ist gerade diese. Ihr wolltet mit dem Hypnotismus wissenschaftlich nichts zu tun haben, weil er die Gesellschaft allerwegen schädigt. Wir aber sagen euch: er schädigt allerwegen die Gesellschaft, weil ihr, die Wissenschaftlichen, ihn verleugnet. Tut es nicht; der Gemeinschaft gefährdetes Wohl bittet euch darum."

Das soll nun eine gemeinverständliche Darstellung sein!

Der Humor des achten Abschnittes dürfte auch nicht auf allgemeine Würdigung stoßen. Im übrigen – die Allgemeinheit urteilte selbst: Man lese das ganze Schlußstück.

„Und nun vergessen wir des grimmigen Ernstes und erholen uns zum Beschluß an heiteren Weisen …

Daß zum Hypnotismus so verschiedene Melodien gesungen werden, wie bisher gezeigt wurde, ist leicht erklärlich. Nehme ich irgendein Stückchen Welt und betrachte es rein für sich, ohne seinen Zusammenhang mit dem, wozu es gehört, wird das Bild, das ich mir davon mache, sehr willkürlich sein, und andere werden sich davon ebenso willkürliche andere Bilder machen. Je mehr ich aber jenen Zusammenhang beachte, desto natürlicher und ausschließlicher wird mein Bild sein. Weil man nun im Hypnotismus nur eine wunderliche Einzelheit sieht, wert bloß der Neugierde, Verachtung oder gnädigen Annahme als einer Kuriosität, so pfeift eben jeder sein eigenes Liedel dazu. In der Kunst gab's eine ähnliche Erscheinung. Frühere Zeiten, das griechische Altertum, das Mittelalter der Minnesänger, hatten in den zu komponierenden Liedertexten etwas gesehen, was nach seinem innern Wert verstanden, gewürdigt werden sollte und nur eine streng entsprechende Melodie vortrug. Aber dann kamen die Meistersänger und entwerteten die Texte, indem sie eigene immer wiederkehrende Weisen hatten, die jenen Texten beliebig aufgesetzt wurden. Ein Verfall sowohl der Dichtung als der Musik war die Folge, und erst späteren Zeiten blieb die Wiedervereinigung beider – besonders durch Richard Wagner – vorbehalten. Man weiß von den drolligen Namen jener Melodien der Meistersinger. An sie mögen wir uns erinnern, wenn wir sehen, wie die, so zur Würdigung ernster Dinge berufen wären, diesen einfach ihre bereits fertigen Weisen aufmutzen. Wir finden viele der alten Gesänge wieder.

Da ist zunächst die

Schreibpapierweis und die *Schwarz-Tintenweis;* gesungen von denen, die statt durch experimentelle Fragen an die Natur bloß durch das eigene Schreibzeug klug werden und klug machen wollen. Da ist dann weiters die *verschalkte Fuchsenweis,* bei denen, die den Hypnotismus erst recht listig schädigen und dann rufen: ,Seht, so schlimm steht es mit ihm!' Ferner die

kurz Affenweis und die *Kälberweis,* der Sang derer, die (wie sie *du Prel,* schlagend geschildert) selbst kein Urteil haben, aber sich auf jene berufen, die ebenfalls keines haben. Dann bleibt auch die

Schneckenweis derer nicht aus, die, ihr Gehäuse auf dem Rücken, gern die Welt ebenso langsam fortschreiten sehen möchten wie sich selbst. Desgleichen hört man die *abgeschiedene Vielfraßweis* von denen, die, statt selber zu denken, geistig nur fressen, was sie irgendwo finden, und dabei entweder selbst abstehen oder uns das Abgestandenste wiedergeben. Daneben freilich auch wieder z. B. die

fröhliche Studentenweis, wenn ein Privatdozent, über Hypnotismus lesend, auch einmal einen vollen Hörsaal hat.

An diese Melodien können wir noch neuere anreihen. So bei den Ärzten, welche die Hypnose bloß als Krankheit zu erklären wissen, die

neurologische Deutungsweis und die *hysterische Anfallsweis.* Was Wunder, daß dann solche Ärzte den Hypnotismus bereits absterben sehen und ihm die

krächzende Totenvogelweis singen! Ist nun diesen Melodien, die – als wären wir nicht auch Seelenwesen – nur vom Körper singen, als Ergänzung die

materialistische Aufklärungsweis beizufügen, kommen andererseits wieder die Schwarzen und psalmieren die

gefährdete Christentumsweis. Dann singt die eine Behörde die

ängstliche Gesundheitsweis, und die andere Behörde fällt mit der

öffentlichen Sicherheitsweis ein.

Alle aber, die es am liebsten so haben möchten, wie es die Urväter gehabt, singen die

Krebsweis, die jedoch manchmal unvermutet übergeht in die (der Stimme und dem Ansehen sehr gefährliche) *blamierte Europäerweis.*"

Somit wird vorläufig noch allen gebildeten Laien – und an solche soll sich doch wohl eine gemeinfaßliche Darstellung des Hypnotismus vor allen wenden – irgendeines der trefflichen Bücher von *Bernheim, Forel* oder *Moll* zu empfehlen sein; nicht aber dasjenige des Doktor *Schmidkunz,* welches von den notwendigen Eigenschaften eines populären Werkes nur die eine aufweist: dem Wissenden nichts Neues zu sagen.

A. S.

Neue Studien über Hypnotismus, Suggestion und Psychotherapie von *H. Bernheim,* Professor der Medizin in Nancy. Übersetzt von Dr. *Sigm. Freud,* Privatdozent an der Universität Wien. (Verlag Franz Deuticke, Leipzig und Wien 1892.) [Sp. 133].

Zu dem im Jahre 1886 erschienenen und kurz darauf von *Freud* übersetzten *Bernheim*schen Werke: „Die Suggestion und ihre Heilwirkung" bildet das vorliegende, an Umfang kaum viel geringere, eine willkommene Ergänzung. *Bernheim* selbst stellt den Unterschied zwischen den beiden Werken mit folgenden Worten fest:

„In dem ersteren Buche nimmt die Darstellung der Tatsachen, wie sie sich aus der Beobachtung ergeben, den größeren Platz ein. In einem anderen Teil bemühe ich mich dann, eine Theorie zur Erklärung dieser Tatsachen aufzustellen. In dem neuen Werke beginne ich mit der Entwickelung einer psychologischen Theorie über Hypnose und Suggestion und suche dann zu zeigen, in welcher Weise die empirisch bekannten Tatsachen durch diese Theorie aufgeklärt werden."

Wir möchten noch hinzusetzen, daß wir dem jetzt erschienenen Buche fast den Vorzug geben. Es enthält vielleicht weniger Neues, aber es ist lebendiger und reicher. Der Autor setzt diesmal bei seinen Lesern schon einige Kenntnisse über das Thema voraus, und unterzieht einige höchst interessante Fragen, die auf andere Gebiete überzugreifen scheinen, wie z. B. die über die Verantwortlichkeit der Verbrecher, eingehender Untersuchung. Auch das Kapitel „Die Suggestion bei Hysterie" ist sehr anregend; man weiß ja, daß gerade in diesem Punkt die Gegensätzlichkeit zwischen *Bernheim* und *Charcot* in der Hypnosefrage am stärksten zum Ausdruck kommt. 103 Beobachtungen nebst einer sehr lesenswerten Schlußbetrachtung schließen das Werk ab. Übersetzt ist das Buch von *Freud*, also ausgezeichnet.

IX

Internationale Klinische Rundschau 7. 1893

Tagesnachrichten und Notizen
[Sp. 157–160]

Die medizinischen Fakultäten im Budget-Ausschusse des österr. Abgeordnetenhauses. In der Sitzung des Budget-Ausschusses vom 19. d. M. gelangte der Voranschlag für die *Universitäten* zur Verhandlung. Berichterstatter Dr. *Beer* macht darauf aufmerksam, daß für den Bau einer chirurgischen Klinik des Professors *Billroth* kein Kredit in Anspruch genommen wurde, obgleich diese Angelegenheit seit Jahren in Verhandlung stehe. Eine Entscheidung werde in den beteiligten Kreisen spannungsvoll erwartet. Es sei Pflicht der Regierung, rasch an die Ausführung des Baues zu schreiten und den trostlosen Verhältnissen an der medizinischen Fakultät in dieser Richtung Abhilfe zu schaffen. Er beantragte folgende *Resolution:* „Die Regierung wird aufgefordert, den Bau der chirurgischen Klinik für den Professor Billroth noch im Jahre 1893 in Angriff zu nehmen und mit Beschleunigung durchzuführen."

Bezüglich der Universität *Innsbruck* weist der Berichterstatter auf die Bedürfnisse der naturwissenschaftlichen Fächer hin, nämlich Physik, Botanik, Mineralogie, Zoologie usw., und beantragt folgende *Resolution:* „Die Regierung wird aufgefordert, für die naturwissenschaftlichen Lehrfächer an der Innsbrucker Universität Vorsorge zu treffen und den erforderlichen Kredit demnächst in Anspruch zu nehmen."

Abg. Dr. Ritter *v. Kozlowski* erinnert den Unterrichtsminister an sein Versprechen bezüglich der Stabilisierung der hygienischen Lehrkanzel und stellt das Verlangen nach Gründung eines solchen Institutes in *Krakau.* Weiters befürwortet er eine Revision der Rigorosen-Ordnung vom 1. Juni 1872 in dem Sinne, daß Hygiene und Psychiatrie zu Prüfungsgegenständen zu erklären wären. Auch wünscht er die Errichtung einer psychiatrischen Klinik in Krakau, ferner die Errichtung von Seminaren und Konversatorien, damit die Professoren in eine lebhaftere Verbindung mit den Hörern gebracht werden, sowie die Errichtung einer besonderen Lehrkanzel für Pädagogik. Redner interpelliert schließlich den Minister, welche Maßnahmen derselbe im Lehrerbildungswesen zu treffen gedenke, und wann die Regulierung der Professorengehalte, respektive Aufhebung der Kollegiengelder erfolgen werde. – Abg. Graf *Pininski* unterstützt die der Unterrichtsverwaltung mitgeteilten Wünsche der Lemberger Universität, die sich auf den Bau des anatomischen Institutes und die Rekonstruktion und Zubauten am Universitätsgebäude beziehen. – Abg. Dr. *Kaizl* verlangt über die in der Thronrede angekündigte Reform der medizinischen Studien Auskünfte. – Abg. *Romanczuk* verlangt für die neu zu errichtende medizinische Fakultät in *Lemberg* die grundsätzliche Bestimmung, daß dort auch Lehrkanzeln mit ruthenischer Vortragssprache errichtet werden.

Abg. Dr. *Heilsberg* bespricht die großen Übelstände an der chirurgischen Klinik in *Graz.* Die Unterrichtsverwaltung habe im vorigen Jahre die bestimmte Zusage gemacht, durch einen Zubau für eine würdige und zweckmäßige Unterbringung der chirurgischen Klinik Vorsorge zu treffen. Redner ersucht den Minister um Mitteilung über den Stand dieser Angelegenheit.

Unterrichtsminister Freiherr *v. Gautsch* bespricht zunächst die Finanzverhältnisse an den Hochschulen und konstatiert, daß im allgemeinen die Frequenz an den Universitäten eine Steigerung von 355 Hörern aufweise. Dieselbe beziehe sich ausschließlich auf die juridische Fakultät (468 Hörer). An den übrigen Fakultäten sei mehr oder weniger ein Rückgang zu verzeichnen. Der Minister bespricht sodann die in Aussicht genommene Verwendung des Kredits von 8 Millionen Gulden für Hochschulzwecke. Bezüglich der Universität *Wien* erwähnt der Minister des näheren die Gewinnung der sogenannten *Tabakregiegründe,* weiters den Bau zweier chirurgischer Kliniken für die Professoren *Billroth* und *Albert,* ferner die Erwerbung der *Alserkaserne* und den Ausbau der Gewehrfabrik, und gibt Aufschluß über den Stand der diesfälligen Verhandlung. Was die *Lemberger* Universität betrifft, so werde mit dem Baue des anatomisch-physiologischen Instituts jedenfalls im Laufe dieses Frühlings begonnen werden können. Der Bau zweier weiters erforderlicher Institute und die Rekonstruktion des Hauptgebäudes stehe gleichfalls in Verhandlung. Der Kostenaufwand dürfte sich beiläufig auf eine Million beziffern. Was die deutsche und die tschechische Universität in *Prag* anbelangt, so stehe die Unterrichtsverwaltung dermalen in Verhandlung wegen Erwerbung eines bedeutenden Grundkomplexes, und die weitere Entwicklung der Angelegenheit hänge zunächst von der Lösung der Vorfrage ab. Die Unterrichtsverwaltung läßt sich die tunlichste Beschleunigung dieser Verhandlung angelegen sein, und dürfte ein Abschluß wegen des Grundankaufes in nächster Zeit zu gewärtigen sein. Dem Abg. *Heilsberg* gegenüber weist der Minister darauf hin, daß die Herstellung eines besonderen Gebäudetraktes behufs Unterbringung der Universitäts-Bibliothek in Graz in Aussicht genommen wurde und daß ein bezüglicher Gesetzentwurf in nächster Zeit eingebracht werden dürfte. Eine hygienische Lehrkanzel an der Universität in *Krakau* sei bereits systemisiert worden; erst nach erfolgter Besetzung werde es möglich sein, über die Errichtung eines hygienischen Institutes schlüssig zu werden. Über die Frage, ob Hygiene und Psychiatrie einen Prüfungsgegenstand bei den medizinischen Rigorosen zu bilden hätten, wird eine Entscheidung erst bei Regelung der medizinischen Studienordnung getroffen werden können. Die über die letztere Frage eingeholten Gutachten sind von sämtlichen Fakultäten bereits eingelangt und befinden sich derzeit beim obersten Sanitätsrate. Wegen Errichtung einer psychiatrischen Klinik in Krakau sind Verhandlungen mit dem Landesausschusse im Zuge. Betreffs der Regulierung der *Gehalte der Universitäts-Professoren* erklärt der Minister, daß dieser Gegenstand im Zusammenhange mit der Kollegiengeldfrage bereits in reifliche Erwägung gezogen wurde, daß jedoch im Hinblicke auf die bedeutenden Schwierigkeiten, die sich entgegenstellen, eine Lösung derselben vorhanden noch nicht durchführbar erscheinen dürfte.

(Vom Obersten Sanitätsrate.) In der Sitzung des Obersten Sanitätsrates vom 14. Jänner beriet derselbe über die Entwürfe von Bauordnungen für Mähren, für Innsbruck und Trient. Den Beratungen lag ein von Prof. *F. v. Gruber* verfaßtes Referat zugrunde. Im Anschlusse hieran gelangte ein Antrag desselben Referenten zur Beschlußfassung, welcher die Regelung folgender Angelegenheiten anregt: Schaffung von gesetzlichen Bestimmungen über das Expropriationsverfahren behufs einer den bauhygienischen Erfordernissen entsprechenden Anlage von Straßen, Plätzen, öffentlichen Gebäuden, Gärten usw., sowie behufs Durchführung von aus sanitären und Verkehrsrücksichten erforderlichen Regelungen bestehender Ortsteile, Vorschriften über die Art und Weise der Verfassung und Instruierung der auch in hygienischer Beziehung wichtigen Stadtregulierungs- beziehungsweise Baulinienpläne (Lagepläne); Revision und Ergänzung des Regulativs für

Ausführung von Gasleitungen und Beleuchtungsanlagen, Erlassung von Vorschriften für die Ausführung und den Betrieb von elektrischen Beleuchtungs- und Kraftübertragungsanlagen sowie für Herstellung und Instandhaltung von Blitzableitern und über die Befugnis zur Ausführung solcher Anlagen; Aufstellung von gesetzlichen Bestimmungen oder Verordnungen hinsichtlich der Anlage von Theatern und denselben verwandten Gebäuden, von öffentlichen Versammlungsorten, endlich Regelung des Rohrleger-Gewerbes und die besondere Pflege des Unterrichtes in demselben an den Bau- und Maschinen-Gewerbeschulen.

(Ärztliches Vereinsleben in Wien.) Bei der am 20. d. M. abgehaltenen Sitzung der k. k. Gesellschaft der Ärzte machte Prof. *Kundrat* die Mitteilung, daß sich die Herren Doktoren *Hochenegg* und *Herzfeld* dahin geeinigt hätten, daß die Idee zur sakralen Exstirpation des Uterus von beiden gleichzeitig und unabhängig voneinander ausgegangen sei und daß sich nur in der Art des weiteren Fortganges der Operation differente Meinungen zwischen beiden ergeben haben. Die während der Diskussion gefallenen erregten Worte seien durchaus nicht persönlicher Natur gewesen. Damit sei die Angelegenheit des scheinbaren Prioritätsstreites ein für allemal erledigt. Prof. *Hofmokl* demonstriert hierauf einen Patienten, bei dem durch Rippenaffektion und nachträgliche Ignipunktur eine in der Lunge bestehende Höhlenbildung zur Heilung kam. Doz. *Mannaberg* hielt hierauf seinen angekündigten Vortrag: „Über Malariaparasiten". Der ausführliche Bericht erscheint in der nächsten Nummer.

(Universitäts- und Personal-Nachrichten.) Hofrat Prof. *Stellwag v. Carion* feiert am 28. d. M. seinen 70. Geburtstag. Trotzdem der Jubilar sich alle festlichen Veranstaltungen dankend verbeten hat, bereiten ihm das

Wiener medizinische Professorenkollegium, die Bürgerschaft von *Stellwags*Geburtsort Langendorf (Schlesien), das militärärztliche Offizierskorps Wiens, die einstmaligen und derzeitigen Schüler u. a. zahlreiche Ovationen vor. – Prof. *v. Lenhossek* in Basel ist an Stelle des nach Leipzig übersiedelnden Dr. *Fick* als Prosektor nach Würzburg berufen worden. – Dr. Karl *Thán,* Professor der Chemie an der medizinischen Fakultät der Universität Budapest, wurde zum Mitgliede des ungarischen Magnatenhauses ernannt. – Dr. *Gregoire André* wurde zum Professor der internen Pathologie an der Universität Toulouse ernannt. – Dr. *G. Guarnieri* wurde zum ordentlichen Professor der allgemeinen Pathologie an der Universität Pisa ernannt. – Professor Dr. *Celso Pelizari* (Pisa) wurde zum ordentlichen Professor für Dermatologie und Syphiligraphie an der Universität Florenz ernannt. – Der außerordentliche Professor Dr. *Lomikowski* wurde zum ordentlichen Professor der Diagnostik an der Universität Charkow ernannt.

(Amtstage in den Wiener Krankenanstalten.) Seit Beginn des neuen Jahres werden in den Wiener k. k. Krankenanstalten „Amtstage" abgehalten; es finden nämlich an bestimmten Tagen der Woche Revisionen durch Organe des Sanitätsdepartements der nied.-österr. Statthalterei statt, welche den Zweck haben, allenfallsige Übelstände in der ärztlichen und administrativen Leitung aufzudecken und den Kranken und den Angestellten Gelegenheit zu etwaigen Beschwerden zu geben.

Budapest. Der Minister des Innern hat zu außerordentlichen Mitgliedern des Landes-Sanitätsrates ernannt: die Professoren *Pertik* und *Dollinger,* Dr. *Löw* in Budapest und den Physikus Dr. *Petz* in Raab. – Behufs Errichtung eines Landesspitales in Budapest hat der Minister des Innern einer aus 10 Mitgliedern der Budapester medizinischen Fakultät bestehenden Deputation versprochen, die Angelegenheit gründlich zu studieren und in die abzuhaltende Enquête einige Mitglieder des Professorenkörpers zu berufen.

(Berlin.) Die in der allgemeinen Ärzte-Versammlung vom 10. November 1892 gewählte *„Kommission für die Reform des Berliner Poliklinikenwesens"* ist der Ansicht, daß der Bewegung das Prinzip „keine ärztliche Leistung ohne Gegenleistung!" zugrunde zu legen sei. Demgemäß habe jeder Patient auch in den Polikliniken Honorar zu zahlen. Nur nach zwei Richtungen möge von diesem Grundsatz zugunsten unentgeltlicher Behandlung abgewichen werden: 1. bei durch amtliches Attest nachgewiesener Mittellosigkeit; 2. bei denjenigen Fällen, die zu Demonstrationszwecken verwendet werden; hier jedoch mit der Einschränkung, daß der Patient nur an dem Tage, an dem er tatsächlich verwendet wird, Anspruch auf freie ärztliche Behandlung hat, daß also die bloße Bereitwilligkeit, sich den Zwecken des Unterrichts zur Verfügung zu stellen, nicht von der Honorarzahlung befreit. Das jeweils in den Polikliniken zu zahlende Honorar ist höher zu nominieren als der Minimalsatz einer Konsultation bei einem praktischen Arzte, weil sonst alle Welt in die Polikliniken laufen würde. Da sich diese Grundsätze nur schwer in der jetzt bestehenden Vielheit poliklinischer Veranstaltungen durchführen lassen, so ist die Verschmelzung dieser zu großen Zentralinstituten anzustreben. Folgende Gestaltung der Berliner poliklinischen Verhältnisse erscheint daher der Kommission wünschenswert: Es werden zwei Zentral-Polikliniken für jedes Spezialfach eingerichtet. Eine gehört der Universität und ist sämtlichen einschlägigen Dozenten gemeinsam; die andere ist Eigentum der Privatärzte und wird aus deren Mitteln durch korporative Assoziation hergestellt. Es soll jedem Arzt freistehen, ob er sich an dem zuständigen Zentralinstitut beteili-

gen oder seine eigene Poliklinik halten will. Tut er aber
ersteres, so verzichtet er damit implizite auf die Haltung
einer eigenen Poliklinik.

—

(*Medizinische* Märchen. Von *Philander*. Zweite unver-
änderte Auflage.) Medizinische Märchen! Der Titel lockt.
Er muß sogar schon ziemlich viele gelockt haben; denn
das Büchlein liegt in zweiter Auflage vor. Es ist den Ma-
nen des großen Chirurgen *Volkmann* gewidmet, in der literarischen Welt durch seine reizenden „Träumereien an
französischen Kaminen" bekannt, die er unter dem
Pseudonym *Leander* herausgab. So scheint also, dem Titel
nach zu schließen, *Philander* ein Mann von guten Einfällen und der Widmung nach, ein Mann von gutem Geschmack zu sein. Nun zum Vorwort. Einige Phrasen,
einige Versprechungen, einige Wünsche – im ganzen wenig gute Einfälle und wenig Geschmack. Aber es ist aus
Wolkenkuckucksheim datiert, ein sehr artiger Scherz.
Und die Märchen selbst. Es sind zehn kleine Geschichten,
alle sehr hübsch geschrieben. Es fehlen ihnen jedoch die
zwei wichtigsten Eigenschaften von Märchendichtungen:
Naivetät und Phantasie. Man könnte nun sagen, der Verfasser habe seiner Phantasie selbst Zügel angelegt, indem
er sein Thema so streng umschrieb; und sobald ein Märchen einmal etwas *will*, kann es auch nicht mehr naiv
sein. Das sei zugegeben; dafür durfte man anderes erwarten: – tiefen Sinn, Satire, Originalität. Leider vermißt man
auch diese Eigenschaften bei unserem Autor. Wo ein Sinn
hineingelegt, bleibt dieser Sinn sozusagen auf der Oberfläche liegen, ohne in die Erzählung selbst hineinzuglei-
ten; die Satire ist lahm und die Originalität ist dem Verfasser, nach der glücklichen Idee, überhaupt medizinische
Märchen zu schreiben, fast vollkommen abhanden gekommen. Nur *eine* Geschichte möchte ich von meinem
Urteile ausnehmen, es ist die zweite im Buch: „Jerum und

die zehn Plagen" betitelt. Wenn die anderen dem Verfasser nur stilistisch, so ist ihm diese auch inhaltlich gelungen. Die anderen setzen fast alle sehr anregend ein, zielen fast alle auf eine Pointe hin, um dann plötzlich in sich selbst zusammenzubrechen. Nirgends ist dem Verfasser ein richtiger Schluß eingefallen. Wären aber die neun anderen Märchen auf gleicher Höhe wie „Jerum", so hätte wohl dem frommen Wunsche des Autors: „mögen diese medizinischen Märchen ihren Platz unter der erzählenden Literatur der Neuzeit finden" – so hätte diesem Wunsche Erfüllung werden können. Zum Schlusse des Buches hat man zudem die Empfindung gewonnen, wie prätentiös eigentlich der Titel des Buches gewählt ist. Denn die Verquickung von Medizinischem und Märchenhaftem ist dem Autor nicht geglückt. Oder wird ein Märchen dadurch „medizinisch", daß eine Massage darin vorkommt, und wird eine medizinische Anekdote dadurch zum Märchen, daß man sie nach Ägypten verlegt und dem Patienten ein Heilmittel durch redende Tiere verraten läßt? Wird ein Märchen dadurch „medizinisch", daß ein Bursch gerade von irgendeinem bösen Zornbinkerl durch *Warzen* verunstaltet wird – oder wird eine Krankengeschichte schon einfach dadurch zum Märchen erhoben, daß die Warzen eines jungen Burschen durch Zaubersprüche statt durch eine Ätzpasta zum Verschwinden gebracht werden?

A. S.

Bibliothek der gesamten medizinischen Wissenschaften. Für praktische Ärzte und Spezialärzte. Herausgegeben von Hofrat Prof. Dr. *Drasche*, Wien. (Verlag Max Merlin, Wien und Leipzig 1893.) [Sp. 947].

Die ersten fünf Lieferungen dieses Werkes liegen uns zur Beurteilung vor. Wie uns der Prospekt versichert, ist diese neue Bibliothek in erster Linie für den praktischen

Arzt, in zweiter für den Spezialarzt berechnet. Insoferne soll sie sich wohl auch von der *Eulenburg*schen Realenzyklopädie unterscheiden, die, als wissenschaftliches Werk größer angelegt, gerade durch diese größere Anlage und die Ausführlichkeit einzelner, praktisch wenig wichtiger Artikel, mehr für den Bücherschatz des Gelehrten als den des Praktikers sich eignet. Die neue Bibliothek der gesamten medizinischen Wissenschaften soll sich nun gleich in der Einteilung des Stoffes von den früheren Werken ähnlichen Inhaltes unterscheiden. Es wird die einzelnen Spezialfächer der gesamten Medizin, sofern sie sich überhaupt trennen lassen, vollkommen selbständig behandeln, so daß zu gleicher Zeit die Lieferungen verschiedener Abteilungen erscheinen werden. Die erste Abteilung enthält die praktischen, die zweite die theorethischen Fächer; und jede dieser Abteilungen zerfällt in diverse Unterabteilungen; so daß das Sammelwerk nach seinem völligen Erscheinen eigentlich eine größere Anzahl von Einzellexicis – aus der internen Medizin, aus der Chirurgie, aus der Syphilidologie, aus der medizinischen Chemie, aus der Anatomie etc. etc. – vorstellen wird.

Ob sich das ärztliche Publikum mit dieser Einteilung befreunden wird, muß sich erst zeigen – ich halte sie für nicht vorteilhaft. Für sein Spezialfach hat wohl jeder Spezialist die geeigneten Werke zur Verfügung und ist auf die alphabetische Ordnung nicht angewiesen; der Praktiker aber, der sich bald über dieses, bald über jenes orientieren will, sollte nicht nachzudenken brauchen, wenn er gerade irgendein Kapitel nachschlagen will, welchen Spezialband er zu Hilfe nehmen muß, um so mehr, als es Themen genug gibt, wo sich die Disziplinen tangieren. In solchen Fällen sollen nun allerdings, wie uns der Prospekt verspricht, Vertreter verschiedener Spezialfächer das Wort erhalten. – Unsere rein formelle Einwendung soll im übrigen auch dem praktischen Wert der neuen „Bibliothek" durchaus nichts anhaben, denn im ganzen entspricht sie einem zweifellosen Bedürfnisse, und die Namen der Referenten für die einzelnen Spezialfächer lassen eine gediegene Redaktion des Werkes erwarten. Auch unter den Mitwirkenden finden wir vortreffliche Kräfte. – Die Schriftleitung liegt in den Händen der Herrn A. *Brestowski* und Dr. Julius *Weiss*. Den bisher erschienenen Artikeln läßt sich Klarheit und Übersichtlichkeit nachrühmen und die Literatur ist genügend berücksichtigt, ohne daß eine reichliche Quellenangabe, die ja für den praktischen Arzt weniger Interesse bietet, den Umfang überflüssig vergrößerte. – Das Werk ist auf 8–10 Bände zu 15–20 Lieferungen berechnet; und monatlich soll je eine Lieferung je einer Abteilung erscheinen. Wir wünschen dem Werke rüstiges Fortschreiten und den verdienten Erfolg im Kreise der praktischen Ärzte.

Die Ausstattung ist entsprechend, der Druck sehr gut.

A. S.

Die Neurasthenie (Nervenschwäche.) von *L. Bouveret*, a. o. Professor in Lyon. Nach der zweiten franz. Auflage deutsch bearbeitet von *Dr. Otto Dornblüh*, Direktor der Provinzial-Idioten-Anstalt Freiburg in Schlesien. (Verlag Deuticke, Leipzig und Wien 1893.) [Sp. 948].

Zu den vielen zum Teil ganz vortrefflichen Lehrbüchern über Neurasthenie, die in der letzten Zeit erschienen sind, gesellt sich nun auch dieses, und hier, wo es sich gar um eine Übersetzung handelt, liegt die Frage besonders nahe, ob eine Notwendigkeit für die Herausgabe des Werkes vorlag. Nun, man wird gewiß nicht behaupten wollen, daß das Buch *Bouverets* wesentlich Neues bringt; aber man wird es allen jenen, welche sich über die Neurasthenie genau unterrichten wollen, aufs wärmste empfehlen können, weil es mit wohltuender Klarheit geschrieben ist und an Vollständigkeit nichts zu wünschen übrigläßt. Außerdem sind da einige Abschnitte, die man unbedingt an

Wert über die entsprechenden Kapitel in den meisten Fachwerken stellen muß, so insbesondere diejenigen, welche die traumatische Hysterie, Neurasthenie und Hysteroneurasthenie im Zusammenhang betrachten. Noch ist die Diskussion über die traumatischen Neurosen nicht zum Abschluß gelangt, und die Bemerkungen des Herrn *Bouveret* in dieser Frage sind die eines scharf beobachtenden und kenntnisreichen Gelehrten. Vorzüglich ist der letzte Abschnitt nicht nur den Spezialisten, sondern den praktischen Ärzten zu empfehlen; derselbe zeichnet ein klares Bild von dem gegenwärtigen Stande der Neurasthenie-Behandlung, und hier merkt man, daß einen die kundige Hand eines erfahrenen Arztes geleitet. Aber die Therapie der Nervenschwäche wird sich noch weniger als die anderer Krankheiten jemals aus Büchern lernen lassen; und es kann höchstens Aufgabe desjenigen sein, der sie lehren will, allgemeine Gesichtspunkte aufzustellen. Wann man im konkreten Falle zur Suggestion, zur Hypnose, zur *Weiss-Mitchell*schen Kur, zur Massage, zur elektrostatischen, galvanischen oder faradischen Behandlung oder gar zu Tinkturen und Pulvern seine Zuflucht nehmen soll, das kann kein Buch erzählen. Und gerade Neurastheniker sind schon von sehr gelehrten Ärzten ohne Erfolg behandelt worden, und ein weniger gelehrter, der zufällig ein guter Psychologe war, hat sie der Heilung nahegebracht. Das Buch *Bouverets* hat schließlich noch den Vorzug, daß es sich höchst angenehm liest; die Übersetzung *Dornblühs* ist fließend, Ausstattung und Druck sehr gut.

A. S.

Neue Beiträge zur Klinik und Therapie der nasalen Reflexneurosen von Dr. *Wilhelm Fliess,* Arzt in Berlin. (Verlag Deuticke, Leipzig und Wien 1893.) [Sp. 1097–1098].

Aus den zahlreichen Krankengeschichten, welche der Verfasser beibringt, geht folgendes hervor:

Die nasale Reflexneurose hat gewisse Hauptzeichen. Abgesehen von den direkten nasalen Symptomen der Rhinitis vasomotoria, sind es deren drei: *„Der Schmerz an der Spitze des Schulterblattes, der Schmerz am Schwertfortsatz des Brustbeins und der Schmerz in der Nierengegend. Unter der Voraussetzung, daß die Abwesenheit anderweitiger anatomischer Veränderungen als Ursachen der in Rede stehenden Symptome erwiesen ist, läßt sich der Satz aufstellen, daß eine Neurose unbekannter Herkunft, in der eines von diesen drei Zeichen eine Rolle spielt, mindestens eine Wurzel nasaler Herkunft hat."*

Außerdem aber gibt es wichtige akzessorische Symptome, welche dann die Pathogenese um so mehr sichern, nämlich in erster Linie Kopfschmerz, dessen häufigste Ursache nach *Fliess* in der Nase zu suchen ist, dann Aprosexie (Unmöglichkeit geistiger Konzentration), Alkoholintoleranz und Schlafstörungen. – Weiters spielen in den Klagen der Kranken Interkostalneuralgien, Magen- und Darmschmerzen, Herzklopfen und Übelkeit eine erwähnenswerte Rolle. – Andererseits gibt es wieder (seltener) Fälle von nasaler Reflexneurose, in welcher von den spezifischen Symptomen (Schmerz an der Spitze des Schulterblattes, am Schwertfortsatz, in der Nierengegend) nichts zu finden ist und in welchen die Gruppierung mehrerer Nebensymptome auf die Diagnose leitet, welche durch den Kokainversuch sichergestellt wird.

Mit einem erheblichen Nachlassen oder Schwund der Erscheinungen auf Kokainbepinselung der Nasenschleimhaut ist nämlich der Beweis für den Zusammenhang der Neurose mit der Erkrankung der Nase, respektive für das Bestehen der nasalen Reflexneurose erbracht.

Die Behandlung ist demnach eine einfache: Ätzung der Hypertrophien; der Erfolg ein sicherer, wenn auch nicht stets ein rascher.

Zuweilen ist es auch notwendig die Disposition des

Nervensystems, welche eben das Entstehen der Reflexneurose ermöglicht, zu bekämpfen; aber jene Neurastheniker, welche eben nichts anderes sind als Reflexneurosekranke, können vollkommen erst durch Behandlung der Nasenstörung geheilt werden.

Das Buch ist sehr lebendig und eindringlich geschrieben, und sein Wert beruht vor allem darauf, daß es auf die Beziehungen von gewissen Fernleiden zu der Erkrankung der Nasenschleimhaut hinweist, welche bisher kaum beachtet wurden. Doch scheint es insofern übers Ziel hinauszugehen, als es gerade diese Fernleiden als die wichtigsten Symptome hinzustellen versucht und gewisse andere, wie z. B. den Kopfschmerz, als akzessorisch auffaßt, was sich kaum mit Glück wird vertreten lassen.

Gerade aus den ganz vortrefflich geführten Krankengeschichten des Autors, der ein sehr feiner Beobachter zu sein scheint, aus diesen Krankengeschichten, wo eben nicht eine ganz der anderen gleicht, geht hervor, daß man doch kein Recht hat von „der" nasalen Reflexneurose zu sprechen, als von einem festen klinischen Bild, wie der Verfasser will, – sondern, daß man nach wie vor sagen muß: es gibt Neurosen, welche in gewissen Zuständen (Erkrankungen ist hier manchmal schon zuviel gesagt!) der Nasenschleimhaut ihre Wurzel haben und welche dann auch stets von der betreffenden Stelle der Nasenschleimhaut aus beeinflußt, sehr häufig geheilt werden können.

Außerdem geht aus dem Buch des Dr. *Fliess* hervor, daß im Instrumentarium des praktischen Arztes der Nasenspiegel und in seinem Wissensschatz die Kenntnis der Nasenerkrankungen nicht fehlen dürfte. Mancher praktische Arzt wird dann vielleicht, wie Dr. *Fliess* selbst, sagen dürfen: „Mir ist häufig durch die nasale Therapie die leichte Heilung von Leiden gelungen, um deren Bewältigung sich die Meister unserer Kunst vergeblich gemüht haben."

A. S.

Der Praktiker von *Dr. Albert Reibmayr.* (Verlag Franz Deuticke,
Leipzig und Wien 1893.) [Sp. 1245–1245]

Ein gutes und kluges Buch aus der Feder eines trefflichen Arztes, das gewiß kein junger Heilkünstler ohne
Nutzen lesen und auch kein älterer ohne Interesse
durchblättern wird. Als Grundzug des Buches gibt sich
ein gewisser Skeptizismus gegenüber der Kunst des
Menschen und ein schöner Glaube an die Güte der Natur kund.

Gegen den ersteren wird wenig einzuwenden sein;
mancherlei gegen den letzteren. Es geht ein gewisser te-
leologischer Geist durch das Werk, mit dem ja die Philosophie rechnen kann in ihren Ausblicken auf das Tiefste
und Unendlichste, der aber gerade dem Praktiker wenig
ziemt, welcher es mit einzelnen Individuen zu tun hat.

Ganz charakteristisch für den Gedankengang des Verfassers ist zum Beispiel die folgende Stelle aus dem Kapitel über Syphilis:

*„Dem denkenden Praktiker muß der Kampf, den die Na-
tur gegen diesen großen Feind kämpft, in mancher Hinsicht
sehr interessant erscheinen. Während bei der Mehrzahl der
bazillären Erkrankungen die Natur energisch die Offensive
ergreift und durch eine mehr oder weniger heftige Fieberre-
aktion den eingedrungenen Feind zu bekämpfen sucht, verhält sie sich bei der Syphilis fast nur defensiv. Warum ist dies
der Fall? Mir scheint, der Grund mag teils darin liegen, daß
der Kampf, den das Menschengeschlecht mit diesem Feind
kämpft, schon ein sehr lange dauernder ist und die Natur zur
Einsicht gekommen ist, daß sie diesen Bazillus, einmal einge-
drungen, nie mehr ganz aus dem Organismus zu entfernen
imstande ist und sich daher auf die Defensive beschränkt.“*

Bestenfalls wollen wir die zur Einsicht gekommene Natur als ein geistreiches Bild gelten lassen; obwohl uns
dann niemand verwehren kann, auch von der Natur zu
sprechen, welche die Bosheit beging, der Menschheit die

Tuberkulose und das Karzinom zu bescheren. Denn der gesunde Menschenverstand wird sich nie die Überzeugung nehmen lassen, es sei denn, daß man ihn von gewisser Seite aus absichtlich zu umnebeln trachtet, daß eine einsichtige Natur ihren Zweck, den einzelnen nach einer gewissen Zeit zu töten, auf eine minder schmerzensvolle Art lösen müßte, als sie es für gewöhnlich tut. Man bleibe also in Dingen, welche das Walten der Natur betreffen, mit Bildern, die aus dem menschlichen Intellekt hergenommen sind, lieber ganz daheim. Ja, wie die Medizin sich heute dem unbefangenen Auge bietet, ist sie gewiß häufiger ein Kampf wider die Natur, als sie sich mit der Natur verbindet. – Wenn also der Verfasser unseres Buches sagt (Seite 3): *„Die Natur kuriert ja immer richtig und der Patient ist also auch, wenn man sich in einem Falle nicht auskennt und mit seiner Therapie noch nicht im reinen ist, nicht ohne Hilfe"* – so kann man ihm darauf erwidern: – dieselbe Natur, welche angeblich so richtig kuriert und auf welche man sich so sehr verlassen soll, ist nunmehr zugleich dieselbe, welche die Krankheit sandte – und daher wird man guttun, ihr mit Vorsicht gegenüberzustehen. Denn sie mag ja herrliche Zwecke mit der Menschheit als Ganzem verfolgen; die Individuen behandelt sie jedenfalls mit erhabener Gleichgültigkeit.

Wenn man also von der Reklame absieht, welche Herr Dr. *Reibmayr* für die Natur macht, kann man sich mit dem Buche nur einverstanden erklären. Es ist eine wahre Fundgrube von ausgezeichneten praktischen Ratschlägen, glücklichen Einfällen und hat noch überdies den Vorzug, daß es in einem lebendigen, höchst anregenden Stil geschrieben ist, der beim Lesen nie eine Ermüdung aufkommen läßt. Daß es bei einer so stark ausgeprägten Individualität, wie die des Verfassers ist, ohne einige kleine Übertreibungen nicht abgeht, wird niemanden verwundern. Insbesondere geht er in der Verachtung der zünftigen Medizin zuweilen etwas zu weit. Die Prophezeiung, daß in 10–20 Jahren alle Desinfektionsmittel verschwunden sein werden (Seite 26), dürfte nicht in Erfüllung gehen. Auch der Satz, daß es kein spezifisches Heilmittel gibt, ist nicht aufrechtzuhalten und noch weniger die kühne Behauptung: „Wir werden keine finden." – Besonders gelungen sind die Abschnitte über Fettleibigkeit und Diät in der Kinderstube. – Den Schluß des Buches bilden aphoristische Bemerkungen von *Hippokrates,* von *Florence Nightingale* und dem Autor selbst. Sie sind zum Teil vortrefflich, zu einem andern recht überflüssig. Was soll z. B. ein Aphorisma wie das folgende: „Quecksilber und Jod heilen keine Lues, sondern heilen nur einzelne Symptome, die Krankheit selbst bleibt latent." Das ist, wie wenn ein Mathematiker den Satz 2 × 2 sind 4 als Aphorisma ausgeben wollte.

Alles in allem ist „Der Praktiker" ein Buch, an dem man seine Freude haben kann; denn es ist von einem echten, von einem denkenden und humanen Arzt geschrieben.

A. S.

Psychopathia sexualis. Mit besonderer Berücksichtigung der konträren Sexualempfindung. Eine klinisch-forensiche Studie von Dr. *R. v. Krafft-Ebing,* o. ö. Professor der Psychiatrie in Wien. 8. verbesserte und teilweise vermehrte Auflage. (Verlag Ferdinand Enke, Stuttgart 1893.) [Sp. 1247].

Die Psychopathia sexualis gehört wohl zu denjenigen medizinischen Büchern, denen seit Jahren der größte ziffernmäßig nachzuweisende Erfolg zuteil wurde. Es wird allerdings behauptet, daß zuweilen auch Nichtärzte in das Buch Einsicht nehmen, doch dafür kann der Verfasser nichts, sondern nur sein Thema. Man weiß aus den früheren Auflagen, in wie ausgezeichneter Weise dieses Thema vom Verfasser beherrscht wird; und seine Verdienste zur Aufhellung gewisser dunkler Gebiete des sexuellen pathologischen Lebens muß man um so mehr immer wieder betonen, als gerade hier, durch das böswillige oder törichte Mißverstehen natürlicher und menschlicher Dinge, die Ideen des Rechtes so leicht verletzt werden.

Die vorliegende 8. Auflage enthält einige neue Krankengeschichten.

A. S.

Die Lehre vom Hypnotismus. Eine kurzgefaßte Darstellung von Prof. Dr. *Heinrich Obersteiner.* (Verlag M. Breitenstein, Leipzig und Wien 1893.) [Sp. 1292–1293].

Der Autor gibt in aller Kürze und doch mit vollkommener Klarheit und ohne an irgendeinem Punkt seiner Erörterung eine Lücke merken zu lassen, eine Übersicht über den heutigen Stand der Lehre vom Hypnotismus. Er spricht über das Hynotisieren, über die verschiedenen Erscheinungen des Hypnotismus im Gebiete der Mobilität, Sensibilität, in der vegetativen und psychischen Sphäre, über die Suggestiverscheinungen; er gibt, soweit dies nach dem heutigen Stande der Wissenschaft möglich ist, eine physiologische Analyse des hypnotischen Zustandes und sagt schließlich sehr gesunde und treffende Worte über die therapeutische Verwertung und über die forensische Bedeutung des Hypnotismus, welche letztere er mit Recht ausschließlich im Gebiete des Strafrechts, nicht aber, wie andere Autoren, auch in dem des Zivilrechts findet. Auch seiner Einwendung gegen den seinerzeit ausgesprochenen Vorschlag, die Hypnose zum Zweck eines gerichtlichen Verhörs auszunützen, wird jedermann beistimmen. So hat das vorliegende Büchlein nicht nur den Wert eines guten Repetitoriums der Lehre vom Hypnotismus, sondern auch den eines Resümees, welches ein trefflicher Beobachter aus einer Reihe allmählich erworbener selbständiger Erfahrungen zieht. Die kleine Schrift sei in dieser doppelten Hinsicht bestens empfohlen.

A. S.

Geschichte der medizinischen Wissenschaften in Deutschland von Dr. *August Hirsch.* (Verlag R. Oldenburg, München und Leipzig 1893.) [SP. 1327].

Der vorliegende stattliche Band bildet einen Teil des großen Sammelwerkes, welches unter dem Titel „Geschichte der Wissenschaften in Deutschland" von der königl. bayr. Akademie der Wissenschaften herausgegeben wird. In dieses groß angelegte Werk fügt sich das Buch des berühmten Autors würdig ein und hat alle Aussicht, nicht nur das Interesse der Ärzte, sondern auch das des gebildeten Laien zu fesseln. Der an und für sich kulturhistorisch so bedeutsame Gegenstand ist durch die vortreffliche Darstellung dem allgemeinen Verständnis noch näher gerückt, und der Umstand, daß der Verfasser eigentlich nicht nur eine Entwicklungsgeschichte der deutschen, sondern der gesamten Medizin bietet, „so daß die deutsche Medizin sich in jenem weltgeschichtlichen Hintergrund gewissermaßen plastisch abhebt", dieser Umstand kommt dem Wert des Buches nur zustatten. So führt uns das Werk von *Hippokrates* und *Galen* bis zu *Rokitansky* und *Virchow.* Dabei geht nirgends die Übersicht verloren, und man liest tatsächlich eine Geschichte der Entwicklung der Medizin in ihren inneren Gründen, nicht eine Anzahl von kurzen Einzelbiographien. Das Werk sei demnach aufs wärmste allen jenen empfohlen, deren medizinische Interessengrenze nicht mit dem Interesse für ihre Kranken abgeschlossen ist.

Hypnotische Experimente von *R. v. Krafft-Ebing.* (Verlag Ferdinand Enke, Stuttgart 1893.) [Sp. 1399].

Die kleine Broschüre enthält die Schilderung jener Experimente, mit dem Medium Cl. P., welche vor einigen Wochen durch die ganze Tagespresse gingen, außerdem die Kritik, welche von Ärzten und Laien an diesem Experimente geübt wurde und schließlich eine Widerlegung der kritischen Einwendungen. Bei den Kennern der einschlägigen Literatur und solchen, die ähnliche Experimente ohne Vorurteil gesehen oder selbst gemacht haben, wird die kleine Schrift kaum auf besondere Beachtung Anspruch machen, doch ist es bei der eigentümlichen, lächelnden Gehässigkeit, mit welcher nicht nur die Zunft, sondern auch selbständige Denker von Bedeutung in Österreich wie Deutschland noch immer dem Hypnotismus gegenüberstehen, jede Enunziation eines Fachgelehrten in dieser Frage stets mit Vergnügen zu begrüßen. Wenn sich die Leute nur endlich abgewöhnen werden, seltene psychologische Tatsachen als Wunder anzusehen, wird bereits viel gewonnen sein.

A. S.

Eine experimentelle Studie auf dem Gebiete des Hypnotismus, nebst Bemerkungen über Suggestion und Suggestionstherapie von Dr. *R. v. Krafft-Ebing,* o. ö. Professor für Psychiatrie in Wien. III. durchgesehene, verbesserte und vermehrte Auflage. (Verlag Ferdinand Enke, Stuttgart 1893.) [Sp. 1399].

Diese Studie enthält bekanntlich den interessanten Fall der Ungarin Ilma S., dessen wissenschaftlicher Wert darin liegt, daß er die Möglichkeit der Beeinflussung körperlicher Funktionen durch unbewußte psychische Vorgänge darlegt.

Der vorliegenden 3. Auflage ist eine Skizze über Suggestion und Suggestionstherapie beigegeben, die nichts Neues enthält, aber das Bekannte sehr sachlich und lehrreich vorträgt.

Kosmetik für Ärzte. Dargestellt von Dr. *Heinrich Paschkis*, Dozent an der Universität Wien. Zweite vermehrte Auflage. (Verlag Alfred Hölder, Wien 1893.) [Sp. 1481].

Dieses ausgezeichnete Werk, das wir bereits vor Jahren anläßlich seines ersten Erscheinens dem medizinischen Publikum aufs wärmste empfohlen haben, liegt nun in zweiter Auflage vor. Es verdient seinen Erfolg vollkommen, und derselbe ist noch höher anzuschlagen, wenn man bedenkt, daß der Stoff, den der Autor behandelt, bisher kaum als gleichberechtigt mit verschiedenen anderen Disziplinen der Heilkunde gegolten hat.

Und doch, man kann es ruhig aussprechen, verdient die Kosmetik eine vornehme Stellung unter den übrigen therapeutischen Disziplinen.

Auch Schönheit ist Gesundheit – das ist vielleicht die einfachste Wahrheit, die uns die Antike hinterlassen hat.

Und nun sehe man einmal, wie leichtsinnig die Leute, und manchmal selbst sehr eitle, im allgemeinen mit ihrem Äußern wirtschaften; und man überlege, wieviel nicht nur der Spezialarzt, sondern gerade der praktische Arzt, der Hausarzt zu leisten imstande sein wird, wenn sich die Überzeugung weiterverbreitet, daß auch Fehler der Schönheit Fehler der Gesundheit sind, und daß auch hier, wie in lebenswichtigeren Fällen Prophylaxe und Therapie ihr weites Gebiet finden können.

Und dieses Gebiet wird von *Paschkis* ebenso eingehend als anregend durchgesprochen, und Seite für Seite findet der Leser Ansichten oder Ratschläge, die von allergrößter praktischer Bedeutung sind.

Das Buch von *Paschkis* gehört in jede medizinische Bibliothek, welche auf Vollständigkeit Anspruch macht. In der vorliegenden zweiten Auflage findet sich ein neues, interessantes Kapitel, das sich mit der Schönheit der Formen beschäftigt.

Die Ausstattung ist die bekannt vornehme des *Hölder*schen Verlages.

A. S.

An unsere Leser!
[Sp. 1921–1922]

Vom ersten Januar 1894 an soll die seit sieben Jahren bestehende

„Internationale Klinische Rundschau"

mit einem erweiterten Programm erscheinen, welches den im Titel angedeuteten internationalen Charakter des Blattes in noch höherem Grade zum Ausdruck bringen soll, als dies bisher geschah.

Zu diesem Zwecke haben wir eine Anzahl auswärtiger Autoritäten gewonnen, welche sich nicht nur an der Mitarbeiterschaft, sondern auch an der Redaktion unseres Blattes beteiligen werden, und wir haben bisher Zusagen von folgenden berühmten Klinikern erhalten: *Baccelli* (Rom), *Bernheim* (Nancy), *Buchanan* (Glasgow), *Crocq* (Brüssel), *Fraser* (Edinburgh), *de Giovanni* (Padua), *Heryng* (Warschau), *Huchard* (Paris), *Ladame* (Genf), *Leichtenstern* (Köln), *Morselli* (Genua), *Murri* (Bologna), *Örtel* (München), *Rosenbach* (Breslau), *Semmola* (Neapel), *Thiry* (Brüssel).

Die genannten Kliniker werden also vom 1. Januar als Redakteure der „Internationalen Klinischen Rundschau" zeichnen, und wir werden bald Gelegenheit haben, Arbeiten aus der Feder dieser ausgezeichneten Gelehrten und solche, die aus deren Kliniken hervorgehen, als Originalien in unserem Blatte zu veröffentlichen. Es wird weiterhin das Bestreben der „Internationalen Klinischen Rundschau" sein, in ihrer „Zeitungsschau" eine wahrhaft internationale Übersicht über die Fortschritte unserer Wissenschaft zu bieten und ebenso in den kritischen Referaten alle beachtenswerten Erscheinungen einer eingehenden Würdigung zu unterziehen. Die Verhandlungen in- und ausländischer Gesellschaften und Kongresse sollen nach wie vor besondere Berücksichtigung finden; die Standesfragen werden von berufener Seite entsprechende Behandlung erfahren. Die große Anzahl trefflicher Referenten, welche wir im Laufe der letzten Jahre zu gewinnen so glücklich waren, im Vereine mit den hervorragenden Autoritäten, welche vom 1. Januar 1894 an einen Teil ihrer Kraft unserem Blatte widmen wollen, wird es uns ermöglichen, die „Internationale Klinische Rundschau" zu einem Journale zu gestalten, welches, ganz abgesehen von seinem selbständigen Werte, auch neben jedem anderen Blatt gerade durch die Eigenart seiner Bestrebungen und seinen vorwiegend internationalen Charakter als eine geradezu notwendige Ergänzung wird gelten müssen.

Für die Redaktion
der „Internationalen Klinischen Rundschau"
Dr. Arthur Schnitzler.

X
Internationale Klinische Rundschau 8.
1894

Anleitung zur leichten und schnellen Erkennung der Krank-
heiten aus dem Urin und Puls. Ein unentbehrliches Hilfsbuch zu jedem Handbuch zur Behandlung der Krankheiten der Menschen. Nach besten Quellen und einer zwan-
zigjährigen Erfahrung zusammengestellt von *Emil Kunze.*
Zweite bedeutend vermehrte und von einem praktischen Arzte durchgesehene Auflage. [Sp. 52].

Sehr dünnes Büchlein, 30 Seiten, kostet 50 Pfennige. –
Zweite Auflage! Ich möchte diejenigen kennen, welche
die erste Auflage gekauft haben, nur um sie zu fragen, ob
sie jetzt alle Krankheiten wirklich leicht und schnell erkennen. Es ist gar nicht zu leugnen, ein Buch, dessen Inhalt dem oben angegebenen Titel entspräche, wäre von
unschätzbarem Wert; es wäre das wertvollste Werk der
gesamten medizinischen Literatur. Der Verfasser scheint
nun sein Buch für ein solches zu halten – der bescheidene
Untertitel „ein unentbehrliches Hilfsbuch usw." läßt es
wenigstens vermuten. Von dieser Meinung möchte ich ihn
gern abbringen; ich glaube nämlich, daß das kleine Büchlein – allerbestenfalls – überflüssig ist. Die Laien können
doch nichts damit anfangen, und Ärzte, die es brauchen,
sollte es wohl keine geben. Wenn aber trotzdem noch eine
dritte Auflage dieses „unentbehrlichen Hilfsbuches" notwendig werden sollte, so sei der „praktische Arzt", welcher dieselbe wahrscheinlich so wie die zweite durchsehen
wird, höflich aufgefordert, u. a. das Kapitel über die abnormen Erscheinungen des Harns einer sorgfältigen Prüfung zu unterwerfen. So soll z. B. Harnverhalten nicht

nur bei „Blasenkatarrh, Vorsteherdrüsenerkrankungen, Blasenstein und Nervenfieber", sondern auch bei entzündlichen und narbigen Strikturen der Harnröhre vorkommen. Auch die Bemerkungen „Fetthäutchen, vorgeschrittene Lungenschwindsucht; Eiter: Nierenbeckenentzündung, chronischen Blasenkatarrh, Nierenschwindsucht, Tripper (jedoch nicht mit dem Harn vermischt)" sind vielleicht einer Revision zu unterziehen. – Herr Emil *Kunze* ist der Verfasser des Buches. Daß er einen Verleger gefunden, wird niemanden Wunder nehmen, welcher erfährt, daß auch der Verleger Emil *Kunze* heißt. Der praktische Arzt, welcher das Buch durchgesehen hat, hat in unbegreiflicher Bescheidenheit seinen Namen der Mitwelt vorenthalten. Sollte auch er Emil *Kunze* heißen?

A. S.

Psychiatrische Vorlesungen von *V. Magnan*. Deutsch von *P. J. Möbius*. (Verlag Georg Thieme, Leipzig 1893.) [Sp. 691].

Von diesen lebendigen und lehrreichen Vorlesungen, die wir schon einige Male anzuzeigen Gelegenheit hatten, liegt nun bereits das sechste Heft vor, das folgende Artikel enthält: Über Manie, über Alkoholismus (dem ein Anhang über einige Fälle von chronischem Kokainismus beigegeben ist) und schließlich über Simulation und Verkennung des Irreseins.

Diese letztere Vorlesung ist eine für Juristen höchst beachtenswerte Arbeit. „Man unterschätzt gewöhnlich die Häufigkeit der Verurteilung Geisteskranker", sagt *Magnan* und setzt hinzu:

„Nehmen wir das Departement der Seine zum Beispiele; wir haben bald nach ihrer Verurteilung 1885 34 Geisteskranke aufgenommen, 1886 57, 1887 42, 1888 48, 1889 35, 1890 65, im ganzen in sechs Jahren 281. Darunter waren 76 mit progressiver Paralyse. Demnach kommen jährlich beinahe 50 Gefangene in unsere Anstalt, die in den Gefängnissen für ihre im Irrsinne begangenen Handlungen büßten. Diese Zahl ist viel zu niedrig, denn viel zahlreicher sind die verurteilten Geisteskranken, die, weil sie sich ruhig verhalten und die Aufmerksamkeit nicht auf sich lenken, im Gefängnisse bleiben. Gegen solche Zustände müssen die Ärzte Einspruch erheben. Unsere belgischen Kollegen haben die Erlaubnis erhalten, die Insassen der Gefängnisse zu untersuchen, und haben viele Kranke in die Irrenanstalten überführen lassen. Das aber ist nicht das richtige Heilmittel. Die zweifelhaften Angeklagten müssen vor der Verhandlung untersucht werden, nur so wird es gelingen, Unzurechnungsfähige vor der Schmach einer Verurteilung zu behüten."

Diese Worte enthalten ja im Wesen gewiß nichts Neues; wie oft werden sie aber noch wiederholt werden müssen, bis die Allgemeinheit die Überzeugung gewinnen wird, daß auch die höchste Intelligenz nicht immer geistige Gesundheit von geistiger Krankheit zu unterscheiden vermag, sondern daß außerdem noch ganz konkrete medizinische Fachkenntnisse dazu gehören, die eben auch dem weisesten Richter gewöhnlich fehlen dürften.

A. S.

Die Krankheiten der Nase, ihrer Nebenhöhlen und des Nasenrachenraumes mit besonderer Berücksichtigung der rhinologischen Propädeutik. Für praktische Ärzte und Studierende von Dr. *Carl Zarniko, Hamburg.* (Verlag S. Karger, Berlin 1894.) [Sp. 958].

Das vorliegende Buch entspricht seinem Zwecke, dem Arzt ohne spezielle Vorbereitung einen Überblick über den heutigen Stand der Rhinologie zu geben, vollkommen. Es ist gut geschrieben, der Stoff ist übersichtlich angeordnet, und die zahlreichen beigegebenen Abbildungen, welche im ganzen als gelungen zu bezeichnen sind, werden dem besseren Verständnis gewiß zustatten kommen. Nachdem wir an guten Lehrbüchern der Nasenkrankheiten und der Krankheiten der Nebenhöhlen noch durchaus keinen Überfluß haben, kommt das Buch des Dr. *Zarniko* gewiß einem Bedürfnis entgegen.

Es ist sehr gut ausgestattet.

A. S.

Cursus der topographischen Anatomie von Dr. *W. Rüdinger, o. ö. Professor der Anatomie in München.* III. vermehrte und erweiterte Auflage. Mit 79 zum Teil in Farben ausgeführten Abbildungen. (Verlag J. F. Lehmann, München und Leipzig 1894.) [Sp. 988].

Innerhalb von 3 Jahren ist die III. Auflage von *Rüdingers* bekanntem Werke notwendig geworden, trotz der so beträchtlichen Zahl schon lange existierender, dasselbe Thema behandelnder Bücher. Dieser große Erfolg ist allerdings sehr begreiflich, wenn man die Vorzüge des vorliegenden Werkes ins Auge faßt. Als den Hauptvorzug möchten wir die große Zahl vortrefflicher Abbildungen bezeichnen, die zwischen allzu schroffer Schematisierung einerseits und der sklavischen Nachbildung der betreffenden Modelle andererseits die richtige Mitte halten. Dabei ist die Ausführung der Illustrationen eine vortreffliche. Der Text behandelt den Stoff ohne Weitschweifigkeit, jedoch stets klar und in flüssiger Diktion. Die Einteilung der Materie ist so getroffen, daß zuerst die Anatomie der Extremitäten, dann die des Kopfes, Halses, der Brust-, Bauch- und endlich der Beckenhöhle abgehandelt wird. Kein Zweifel, daß das trefflich ausgestattete Buch auch weiterhin seinen Freundeskreis vergrößern wird.

S.

Der Conträrsexuale vor dem Strafrichter. Eine Denkschrift von *R. Freiherr v. Krafft-Ebing,* k. k. Hofrat und o. ö. Professor an der Universität Wien. (Verlag Franz Deuticke, Leipzig und Wien 1894.) [Sp. 1030].

Die vorliegende Denkschrift macht es sich zur Aufgabe, die Irrtümer, welche noch immer bezüglich des Conträrsexualen vielfach herrschend sind, zu widerlegen, und Gesetzesvorschläge aufzustellen, welche endlich der durch die neuen Forschungen gegebenen Auffassung der conträren Sexualität Rechnung zu tragen versuchen.

Auf die Denkschrift Krafft-Ebing muß um so nachdrücklicher hingewiesen werden, da es den Anschein hat, als wollte man die hiehergehörigen strafrechtlichen Bestimmungen des gegenwärtigen Gesetzbuches wesentlich unverändert ins künftige aufnehmen.

„Es wäre dies ein Unglück", sagt Krafft-Ebing ganz richtig, „denn der Paragraph entstammt irrigen Voraussetzungen, ist mit den Erfahrungen wissenschaftlicher Forschung unvereinbar, hat viel Unheil angerichtet, nützliche und unbescholtene Staatsbürger in Schande, Not und Tod gejagt, ohne dafür einen erheblichen Nutzen zu schaffen."

Es ist zu hoffen, daß die Denkschrift an kompetenter Stelle die entsprechende Würdigung finden werde.

A. S.

Lehrbuch der Zoologie von Dr. *Julius Kennel,* kaiserlich russischer Staatsrat, Professor an der Universität Dorpat. Mit 310 Abbildungen im Text, enthaltend gegen 1000 Einzeldarstellungen. (Verlag Ferdinand Enke, Stuttgart 1894.) [Sp. 1410].*

Abermals liegt ein Band der von *Enke* herausgegebenen „Bibliothek des Arztes" vor und zeigt aufs neue, welch

---

* Anm. d. Hg.: Nach Worbs, a. a. o., S. 355, ist die Zuschreibung des Beitrages unsicher. Autor ist möglicherweise Julius Schnitzler.

ausgezeichnete Bereicherung die medizinische Literatur durch dieses Unternehmen erfahren hat. Es ist ja *Kennels* Zoologie nicht die einzige, welche vornehmlich für den Gebrauch des Arztes verfaßt worden ist, wir wüßten aber keine, die diesem Zwecke besser entsprechen würde. Mit besonderer Betonung der vergleichenden Anatomie weiß Verfasser auf kaum mehr als 500 Seiten das größte Gebiet der Zoologie in einer für den Arzt vollkommen ausreichenden Art und Weise abzuhandeln. Insbesondere soll hervorgehoben werden, daß Histologie und Embryologie eingehend behandelt sind. Vortreffliche, vom Verfasser selbst gezeichnete Abbildungen sind in reichster Anzahl beigegeben. Kein Zweifel, daß *Kennels* Zoologie unter dem ärztlichen Publikum einen großen Freundeskreis gewinnen wird.

Die Ausstattung ist ganz vortrefflich.

S.

XI

Die Zukunft 49. 1904

(Anm. d. Hg.) Der an Maximilian Harden gerichtete und in „Die Zukunft"
mit Schnitzlers Einverständnis publizierte Brief ist der letzte Text, mit dem der
Autor öffentlich die ärztliche Autorität beansprucht hat. Er greift hier mit einer
psychiatrisch höchst unkonventionellen Diagnose in die Diskussion um einen
Literaturskandal ein. Zu den Hintergründen der Affaire vgl. die Erläuterung
bei Arthur Schnitzler, Briefe 1875–1912, hg. v. Therese Nickel / Heinrich
Schnitzler, Frankfurt a. M. 1981, S. 908: „Der Theaterkritiker Alfred Gold
hatte Siegfried Jacobsohn des Plagiats beschuldigt und im ‚Berliner Tageblatt'
den Beweis veröffentlicht, daß dieser etwa zwanzig Zeilen, die Gold vor sieben
Jahren über die Duse geschrieben hatte, nun von Jacobsohn fast wörtlich über
Adele Sandrock wiederholt worden seien. Jacobsohn erklärte in seiner
Erwiderung in „Die Welt am Montag", sein Gedächtnis habe ihm einen bösen
Streich gespielt; es würden ‚Worte, Bilder, Sätze und ganze Satzfolgen fremder
Autoren' in ihm schlummern, ‚die (gemeint sind die Sätze, nicht die Autoren)
durch die geringste Assoziation geweckt würden'. Harden, von Jacobsohns
Unschuld überzeugt, veröffentlichte in ‚Die Zukunft' vom 10. 12. 1904 einen
Artikel (‚Der junge Jacobsohn'), in dem er für den kaum
Vierundzwanzigjährigen sehr entschieden Stellung nahm; und hatte auch in
einem Brief vom 29. 11. A. S., von dem er (Harden) gehört hatte, daß er
freundlich über Jacobsohn gesprochen und den Fall als medizinisch erklärlich
hingestellt habe, um seine Stellungnahme gebeten."

Der Fall Jacobsohn*

[S. 401–404]

Lieber Herr Harden, man hat Sie wohl berichtet, wenn
man Ihnen sagte, daß ich vom ersten Augenblick an zu
denen gehörte, die den Fall Jacobsohn in das Gebiet des
Pathologischen zu verweisen wünschten. Allerdings lag

* Ein Brief des Dichters (der Doctor medicinae und praktischer Arzt ist)
und eine Ergänzung des im vorigen Heft („Der kleine Jacobsohn") Gesag-
ten.

das pathologische Moment für mich schon nach dem ersten Eindruck anderswo als dort, wo man es vielfach zu suchen scheint. Ich sagte mir nämlich: Hier ist ein junger Mensch, der sich im Laufe weniger Jahre durch zweifellose Begabung und außerordentlichen Fleiß einen höchst geschätzten Namen als Kritiker erworben hat und dem nun plötzlich schriftstellerische Vergehen vorgeworfen werden, zu denen für ihn, nach Wesen und Umfang seines Talentes, keinerlei Nötigung vorliegen konnte und von denen er auch mit absoluter Sicherheit wissen mußte, daß sie auf die Dauer weder unbekannt noch unbesprochen bleiben würden. Wenn er also trotzdem dieser Vergehen schuldig wurde, so gibt es dafür nur eine einzige Erklärung: zeitweiliges Versagen der Urteilskraft aufgrund einer psychischen Störung, die mir am Verständlichsten wurde, wenn ich sie als gegensätzlich zum Krankheitsbilde der Hypochondrie aufzufassen suchte. Während man nämlich bei der Hypochondrie als charakteristische Grundlage für eine Reihe von Symptomen eine Entfesselung der Ideen-Assoziationen in der Richtung betrachten kann, daß durch einen oft geringfügigen Reiz eilige und unaufhaltsame Gedankenfolgen ausgelöst werden, die sich auf allerlei entfernte gefahrvolle Möglichkeiten beziehen, schien es mir im Fall Jacobsohn, als wenn hier auch die nächstliegenden Erwägungen über die höchst wahrscheinlichen Folgen einer innerhalb des schriftstellerischen Berufes als unerlaubt geltenden Handlung ausgeschaltet würden. Und ich will gleich hinzusetzen, daß mir bisher der Anlaß fehlt, von dieser ersten Auffassung abzugehen. Weder leuchtete mir der Erklärungsversuch Jacobsohns in der „Welt am Montag" ein, noch scheint mir die sogenannte „Lösung des psychologischen Rätsels" durch Herrn Arthur R. H. Lehmann auf den Fall Jacobsohn mit genügender Sicherheit anwendbar. Herr Lehmann zitiert Fälle von außergewöhnlich gesteigertem Gedächtnis unter sonst normalen Geistesverhältnissen

und ferner Fälle von außergewöhnlichen Gedächtnissstei-
gerungen im Verlauf gewisser Gehirnkrankheiten oder
solcher Krankheiten, bei denen es sekundär zu hyperämi-
schen Störungen im Gehirn (im Sprachzentrum oder in
der Nähe des Sprachzentrums) kommt. Daß alle von Lehmann zitierten Beispiele an sich vollkommen einwandfrei
sind, versteht sich von selbst; nur geben sie meiner Empfindung nach keinen Aufschluß über den Fall Jacobsohn.
Worin besteht denn das Charakteristische und höchst
Eigentümliche dieses Falles, wenn man ihn wie Jacobsohn
selbst und wie Lehmann, als chronische Affektion in der
Nähe des Sprachzentrums auffassen will? Besteht es in
dem stupenden Gedächtnis, das sich in der konstanten Fähigkeit aussprächte, Wort- und Satzfolgen, die vor langer
Zeit gelesen oder gehört wurden, bewußt zu reproduzieren, oder darin, daß die Reproduktion solcher Wort- und
Satzfolgen zwangsartig infolge gewisser vorübergehender
Reizzustände im Sprachzentrum auftritt? Oder handelt es
sich hier um eines jener (gewiß nicht sehr häufigen) Phänomene, wo im Verlauf eines hysterischen Anfalles, einer
fieberhaften Erkrankung oder irgendeines anderen krankhaften Zustandes, der einen Reiz in oder neben dem
Sprachzentrum auslöst, Wort- oder auch Tonfolgen reproduziert werden, die der Kranke in gesundem Zustand
gar nicht oder mindesten nicht so genau reproduzieren
könnte wie unter dem Einflusse seiner Krankheit? Diese
Fälle sind beinahe immer mit Amnesie verbunden. Das
heißt: die betreffenden Kranken erinnern sich nachher
nicht des Umstandes, daß sie in ihrem Anfall die Wort-
oder Tonfolgen reproduziert und wiedergegeben haben.
Und ferner werden diese Wort- und Tonfolgen mit ma-
thematischer Genauigkeit, ja, um bei dem Vergleich Leh-
manns zu bleiben, ähnlich wie von einem Grammophon
abgeschnurrt. Gewiß aber gibt es auch Übergangsfälle,
wo die Reproduktion der Wort- oder Tonfolgen nicht unbewußt, sondern nur mechanisch, also unter einer gewis-

sen Kontrolle des Bewußtseins und ohne nachfolgende Amnesie, erfolgt. In all diesen Fällen aber ist der Ersatz eines Wortes innerhalb der reproduzierten Wortfolge durch ein anderes unter Mithilfe des Urteilsvermögens nach den bisherigen Erfahrungen ausgeschlossen. Gerade dieser Vorgang aber tritt bei Jacobsohn ein; und man müßte es geradezu als das Eigentümliche dieses Falles ansprechen (wenn wir ihn eben als chronischen Reizzustand in der Nähe des Sprachzentrums auffassen wollen), daß erstens innerhalb des mechanischen Ablaufes einer reproduzierten Wortfolge (wie sie sich in den unter Verdacht stehenden Kritiken vorfinden) das eine oder das andere für den betreffenden Anlaß nicht geeignete Wort durch ein geeignetes (zum Beispiel: „Magda" durch „Traumulus") ersetzt wird und daß zweitens die Wortfolge regelmäßig dort, wo im mechanischen Ablauf Name oder Chiffre des wirklichen Verfassers stehen sollte, jäh abreißt. Nun sollte man aber wenigstens glauben, daß durch dieses plötzliche Einsetzen bewußter Urteilskraft der Kranke aufgestört würde, etwa wie ein angerufener Nachtwandler, und selbst bemerken müßte, daß die unter Zwang reproduzierten Wortfolgen nicht von ihm herrühren. Wenn es sich aber so verhält, dann zieht Jacobsohn keinenfalls die nötigen Konsequenzen daraus; denn die auf so seltsame Weise entstandenen Kritiken sind ja gedruckt und von Jacobsohn selbst unterzeichnet worden.

Nun hielte ich es ja nicht für unmöglich, daß durch die Macht eines neuen Eindruckes, trotz dem Zwang, mit dem alte Wortfolgen reproduziert wurden, gelegentlich die Substituierung eines Wortes durch ein anderes, passenderes erfolgen, ja, selbst daß einmal ein jähes Abreißen der Wortfolge gerade in dem Moment erfolgen könnte, wo die Chiffre oder der Name des ursprünglichen Verfassers zu erscheinen hätte. Aber solche Vorgänge als regelmäßige anzuerkennen, wehrt sich alles in mir, was ich an Einsicht in gesunde und kranke Seelen besitze. Freilich kommt es weiter nicht in Betracht, daß ein Fall wie der Jacobsohns bisher meines Wissens weder publiziert noch überhaupt beobachtet worden ist; doch müßte er seine Logik in sich tragen, wie alles Menschliche. Jacobsohn erzählt in seiner früher erwähnten Erwiderung einen Vorfall, der nur gegen seinen eigenen Erklärungsversuch auszunützen ist; er erzählt, wie er sich einmal auf irgendeine Anregung im Gespräch hin sofort erinnert habe, was ein bestimmter Kritiker bei einer bestimmten Gelegenheit über einen bestimmten Schauspieler geschrieben hatte. In diesem Fall hat also Jacobsohn eine logische Wortfolge nicht nur bewußt reproduziert, sondern er hat auch gewußt, auf wen sich die Wortfolge bezog und von wem sie herrührte. In den Fällen, die man ihm zum Vorwurf macht, ist gerade das Gegenteil bemerkenswert: er reproduziert, wenn schon nicht unbewußt, doch gegen seinen Willen und trotz dem Bedürfnis, eigene Worte zu finden, er glaubt, diese Wortfolgen selbst gefunden zu haben, ersetzt aber zugleich die für den neuen Anlaß nicht passenden Eigennamen und Ausdrücke durch die richtigen, die in den Rahmen der neuen Kritik hineinpassen. Vor diesem Ineinanderspielen von Wahnsinn und Methode wollen sich meine Zweifel nicht beruhigen; und darum kann ich mich vorläufig den Erklärungsversuchen des Falles Jacobsohn, die ihn als eine chronische Affektion in der Nähe des Sprachzentrums deuten wollen, nicht anschließen. Aber wie fern es mir liegt, Jacobsohn durch meine Zweifel verletzen zu wollen, sollen Sie gleich hören. Gerade sein Rechtfertigungsversuch ist mir ein neuer Beweis für die Richtigkeit meiner Auffassung seines Zustandes; denn dieser Versuch scheint mir nichts als eine Unüberlegtheit mehr. Und im Interesse der Zukunft Jacobsohns, an die ich glaube, wünschte ich, mit dieser Meinung recht zu behalten. Denn wenn Jacobsohns Krankheit wirklich auf dem unwiderstehlichen Zwang zu mehr oder minder unbewußten Reproduktionen aufgrund einer chronischen

Affektion in der Nähe des Sprachzentrums beruhte, so müßte man den jungen Mann auf unbestimmte Zeit hinaus, wenn nicht auf immer, für die Wiederaufnahme seiner kritischen Tätigkeit verloren geben; hat es sich aber, wie ich eben glaube, nur um jenes Gegenteil von Hypochondrie gehandelt, das ihn zu Unvorsichtigkeiten und Unüberlegtheiten gelangen ließ und das nur als pathologisch und nicht als unredliches Beginnen gedeutet werden dürfte, so bin ich überzeugt, daß Siegfried Jacobsohn, der begeisterte Freund des Theaters, der glänzende Stilist und der unter normalen Umständen so selbständige Kritiker, für alle künftigen Zeiten vor einer Wiederkehr ähnlicher Anfälle gefeit ist und seine Feder bald wieder mit Glück und Ehren führen wird. Denn wenn auch ein Dutzend oder zwanzig oder hundert Stellen in seinen Kritiken nicht von ihm selbst herrühren: wie vieles bleibt trotzdem noch übrig, woraus die Fähigkeiten dieses Dreiundzwanzigjährigen unverkennbar zu uns sprechen! Nicht der Fall an sich, der sich hier ereignet hat, scheint mir tragisch: er wird es nur dadurch, daß man ihn gar zu leicht gegen den Betroffenen ausnützen und besonders aufgrund jener nicht glücklichen Erklärungsversuche ihm die Wiederaufnahme seiner Tätigkeit unmöglich machen könnte. Und darum wünschte ich in Jacobsohns eigenstem Interesse, daß er sich selbst meiner Auffassung zuwende, nach der mir die Möglichkeit einer Wiederkehr seiner psychischen Störung so gut wie ausgeschlossen scheint. Meine besten Wünsche sind bei ihm.

Mit herzlichem Gruß Ihr aufrichtig ergebener
Wien.   *Arthur Schnitzler.*

Zur Gestaltung der Ausgabe

Der vorliegende Band will einem breiteren Leserkreis eine Facette des Schnitzlerschen Werkes vorstellen, die kaum ins öffentliche Bewußtsein gedrungen ist. Der Schnitzler-Forschung ist die Bedeutung der medizinischen Schriften für die intellektuelle Biographie des Autors und für die Ausformung seines literarischen Grundkonzepts nicht unbekannt, doch wurden die Texte, eben weil sie schwer zugänglich sind, bislang nur sehr unzureichend ausgewertet. Die Kenntnisnahme beschränkt sich auf einige wenige Beiträge, die den Interpreten zudem oft nur in Form von Zitaten und Berichten aus dritter Hand präsent waren. Die Textsammlung mag hier Abhilfe schaffen, auch wenn die Herstellung einer kritischen oder gar historisch-kritischen Edition nicht intendiert ist. Angesichts der gegebenen Möglichkeiten hätte der editorische Purismus mit dem Verzicht auf die Ausgabe erkauft werden müssen.

Die medizinischen Schriften sind hier gesammelt, soweit sie der Autor selbst publiziert hat und soweit sie bei Richard H. Allen[1] und Michael Worbs[2] bibliographisch erfaßt sind. Die Spaltenangaben zu den Originaldrucken in den einschlägigen Zeitschriften folgen in eckigen Klammern hinter dem Titel des jeweiligen Beitrages. Die Orthograhie der Texte wurde unter Mitwirkung des Verlages den heutigen Gepflogenheiten angepaßt.

Schnitzler hat jene Artikel signiert, denen er einen gewissen eigenständigen Wert zugemessen hat. Die Entscheidung zwischen einem Kürzel oder der Nennung des vollen Namens ist ein weiterer Indikator für seine Selbsteinschätzung. Die Klärung von Zuweisungsproblemen bei den unsignierten Texten ist nicht beabsichtigt. Vollständigkeit und Eindeutigkeit dürften hier, wenn überhaupt, nur unter größten Schwierigkeiten zu erreichen sein. Dies gilt nicht nur für kurze Anzeigen medizinischer Neuerscheinungen, sondern auch für die Bearbeitung von Tagesnachrichten, Übernahmen aus anderen Zeitschriften oder Aufsätzen anderer Autoren. Dergleichen gehörte zu seinen Aufgaben als Redakteur der „Internationalen klinischen Rundschau".[3] Es kann sich dabei aber nur um ganz marginale Texte handeln. Unberücksichtigt bleiben bislang unpublizierte Nachlaßmaterialien, darunter auch umfangreichere Textkonvolute (Krankengeschichten, Notizen zu tuberkulösen und neurotischen Erkrankungen des Kehlkopfs, Skizzen zu ethischen Problemen des ärztlichen Standes[4]), die sich mit der Thematik der medizinischen Schriften berühren. Ebenso unberücksichtigt bleibt der dem Titelblatt nach von Johann Schnitzler, Markus Hajek und Arthur Schnitzler betreute laryngologische Atlas,[5] da Schnitzler nach eigenem Bekunden zu diesem „Familienunternehmen" nichts beigetragen hat.[6]

Die vorliegende Ausgabe dokumentiert so nicht alle schriftlich fixierten medizinischen Aktivitäten Schnitzlers. Sie reproduziert aber doch den wissenschaftlichen und wissenschaftsjournalistischen Publizisten, als den sich der junge Arzt und unbekannte Dichter der Öffentlichkeit präsentiert hat.

---

[1] Vgl. Richard H. Allen, An annotated Arthur Schnitzler Bibliography. Editions, and Criticism in German, French and English 1879–1965, Chapel Hill 1966 (University of North Carolina Studies in the Germanic Languages and Literatures 56).

[2] Vgl. Michael Worbs, Nervenkunst. Literatur und Psychoanalyse im Wien der Jahrhundertwende, Frankfurt a. M. 1983, S. 352–355.

[3] Vgl. Schnitzlers Erinnerungen an seine Tätigkeit als Redakteur in: Arthur Schnitzler, Jugend in Wien. Eine Autobiographie, hg. v. Therese Nikkel / Heinrich Schnitzler, Wien u. a. 1968, S. 268–269.

[4] Vgl. die Nachweise bei Gerhard Neumann / Jutta Müller, Der Nachlaß Arthur Schnitzlers. Verzeichnis des im Schnitzler-Archiv der Universität Freiburg befindlichen Materials, München 1969, S. 119–121.

[5] Klinischer Atlas der Laryngologie nebst Anleitungen zur Diagnose und Therapie der Krankheiten des Kehlkopfes und der Luftröhre, hg. v. Joh. Schnitzler, M. Hajek und A. Schnitzler, Wien/Leipzig 1891–1895.

[6] Vgl. Arthur Schnitzler, Jugend in Wien, a. a. O., S. 267.